传染病流行病学

主审 许锬
主编 董 晨 张 欢 莫兴波

苏州大学出版社

图书在版编目(CIP)数据

传染病流行病学/董晨,张欢,莫兴波主编. —苏州:苏州大学出版社,2018.12(2019.12重印)
ISBN 978-7-5672-2704-0

Ⅰ.①传… Ⅱ.①董…②张…③莫… Ⅲ.①传染病
-流行病学-研究生-教材 Ⅳ.①R18

中国版本图书馆 CIP 数据核字(2018)第 288515 号

书　　名:传染病流行病学
主　　编:董　晨　张　欢　莫兴波
责任编辑:倪　青
出版发行:苏州大学出版社(Soochow University Press)
地　　址:苏州市十梓街 1 号　邮编:215006
印　　装:虎彩印艺股份有限公司
网　　址:http://www.sudapress.com
邮　　箱:sdcbs@ suda.edu.cn
邮购热线:0512-67480030
销售热线:0512-67481020
开　　本:787mm×1092mm　1/16　印张:18　字数:450 千
版　　次:2018 年 12 月第 1 版
印　　次:2019 年 12 月第 2 次印刷
书　　号:ISBN 978-7-5672-2704-0
定　　价:55.00 元

《传染病流行病学》编委会

主　审　许　锬

主　编　董　晨　张　欢　莫兴波

编　委　张　钧(苏州市疾病预防控制中心)

　　　　栾　琳(苏州市疾病预防控制中心)

　　　　周　慧(苏州市工业园区疾病防治中心)

　　　　景　阳(苏州大学)

　　　　张敬琪(苏州大学)

　　　　钱琪钰(苏州大学)

　　　　董　晨(苏州大学)

　　　　张　欢(苏州大学)

　　　　莫兴波(苏州大学)

前　言

　　传染病流行病学是流行病学的重要组成部分。近年来,随着严重急性呼吸综合征(SARS)、禽流感等新发传染病的不断出现以及结核、麻疹等传统传染病的死灰复燃,人们对传染病流行病学的认识不断提高。此外,随着全球经济的快速发展,国际交流和旅行活动日益增多,这对传染病的预防和控制提出了更高的要求。因此,传染病流行病学已经逐渐成为医学教育中的一门重要课程。

　　本书不仅围绕传染病流行病学的基础知识进行了详细的阐述,而且介绍了近年来传染病流行病学的一些重要研究进展,以激发学生的学习兴趣,提高学生主动思考的积极性。全书包括十三章,涵盖了绪论、传染病流行病学基本理论、急性呼吸道传染病、结核病、病毒性肝炎、艾滋病、食源性和水源性传染病、人畜共患病、国际旅行的健康建议以及传染病流行病学研究方法(如传染病现场流行病学调查、分子流行病学、血清流行病学)等内容。通过对该课程的学习,学生能够掌握传染病流行病学的基础理论和基本研究方法,了解传染病流行病学的新进展、新热点和新问题。这样也有利于帮助学生树立预防为主的思想意识,激发他们的社会责任感和对卫生事业的热情,对他们以后的研究和工作均具有重要意义。本书可作为高等医药院校教材,供预防医学、临床医学专业及其他相关医学专业学生使用。

　　由于编者水平有限,书中不尽如人意的地方和疏漏之处在所难免,诚恳希望各位读者提出宝贵意见。我们将在教学和研究工作中不断探索、不断总结,使之日臻完善。

本书编委会

2018 年 10 月

目 录

第一章　绪　论

第一节　概　述

　　传染病(infectious diseases)是由各种病原体引起的能在人与人、动物与动物或人与动物之间相互传播的一类疾病。从广义上来说,传染病是人与环境不平衡的产物,这种不平衡关系有利于传染性病原微生物在人群中占据优势地位。病原微生物不是单独的重点,而是环境的重要组成部分。因此,这意味着病原微生物只是众多风险因素之一,是引起疾病的必要但不充分原因。此外,人类在日常生活中经常会碰到无数潜在的病原微生物,将它们全部消灭显然是不切实际的。所以,公共卫生工作最重要的目标应该是寻求人与环境之间最和谐的状态。这一目标可以通过三种方式实现:一是提高居民对环境危害的抵抗力;二是有效提升环境安全;三是改进卫生保健系统,以促进前两个目标的实现。这三种方式是紧密联系、相互关联的,其中任一方式的改变都会影响其他两种方式的实现,并对传染病的防制效果产生直接的影响。

　　疫苗和新型抗生素大大降低了传染病的发病率和死亡率。然而,多年的研究表明,比起疫苗和保健,增加营养、提高宿主的抗感染能力、改善个人卫生和公共卫生条件对于控制传染病的传播和流行更加有效。因此,公共卫生系统一直以来在环境公共卫生的改善方面做了许多重要的工作。一方面,人们通过各种举措,努力提高食物和水源的清洁度,改善公共卫生,净化有毒污染物周围的空气;另一方面,减少和消除动物源性病原体和昆虫媒介传播的病原体。利用公共卫生系统控制传染病涉及社会系统或管理层面,意味着对卫生至关重要的社会、经济、法律和行政力量必须为公众利益而运作,要让公众不仅能够获得卫生保健的机会,而且能够享受到预防性卫生服务和接受卫生教育。为此,必须为公众提供资源,并将重要的公共卫生问题列为优先事项以获得必要的资源。此外,在疾病的预防控制中,需要发展和维护监测设施,采取监测措施,提高发现新问题、防制新型传染病的能力。

第二节 传染病流行病学发展简史

瑞典病理学家福尔克·汉森(Folke Henschen)说过,"人类的历史即其疾病的历史"。在漫长的历史长河中,传染病一直是人类健康的主要杀手之一。它对人类造成的影响,往往比战争、革命、暴动来得更为剧烈。反观历史,任何一次传染病的大流行都是在人类文明进程中发生的;反之,每一次大规模的传染病又对人类文明产生了极其巨大而深远的影响,如历史上的鼠疫、天花、霍乱以及流感等传染病的大流行给人类带来了巨大的灾难。在人类与传染病做斗争的过程中,人们不断总结经验,逐步认识并研究传染病及其流行规律,并提出了一系列预防和控制措施。随着人类应对传染病的需求增加及人们对传染病及其流行规律认识的加深,传染病流行病学应运而生。

1 历史上重大传染病流行的记载

1.1 雅典瘟疫

雅典瘟疫是最早一次有文字记载的瘟疫。根据西方历史资料,公元前430—公元前427年在雅典发生了瘟疫,希腊大历史学家修昔底德也曾身患重疾,后来作为亲历者在其著作《伯罗奔尼撒战争史》中详细描述了这场瘟疫的流行情形。公元前431年,西方历史上最早的大规模战争之一——伯罗奔尼撒战争爆发。公元前430年,一场可怕的瘟疫吞噬了整个雅典城。在古希腊时期,其他任何一场疫病在规模上都不能与之相提并论。这场流行病起源于非洲的埃塞俄比亚南部,首先向埃及、利比亚传播,紧接着传到波斯,然后波及希腊。据史料记载,患者最初的症状是头痛、高热、鼻塞、咽痛,之后咽喉和舌头呈鲜红色并散发出恶臭,接着出现声音嘶哑和流涕,累及呼吸道者伴剧烈咳嗽。随后,患者开始呕吐,呕吐物中可见胆汁等内容物,但大多数患者会出现空腹呕吐,并引发强烈的痉挛、抽搐。大量患者出现典型的皮疹,呈青紫偏红色,伴脓疱和溃疡,而皮温并不高。也有些患者以剧烈抽搐、内热烦渴为主要表现。这场重大传染病造成了非常惨重的后果,包括军队的损失。据记载,在一个由4 000名成年男性组成的军队中,有1 050人死于这场瘟疫,由此推论雅典瘟疫造成的军队损失相当严重,导致了这场战役以雅典的失败而告终,这座古希腊曾经最强大的城邦国随之没落。

此后,很多学者通过回顾性诊断的方式对这场瘟疫的病因进行了推测。有大量的证据支持雅典瘟疫可能是流行性斑疹伤寒、麻疹或者天花,因为这几种病都可以引起当时患者表现出的主要临床症状,而且其流行特征也与雅典瘟疫相符。虽然雅典瘟疫的具体病因可能已湮没于历史的尘埃之中,但它所造成的影响却极其深远,它不仅带走了数千万人的生命,也带走了雅典的鼎盛与辉煌。由此可见,这场瘟疫对于人类文明的发展有着巨大的影响。

1.2 鼠疫

鼠疫是历史上对人类肆虐最久、死亡人数最多、最骇人听闻的瘟疫之一。文献统计显示,死于流行性鼠疫的人数超过历史上所有战争死亡人数的总和,当时的人们称这种疾病为

"黑色妖魔"。鼠疫是由鼠疫杆菌引起的一种传染性极强、危害性极大的流行性传染病。鼠疫杆菌主要存在于老鼠身上,它可以通过多种渠道传染给人类,比如通过食用被老鼠污染过的食物、被寄生在携带病菌的鼠类身上的跳蚤叮咬而传播,也可以通过空气传播。鼠疫可分为腺鼠疫和肺鼠疫两大类。前者是被蚊虫、跳蚤等叮咬,经伤口到淋巴结而发病的;当病人发病严重时,鼠疫杆菌可随血流传播到肺,造成肺炎,然后经病人飞沫通过空气传播,这种鼠疫被称为肺鼠疫。

史书上明确记载的第一次世界性鼠疫大流行暴发于公元 6 世纪,史称"查士丁尼鼠疫"。此次疫情起源于中东的鼠疫自然疫源地,流行中心在中东、地中海沿岸。公元 542 年,埃及南部鼠疫流行从塞得港沿陆海商路将鼠疫传到北非、中东和欧洲。这场鼠疫流行持续了半个世纪之久,几乎蔓延到当时所有著名的国家,死亡人数多达 1 亿人。流行高峰时期,每天死亡人数高达 5 000 人至 1 万人。此次疫情影响了世界古代史的进程,如几乎摧毁了东罗马拜占庭帝国首都君士坦丁堡。

最骇人的当属第二次大流行,即 14 世纪在欧洲迅速蔓延的"黑死病"。该次流行始于1347 年,通过商船上的老鼠和跳蚤将鼠疫耶尔森菌传播到意大利和埃及,随后遍及欧洲、亚洲和非洲北海岸,欧洲疫情最为严重。这次鼠疫根据患者皮肤呈现许多黑斑而被命名为"黑死病"。据记载,在 14 世纪的鼠疫大流行中,约有三分之一的欧洲人死于这场瘟疫,死亡人数达2 400余万。疫情高峰期的 1348 年,佛罗伦萨、威尼斯、伦敦等城市死亡人数均在 10 万以上。到 1666 年,"黑死病"突然消失了,有些人认为是当时的伦敦大火制止了"黑死病"的流行,也有人说是由于季节变化的缘故。其实最可靠的解释是环境卫生和卫生条件的改善,是普通的肥皂水消灭了这种病菌。

第三次世界性鼠疫大流行始于 19 世纪末,即于 1894 年始于中国香港,疫情暴发第一年,死亡人数达 2 547 人,其后两到三年间,每年有 1 000～1 500 人死亡;20 世纪 30 年代达到最高峰,波及亚洲、欧洲、美洲、非洲和澳洲的 60 多个国家和地区,死亡人数在千万以上。而此次疫情造成后果最严重的国家是印度,在 1898—1918 年的 20 年间,死亡人数竟高达102.5 万余人。这场鼠疫流行多分布在沿海城市及其附近人口稠密的居民区。其传播速度之快、波及地区之广远远超过了前两次大流行。

中国历史上大范围的鼠疫流行至少有 3 次。第一次是 14 世纪鼠疫世界大流行波及我国,死亡约 1 300 万人。第二次是 16、17 世纪的鼠疫大流行,这与当时的旱灾及人民起义有关,在华北地区造成 1 000 万人死亡。第三次是 1900—1949 年的流行,在此期间,我国鼠疫流行达到高峰,共有 20 个省(区)流行鼠疫,发病人数达 115 万,死亡 102 万。1736 年,云南师道南诗《鼠死行》曰:"东死鼠,西死鼠,人见死鼠如见虎,鼠死不几日,人死如坼堵。昼死人,莫问数,日色惨淡愁云护。三人行未十步多,忽死两人横截路……"这段文字描述的就是鼠疫肆虐的状况,场景让人生畏,同时也反映出先有鼠死,几日后便开始有鼠疫在人间流行的现象。

直到 19 世纪后期细菌学说创立后,鼠疫的病原体和传播途径才逐渐明朗。1894 年,法国巴斯德研究院的耶尔森和日本的北里柴三郎发现鼠疫的病原体是一种细菌,后来被命名为耶尔森杆菌。1898 年,另一位法国人西蒙确定了鼠疫的传播途径是由跳蚤把病菌传播给人。到 20 世纪中叶,抗生素的发明使得鼠疫成了容易治愈的疾病,而公共卫生和居住环境的改善也切断了鼠疫的传播途径。现在鼠疫已经非常罕见,但并没有完全消失,它仍然会在鼠类之间传播,一旦有机会,还会传播给人。因此,我们依然不能放松警惕。

1.3　天花

天花也是一种古老而又猖獗的疾病。截至 20 世纪,天花至少已造成全球 3 亿多人死亡。天花是由天花病毒感染人引起的一种烈性传染病。病毒经呼吸道黏膜侵入人体。人体通过飞沫吸入或直接接触而感染。患者的最初症状是发热,两天后咽喉和皮肤出现皮疹,从丘疹、疱疹变为脓疱,然后干缩,留下明显的痘疤。重型天花往往没有典型的发疹过程,而表现为紫癜和出血斑;有的病例刚发病,典型皮疹尚未出现就有中毒性皮疹;重症者可见出血性皮疹,每于典型皮疹出现之前不易确诊或来不及确诊时患者便死亡。

据推测,天花最早可能出现在公元前 1 万年正值人类从游牧生活转为以农业为主的定居生活时代。在公元前 1 万年,非洲东北部的农业居住区域就已出现过该病。考古学家从公元前 1570 年至公元前 1085 年间留下来的众多埃及木乃伊的脸上,都发现了有天花特征的痘疤疤痕。有文字可考的天花瘟疫最早出现在公元前 2000 多年的印度,由印度传入中国、日本、欧洲和北非(公元 700 年),再由北非传至加勒比(公元 1518 年)、墨西哥(公元 1520 年)、秘鲁(公元 1524 年);此后,天花分别于公元 1555 年和公元 1617 年从中非、北非传至巴西和北美,于 1713 年从印度传至非洲南部,于 1789 年从欧洲传至大洋洲。中国葛洪在《肘后方》中曾记载了公元 256—313 年间典型天花瘟疫肆虐中国的情景。

天花曾是历史上的超级武器。公元 5 世纪至 7 世纪,天花传播到欧洲,在罗马造成了 700 万人死亡,使强盛的罗马走向衰败。公元 11—13 世纪,罗马教皇组织十字军远征,在此期间,由于天花在军内流行,致使十字军几乎被毁。公元 1520 年,西班牙军队入侵墨西哥,在墨西哥军队英勇抵抗胜利在望时,一个黑奴水手感染了天花病毒,使得这种传染病在毫无免疫力的印第安人中间暴发流行,300 多万印第安人死于天花,西班牙因此征服了墨西哥。在 18 世纪,欧洲每年大约有 40 万人死于天花。

在与天花做长期不懈的斗争中,勤劳聪明的中国人在公元 10 世纪首先发明了把轻型天花病人痘疱液经鼻少量接种于正常人,使接种者仅患轻型天花而不患严重天花的方法,当时称这种痘疱液为"人痘"。这种方法使当时天花的病死率从 30% 以上降到了 2% 以下。这是世界公认的最早有文字记载的疫苗接种史。此后,种"人痘"的方法被传至欧洲,并有多处文字记载了该方法的广泛使用情况。种"人痘"的方法在人类预防控制天花流行的斗争中曾发挥了重要作用。随着人群免疫力的增加,2% 左右的病死率虽比自然感染天花 30% 的病死率降低了很多,但还是引起了人们的担忧。

1796 年,英国医生爱德华·詹纳观察到感染过牛痘(在人中只产生局部痘疱)的挤奶女工很少感染天花,由于牛痘疱与天花痘疱很像,詹纳推测感染牛痘可以预防天花。于是他对人体接种牛痘痘疱液,发现在用天花病毒攻击时,接种者都没有患天花。两年后(1798 年),詹纳的文章公开发表。这是人类在预防天花中第一次用科学实验的方法证明,对人体接种牛痘可以预防天花;实际上也是人类在与传染病的斗争历史中第一次科学证明,可以通过接种疫苗来预防传染病。从此,人类开创了疫苗研究的新时代。

1.4 霍乱

霍乱被描述为"曾摧毁地球的最可怕的瘟疫之一"。它是因摄入的食物或水受到霍乱弧菌污染而引起的一种急性腹泻性传染病。霍乱发病急,传播快,被世界卫生组织确定为必须进行国际检疫的传染病之一,也是我国法定管理的甲类传染病之一。该疾病常通过不洁的饮用水传播。其病原体霍乱弧菌也能寄生在肉类、牛奶、苹果等食物中数天而经食物传播,还可通过日常生活接触传播。

霍乱的滋生地位于印度,一般认为印度恒河及布拉马普特拉河下游三角洲地区(包括东、西孟加拉一带)是霍乱的地方性疫源地。在古代,由于交通管制,向世界其他地区蔓延传播的速度非常慢。从19世纪后的100多年中,共发生了7次霍乱世界性大流行,前六次流行的霍乱被称为古典型霍乱,发生于1817—1948年的130余年间。1817年,霍乱的第一次广泛流行是从孟加拉的疾病流行区通过东南亚传播到东部的中国,从波斯传播到西部的埃及。第二次霍乱大流行(1826—1837年)由印度传至阿富汗、伊朗、东南亚、俄罗斯直至西欧,1831年到达伦敦。由爱尔兰经船运送的感染霍乱的移民还使霍乱扩散到加拿大。在持续流行的11年间,五大洲均被波及。霍乱的第三次大流行(1846—1863年)首先由印度扩散至亚洲与非洲,6年后又传入欧洲和美洲。第四次大流行(1865—1875年)由印度朝圣者扩散到其他各大洲。第五次大流行(1883—1896年)历时14年,扩散到南美,在阿根廷、智利和秘鲁导致了很高的病死率。第六次大流行(1899—1923年)进一步扩散到中东地区和巴尔干半岛,此后古典霍乱在亚洲以外的各大洲基本得到控制。

第七次世界性霍乱大流行起自1961年,此次大流行由O1群埃尔托生物型引起,这类菌株比古典型菌株在外界环境中有更强的存活力。该次流行首先在印度尼西亚暴发,在不到4年的时间内即传遍东南亚及西太平洋海域的大多数国家和地区。迄今为止已波及140个国家和地区,患者达350万人以上,近百万人死亡。自1992年10月起又在印度、孟加拉国首次发生O139血清群霍乱弧菌所致的新型霍乱大流行。O139霍乱已成为国内外新出现的一个尚待进一步研究的问题,至今全球报告发病的国家和地区有10余个,主要集中在亚洲地区,被WHO列为近20年来新发现的传染病之一。

我国古时将霍乱称为"吊脚痧""虎狼病"等,但确切地记录该病是1820年(清嘉庆二十五年)即第一次世界性流行期间(1817—1823年)由印度经曼谷传入的,波及我国香港、澳门、广州、温州、宁波、福州、上海及长江流域,直至1948年结束。在此期间,我国霍乱大小流行近百次,6次世界性霍乱大流行都祸及我国,死者不计其数。在我国历史上发生的大小规模的霍乱流行大多是由沿海主要港口开始发生而传入内地所致。1949年中华人民共和国成立后,古典型霍乱即被迅速扑灭。随着第七次世界性霍乱大流行的开始,1961年6、7月份在我国广东西部沿海的阳江县也出现了霍乱病例,从此揭开了新中国埃尔托霍乱流行的序幕。随后疫情此起彼伏,至今仍未终止,先后波及全国29个省、市、自治区,发病人数在34万例以上,死亡人数超过5 500人。目前,霍乱流行仍是危害我国人民健康、影响生活生产的严重公共卫生问题。

1.5 流行性感冒

流行性感冒(influenza)简称流感,是由流感病毒引起的急性呼吸道传染病。病原体为甲、乙、丙型流行性感冒病毒,通过飞沫传播。临床上有急起高热、乏力、全身肌肉酸痛和轻度呼吸道症状,病程短,有自限性,中年人和伴有慢性呼吸道疾病或心脏病的患者易并发肺炎。在1918—1919年曾造成全世界10亿人感染,约4 000万人死亡,因此流行性感冒虽然看似并不猛烈,但被认为是20世纪最可怕的传染病。

1918年由甲型H1N1流感病毒引起的"西班牙流感"被称为人类史上最大的瘟疫。本次流感的起源尚不明确。有记录显示,1918年3月在美国的底特律、南卡罗来纳和圣昆丁监狱出现了一种不同于往常的呼吸道疾病的暴发。1918年3月4日,流感袭击了美国堪萨斯州的芬斯顿军营,从3月份到4月份,十几个军营遭袭击,但没有引起重视。1918年5月,西班牙马德里首次对外报道了该国的流感暴发疫情,当时西班牙约有800万人染病,包括国王在内,因此得名"西班牙流感"。

"西班牙流感"共经历了3个流行波:第一波发生于1918年春季,首发在法国前线,在美国和法国军队中当时也叫"三日热",感染士兵仅有头痛、高热、肌肉酸痛和食欲缺乏等症状,发病率高而病死率低(0.12%)。由于未被重视,疫情很快传播至欧洲其他国家。第二波发生于1918年秋冬季,席卷欧、美、亚、非各大陆,患者症状重,此次流行中流感病死率明显升高(7.7%)。1919年春季发生了第三波流行,一直延续到1920年3月,本次流行程度轻,持续时间短。

1918年流感大流行期间,估计全世界患病人数在5亿以上,发病率约40%。据文献报道,本次流行造成了4 000万至5 000万人死亡,且大多数死亡发生在第二波流行期间。此外,本次大流行的死亡病例中青壮年占比较高,不同于一般呈"U"形的季节性流感病死率曲线,本次大流行分年龄组病死率分布曲线呈"W"形,提示25～34岁年龄组的病死率显著升高。

此次流感大流行也波及中国。1918年,我国从南到北多个地区暴发了流感。根据史料记载,最早的流感疫情出现在南方城市,从5月份开始,广州、上海、温州等地暴发局部流感疫情。由于当时病因不明,患者又普遍出现"身热咳呛""周身骨痛""足软头晕"等症状,且传播速度快,故此次流感被称为"骨痛病""五日瘟""风瘟"等。疫情严重时,个别地区死亡人数剧增,导致棺木短缺,出现"枕尸待装不知其数"现象。至1918年底,流感疫情蔓延到河北及东北各省,北京地区发病率高达50%。

此次流感之后,又出现过至少3次流感大流行,即1957年由甲型流感病毒H2N2所致的"亚洲流感"、1968年由甲型流感病毒H3N2所致的"香港流感"以及1978年由甲型流感病毒H1N1所致的"俄罗斯流感"。在1957年"亚洲流感"及1968年"香港流感"暴发流行期间,各年龄组均易感,病死率高,以65岁以上老年人尤为显著。在具有高危因素(如心、肺疾病)的人群中病死率也较高。但是身体强健的年轻人的发病率显著低于1918年的"西班牙流感"。

我们回顾历史上的重大传染病事件,除了对人类所经历的这些苦难、灾祸表示同情和感慨外,更重要的目的是吸取教训,从中得到启示。人类在与这些恶性传染病做斗争的过程中,病例死亡无数,但最终人类还是战胜了它们。因此,面对传染病,我们没有任何理由退缩,未来还会有很多新的传染病流行的发生,我们要坚持实行"预防为主"的工作方针,为随时到来的战斗做好准备。

2 我国近代传染病流行病学发展史简介

中华人民共和国成立以前,我国的传染病流行病学研究比较落后,工作不具规模,也不够系统,但也有一些工作是很卓越的,如伍连德博士领导开展的 1910 年和 1920 年的东北两次鼠疫流行的流行病学调查工作。中华人民共和国成立之后,国家制定了"预防为主"的卫生工作方针,先后成立了各级卫生防疫、寄生虫病防制、地方病防制等机构;整顿发展了生物制品研究机构,大范围使用多种疫苗;颁布了《传染病管理办法》;并相应地在医学院校设立了卫生系,还在全国建立了多个流行病学研究机构,大力培养各级流行病学专业人才。经过短短几年的努力,就在全国基本上消灭和控制了血吸虫病等五大寄生虫病;随后又消灭了天花和古典型霍乱;控制了人间鼠疫;还曾以防制与取缔娼妓结合的措施一度在全国范围内基本消灭了性病;大力提倡新法接生,显著降低了新生儿破伤风的发病率。之后的二三十年间,防疫战线在防制麻疹、脊髓灰质炎、白喉、百日咳、流脑、乙型脑炎、病毒性肝炎、肾综合征出血热等方面也取得了令人瞩目的成绩。这些都是新老专家和广大防疫人员长期辛勤努力和砥砺奋进的结果。

这里着重介绍几位我国流行病学领域的先驱。伍连德博士(1879—1960 年),字星联,祖居广东新宁(今广东台山)。他将一生奉献给公共卫生事业,是我国当之无愧的预防医学的奠基人。20 世纪初,我国东北流行鼠疫,病死者累累。伍连德领导开展了 1910—1911 年和 1920—1921 年两次鼠疫大流行的防制工作,查清了鼠疫的传染源,确定为经呼吸道传播的肺鼠疫。第一次流行首例病例发生在满洲里的一个小镇,疫情迅速扩散,向南沿铁路线直扑沈阳、山海关,并侵入京、津及山东等地,死亡人数高达 6 万人。第二次鼠疫大流行始于海拉尔,经由扎来诺尔煤矿暴发,迅速蔓延到满洲里、哈尔滨等地,死亡近 1 万人。伍连德带领同事们通过积极的防治实践,证实了肺鼠疫在我国东北的流行,并发现旱獭是鼠疫的主要储存宿主,这在中国尚属首次。他调查到两次鼠疫流行都与国际市场上需求大量的旱獭皮有关,人在剥其皮、食其肉的过程中感染发病。伍连德不仅对鼠疫的流行病学和防治做出了巨大贡献,对海港检疫工作也有突出的贡献。国境卫生检疫是防止检疫传染病国际传播的重要措施。我国自 1873 年起开始在上海、厦门等沿海口岸创办卫生检疫,但实权操纵于外国人之手。伍连德指出,中国政府应尽快收回海关检疫权。1929 年,伍连德负责交涉此事。1930 年,中国正式收回海关检疫权。之后国内成立了检疫医院,伍连德任全国海港检疫处第一任处长,兼上海海港检疫所所长,并起草了全国第一部海港检疫章程,于 1930 年 9 月 28日颁布施行。伍连德博士是名副其实的中国自主检疫的鼻祖。他对我国流行病学的发展有着多方面的贡献,堪称我国流行病学领域的先驱者和奠基人。1911 年 4 月在沈阳召开的有11 国代表参加的国际鼠疫会议上,伍连德博士荣任主席。他还是 1937 年成立的中华医学会公共卫生学会的第一任会长。

苏德隆教授(1906—1985 年),毕生从事传染病与非传染病的流行病学防治研究,积极参与了国家对血吸虫病和霍乱的防制研究,在血吸虫病等疾病的流行病学研究方面贡献卓著。1972 年春上海发生了一起不明原因的皮炎大流行,苏德隆教授亲自率队调查,查明这次大流行是由桑毛虫引起的。晚年他将研究方向转向肝癌,提出肝癌很可能与饮用水质有关,学术观点上独树一帜,引起了人们的重视。在生命的最后时刻,他仍十分关心多发病、常见病的防治技术和方法的改进。

何观清教授(1911—1995 年),另一位流行病学先驱者和奠基人。何教授早年通过调查发现,中华白蛉是我国黑热病的传播媒介。之后他在否定痢疾噬菌体对痢疾的预防作用、证明由鼠脑制成的乙脑疫苗有严重不良反应,以及 20 世纪 70 年代率先在原卫生部领导下建立以急性传染病为主的全国疾病监测网等工作中,做出了很大的贡献,足以成为后继者之师。

正是在这些杰出的流行病学前辈的带领下,我国的传染病流行病学研究和实践工作才取得了长足的发展。在未来的道路上,我们还需要应对各种新发传染病以及复发的古老传染病,传染病的防制依然任重道远。

第三节　全球面临的主要传染病

1　主要传染病

目前全球公共卫生关注的主要传染病如表 1-1 所示。下面以获得性免疫缺陷综合征(acquired immune deficiency syndrome, AIDS,艾滋病)为例,讨论如何将改善公共卫生的三种方式综合应用于传染病的预防和控制中。

表 1-1　21 世纪后期的主要传染病

微生物种类	主要问题	其他主要问题
病毒	艾滋病	丙型肝炎、流感
细菌	葡萄球菌(特别是耐甲氧西林菌株)感染	支原体肺炎、链球菌感染、医院病原体感染
寄生虫	疟疾	利什曼原虫病、尾丝虫病

由 1 型和 2 型人类免疫缺陷病毒(human immunodeficiency virus, HIV)即 HIV-1 和 HIV-2 引起的 AIDS 仍然是目前全球最主要的公共卫生问题。这一全球性传染病的感染对象主要是年轻人。因此,AIDS 不仅会影响受感染者,而且还会影响受感染者的后代。尽管 AIDS 的治疗方法在不断发展,但患者仍然无法获得完全治愈。尤为重要的是,全球 4 000 万 HIV 感染者大多居住在撒哈拉以南的非洲和亚洲地区。在这些资源有限的地区,营养不良对发病率和病死率都有很大影响。

尽管通过接种疫苗控制 HIV 的传播和流行是最理想的预防方法,但是由于 HIV 极易变异且非常复杂,因此,迄今为止科学家尚未研制出有效的疫苗。此外科学家还发现,HIV-1 型的变异会影响宿主免疫反应和耐药性,因此给艾滋病的治疗也增加了难度。目前人们对 HIV 分子生物学和分子流行病学特征还缺乏深入的了解,因此,预防医学、分子生物学、疫苗学、免疫学和分子遗传学等不同领域的专家需要通力合作,进一步阐明 HIV 的流行病学特征,为预防和控制 HIV 的传播和流行奠定基础。

在改善环境安全方面,1988 年美国医务总监办公室曾建议采取保护措施,即以更安全的性行为来预防 HIV 的传播和流行。然而,尽管避孕套在预防感染方面很有价值,但使用避孕套在某些国家已经成为政治问题,在有的国家则成了社会问题,因此需要获得科学、持续的关注。此外,有关 AIDS 患者获得医疗保健的问题,已经展开了大量讨论。2005 年 12 月,联合国大会呼吁在 2010 年之前普及抗艾滋病病毒药物。这一解决方案非常重要,根据最近的研究报告显示,在低收入环境下提供免费治疗将显著降低 AIDS 的病死率。

2　公共卫生在传染病防制中的新角色

由于医疗成本一直以来在不断上升,人们越来越关注成本控制和责任追究,因此在传染病预防、控制和治疗中要避免重复投入,这就需要临床医学与公共卫生领域的学科更加紧密地联系合作。实践研究表明,公共卫生专家和临床医生之间更为密切的联系将有利于更高效地预防和控制传染病。公共卫生从业人员的一个关键作用是让临床医生密切关注重要的流行病学数据,这对加强传染病的预防尤为重要和有效。此外,公共卫生从业人员应与临床医生、学校、企业、健康俱乐部和老年人团体建立广泛和紧密的联系,在公众宣传教育方面发挥积极和综合的作用,使人们养成更加良好的卫生习惯,增强抵抗疾病的能力。

改善环境能够减小病原微生物对人类的危害,因此环境安全一直是传染病防制工作的重点。良好的基础卫生设施及清洁的空气、水和食物是卓有成效的公共卫生工作的标志。在大多数情况下,各级卫生部门能够通过系统测量或者开展一系列环境监测来改善环境。此外,越来越多的环保活动团体也积极参与环境安全的宣传和改善工作,这些工作对于传染性疾病的预防和控制都大有裨益。

越来越多的研究认为,在预防和控制传染病过程中,不仅要降低病原体的暴露程度,同时还要保持生态系统的平衡和活力。例如,巴西政府部门曾在亚马孙地区启动了一项耗资 2 亿美元的计划,即通过喷洒二氯二苯三氯乙烷(DDT)来控制疟疾,然而这种化学物质对鸟类和鱼类均有致命影响。此外,在印度,虽然喷洒 DDT 预防疟疾的短期效果非常显著,使 20 世纪 50 年代的疟疾年均病例从 7 500 万例减至 5 万例。然而到了 1976 年,病例数重新增至 6 500 万例,这是由于蚊媒产生了抗药性的缘故。而且尤为值得关注的是,1990 年 4 月人们发现,印度的瓶装牛奶中含有的 DDT 是允许剂量的 10 倍。由此可见,要想限制传染源及其动物宿主,公共卫生专家还需要与兽医、昆虫学家和毒理学家合作,仔细检查并评价某些防控策略可能会带来的负面影响。

在控制传染病传播和流行的过程中,一个科学、高效的公共卫生系统能够发挥至关重要的作用。遏制传染源的蔓延,接触、追踪、预防和治疗感染者,以及确定并教育、监测高危人群是传染病防制的关键环节,这些工作均需要公共卫生系统不同部门的通力合作。疾病防治中心首先运用流行病学研究方法,分析不同传染病的调整死亡率,并研究引起死亡的主要传染病的疾病负担以及潜在减寿年数,从而让公共卫生在获得医疗服务和护理效率方面变得更加透明。尤其是在一些资源有限的国家,这些信息能够让公共卫生系统等部门的领导做出更明智、有效的决定,让公众接受。

总而言之,建议采取统一的方式,建立一张高效的传染病防控网络,统筹临床医生、公共卫生官员、基础医学科学家以及社区中感兴趣的成员和团体来解决公共卫生问题。公共卫生系统不仅要向公众清晰地呈现流行病学方面的重要数据,而且要有全球环境的风险意识,对公共卫生措施的副作用保持敏感,并有效地利用教育、社会力量和其他新的公共卫生工具改善传染病的防制现状。

第四节　新兴的微生物威胁

尽管人类在传染病的预防和管理方面取得了很大进展,但传染病的威胁依然一直存在。例如2003年暴发的SARS,凸显了一种未被识别的病原体的突然出现,在缺乏诊断手段和有效预防策略的情况下疾病迅速传播,进而对政治、经济和社会造成了巨大影响。实际上,SARS只是近年来众多新型传染病流行案例之一(表1-2),它的出现不仅说明了病原体的潜在危险性,而且体现了防范未知新发传染病的重要性。此外,近年来已知的传统传染病也出现了新的挑战。例如,西尼罗河病毒感染和裂谷热等疾病已经传播到新的大陆,而登革热等其他疾病正愈演愈烈;许多已确定的疾病,如疟疾和肺结核,由于病原体产生了耐药性等,仍然威胁着人类的健康。

表1-2　1993—2004年面临的部分传染病挑战

年份	疾病名称
1993年	汉坦病毒肺炎综合征(美国)
1994年	鼠疫(印度)
1995年	埃博拉出血热(刚果民主共和国)
1996年	新变异型克雅病(英国)
1997年	H5N1流感(中国香港);金黄色葡萄球菌感染(日本、美国)
1998年	尼帕病毒脑炎(马来西亚、新加坡)
1999年	西尼罗河病毒脑炎(俄罗斯、美国)
2000年	裂谷热(肯尼亚、沙特阿拉伯、也门);埃博拉出血热(乌干达)
2001年	炭疽(美国);口蹄疫(英国)
2002年	耐万古霉素金黄色葡萄球菌感染(美国)
2003年	重症急性呼吸综合征(SARS)(多个国家);猴痘(美国)
2004年	H5N1流感(东南亚地区)

1992年,美国医学研究所(IOM)发布了一项报告,描述了新近出现、再度肆虐的传染病和耐药病原体感染所带来的日益严重的公共卫生挑战,并呼吁改善国家公共卫生基础设施。2003年,该所再次更新报告,进一步强调传染病威胁的全球影响以及应对威胁所需的国际协作,新报告还列举了导致出现全球微生物威胁的13个因素。综合来看,这13个因素可以大致分为4个领域:遗传和生物因素,物理环境因素,生态因素,社会、政治和经济因素。这些因素及其相关因素极大地影响着人类和病原微生物的相互作用,并可能产生新的全球威胁。

1　人畜共患传染病

病原微生物源自动物并通过直接接触(人畜共患疾病)或中间媒介(虫媒传染病)传播给人类的传染病是越来越多新的传染病产生的原因。借助社会、技术、生态和病毒变化等因素,人畜共患传染源跨越了一度限制其地理或宿主范围的屏障,引发多种传染病的产生、重现、传播和流行。近年来出现的许多新型传染病以及发病率上升或范围扩大的传统传染病大多是由野生动物携带的人畜共患传染源所引起的。野生哺乳动物和鸟类的体内潜伏着种类丰富的病原体和宿主库,这些病原体和宿主可以自然方式或者更有可能是由于自然生态系统遭到破坏或不稳定而接触感染人类。例如,1993 年,美国西南地区由于食物过剩,鹿鼠数量迅速增加并迁徙到附近的人类居住地。由于鹿鼠携带着一种未被识别的汉坦病毒亚型,导致人类与其排泄物直接接触或吸入传染性物质(如动物巢穴破裂产生的污染粉尘)感染该病毒,引起汉坦病毒肺炎综合征的流行。

随着农业生产方式和土地使用的变化,新的高致病性尼帕病毒首先在牲畜中流行,随后人类也出现感染。研究发现,尼帕病毒的天然宿主可能是狐蝠。狐蝠广泛分布于亚洲。1998—1999 年马来西亚暴发脑炎期间,尼帕病毒曾被成功分离。该次流行导致 105 人死亡,其中大多为职业养猪人员。分析认为,由于传统畜牧业向现代畜牧业的转变,该地区养猪场的规模和密度增加,扩大到了附近的果园,果园里果蝠的自然栖息地遭到破坏,含有尼帕病毒的果蝠粪便雾化导致猪感染病毒,而过度拥挤的环境进一步加剧了猪与猪之间的高效传播,并使与病猪密切接触的饲养者感染病毒。此后,这种病毒也曾在孟加拉国出现,引发了一系列有限却致命的疫情,研究认为其原因可能与儿童直接接触被狐蝠污染的水果有关。遗传分析显示,尼帕病毒与亨德拉病毒关系密切,亨德拉病毒同样以狐蝠为自然宿主,这两种病毒均是副黏病毒科的一个新属。

国际旅行和贸易也为人畜共患病的扩散提供了机会。2003 年,美国中西部的土拨鼠和人都感染了一种罕见的病毒性疾病——猴痘。猴痘原本主要发生于中非和西非的雨林国家,这是首次在西半球确认的暴发。回溯调查发现,一批来自加纳、作为宠物进口的动物可能是猴痘传入美国的源头。这批货物包括大约 800 只小型哺乳动物,它们来自 9 个不同的物种,有 6 属为非洲啮齿动物。对这批动物进行检测发现,多个物种均存在猴痘病毒感染,包括 1 只冈比亚巨鼠、3 只睡鼠和 2 只绳松鼠,土拨鼠在运输、分发、仓储过程中与冈比亚鼠接触时受到感染,导致后来接触了宠物饲养人员或出售土拨鼠的人员感染发病。

2002 年,位于中国南部的广东省首次报告了 SARS 病例。2003 年 2 月,香港的一家酒店接触了一名来自广东的患病医生,随后几名国际旅客感染了这种疾病,SARS 也由此蔓延到了国外。通过多种传播途径,仅在 4 个月的时间里,SARS 病毒就在 29 个国家或地区造成了8 000多例病例和近 800 人死亡,全球经济也受到威胁。经过对先前未知的 SARS 病毒(SARS-CoV)的分析确定,它不同于冠状病毒科的其他已知病毒。对库存的呼吸道和血清标本进行回顾性分析发现,2002 年底中国疫情暴发前,没有发现人类感染该病毒的迹象。中国华南地区的调查发现,在公开市场上出售的食用野生动物中存在潜在的 SARS-CoV 动物宿主,且市场工作人员体内也存在受到病毒感染的血清学证据。

SARS 冠状病毒与许多其他人畜共患传染病病原体的区别在于,它不仅能从动物传播给人类,而且能够实现人与人之间传播。在跨越物种障碍传播给人类后,该病毒就经临床病人传播给家庭成员、医护人员和其他密切接触者,引起人们对其流行病蔓延的担忧。幸运的是,尽管发生了几起所谓的"超级传播事件",但 SARS 病毒的传染率比大多数呼吸道感染的传染率要低。而且,通过采取感染控制和社区防控措施,SARS 疫情得到了有效的控制。尽管自最初暴发以来,迄今为止仅报告了零星的 SARS 病例,且这些病例大多直接或间接与实验室意外接触有关,但是目前对 SARS 可能复发的担忧依然存在。

SARS 的暴发使公共卫生部门愈发担心禽流感(另一种重要的以野生动物为宿主的人畜共患病)可能会造成流行。候鸟是禽流感病毒的天然宿主,家禽容易感染禽流感病毒而致命,家禽与野生候鸟的直接或间接接触被认为是引起禽流感流行的重要原因。禽流感是由A 型流感病毒引起的鸟类传染病,会在鸟群中引起从轻微到迅速致命等各种各样的症状。迄今为止,人类所有高致病性禽流感都是由 H5 和 H7 亚型的甲型流感病毒引起的,其中,H5N1 病毒特别令人担忧,因为它能快速变异并与其他禽流感病毒产生重组。

禽流感的另一个潜在威胁是它可能与人类流感病毒重组,从而更加适应人类,并演变为新的流行性毒株。H5N1 禽流感病毒于 1997 年首次出现跨越物种屏障传播,引起人类呼吸系统疾病和死亡。当时高致病性 H5N1 病毒在我国香港地区从被感染的鸡直接传播给人类,导致 18 名感染患者中有 6 人死亡。从那时起,不同亚型禽流感的暴发已经导致家禽生病、猪和人出现轻微的继发性感染。2004 年 1 月,由 H5N1 病毒株引起的疫情在几个亚洲国家的家禽中暴发。为了控制病毒的传播,最终 1 亿多只家禽被扑杀,这场疫情在地理规模和影响上是前所未有的。截至 2005 年初,该疫情已造成柬埔寨、泰国和越南境内 50 多例感染者和 40 多人死亡。尽管自 1997 年以来,人类感染的禽流感病毒并没有继续在人与人之间传播,但是致命的甲型 H5N1 禽流感已经成为东亚地区的地方病,增加了人类感染禽流感病毒和人流感病毒的机会。鉴于在亚洲部分地区人类和家禽接触非常密切,这也进一步增加了禽-人流感病毒重组并引发大规模流行的可能性。

2　虫媒传染病

由节肢动物作为媒介进行传播的人畜共患病是公共卫生部门面临的特别挑战。许多以前被有效控制的疾病重新出现,并且逐渐扩散到新的地区,甚至蔓延到了全世界。例如,裂谷热是一种由蚊子传播的白岭病毒属病毒所引起的地方性动物传染病,主要感染家养的牛、绵羊、山羊和骆驼。最初该病仅在非洲大陆的部分地区传播,在动物中引发大规模流行,偶尔发生人类交叉感染事件。然而可能是通过进口感染的牲畜或通过感染的蚊子传播,自2000 年开始,裂谷热首次在沙特阿拉伯西南部和也门地区被发现,到 2001 年已造成数千只动物和 230 多人死亡。

西尼罗河病毒(WNV)是虫媒传染病已快速扩散至新地区的又一例证。这种病毒对短嘴鸦(*Corvus brachyrhynchos*)来说最为致命,仅偶尔会传染给人类、马和其他哺乳动物并导致其发病。WNV 于 1937 年在乌干达西尼罗河地区首次被分离出来,但直至 1999 年才输入西半球国家,导致纽约市无菌性脑膜炎和脑炎大规模暴发。美国疾病预防与控制中心及各州和地方卫生部门用于追踪 WNV 感染状况的电子监控系统 ArboNet 的数据显示,该病毒已造成美国近 7 000 例严重的神经感染性疾病和 600 多人死亡,而且研究发现有 50 多种蚊子和近 300 种鸟类携带该病毒。除了重型病例增多外,从 2002 年开始的美国疫情还出现了新的临床综合征和五种新的传播模式,包括通过器官移植和输血传播。目前 WNV 已经传播至加拿大和墨西哥,加勒比海地区和中美洲等地也发现了病毒传播迹象。

登革热病毒是另一种经虫媒传播的蔓延全球的非常重要的病原体。自 1980 年以来,登革热及其严重并发症登革出血热(DHF)和登革休克综合征(DSS)的发病率急剧上升。登革热是由 4 种密切相关的黄病毒属引起的,主要通过埃及伊蚊传播。这种蚊子最初在非洲被发现,但在过去两个世纪里,埃及伊蚊通过国际贸易传播到了全球热带地区。第二次世界大战结束以后,东南亚暴发了全球性登革热大流行,此后重型感染病例的流行越发频繁,并逐步扩大范围,疫情愈演愈烈。亚洲和拉丁美洲地区由于卫生条件不良,城市的棚户区不受控制地增长以及供水系统不完善,埃及伊蚊在露天水池中大量繁殖滋生,登革热和 DHF 在这些地区再现和蔓延的情况最为严重。

3　食源性和水源性疾病

尽管腹泻的治疗状况有所改善,但估计全世界每年仍有约 250 万人死于由食物污染和水污染引起的腹泻。虽然大多数腹泻相关疾病的致死案例发生在发展落后的国家和地区,但这一问题在发达国家同样不容忽视。

关于食源性传染病的流行病学研究表明,食品生产、分配和消费的变化为新型病原体的出现及已知病原体的流行范围扩大创造了条件,也为大规模疫情暴发创造了机会。最近发现的食源性病原体包括细菌(大肠杆菌 O157∶H7、单核细胞增生李斯特菌、空肠弯曲菌、小肠结肠炎耶尔森菌)、寄生虫(隐孢子虫、环孢子虫)和病毒(诺如病毒、甲型肝炎病毒),其中大多起源于人畜共患病。此外,朊病毒已被发现会在动物和人群中引发致命的神经退行性疾病(传染性海绵状脑病)。

大肠杆菌 O157∶H7 是一种引起人畜共患病的病原体,通常在农用牲畜(最常见的是牛)的肠道内定居,并通过被粪便污染的食物、牛奶或水,或者通过直接接触动物传播给人类,澳大利亚、加拿大、日本、欧洲各国和南部非洲均有过疫情报告。虽然大多数食源性疫情的暴发最初与食用未煮熟的碎牛肉有关,但最近暴发的疫情更多与其他食物媒介有关,包括未经高温消毒的果汁、莴苣、苜蓿芽和野味肉。值得注意的是,报告的食源性疫情大多源自新鲜农产品。粮食供应的全球化和粮食生产的集中化增加了发展中国家向其他国家出口新鲜农产品的数量,除了增加对"有益心脏健康"和"癌症预防"的水果和蔬菜的消费以外,对有机的、外来的和反季节产品的需求也在增加,这些因素增加了将食源性病原体引入易感人群的机会。除了大肠杆菌 O157∶H7 以外,与农产品疫情的暴发相关的主要病原体还有沙门菌属、宋内志贺菌、环孢子虫和甲型肝炎病毒。

据估计,病毒与由已知病原体引起的三分之二的食源性疾病有关,其中被称为诺沃克样病毒或诺如病毒的杯状病毒科占这些疾病病原体的绝大多数,并已成为全球急性病毒性胃肠炎的主要病因。诺如病毒最常见的传播途径是被感染的食物加工者直接污染食物(如沙拉、三明治、焙烤食品），或者摄入已经受到污染的食物（如牡蛎和覆盆子）。诺沃克样病毒或诺如病毒在社区中的高污染率、在环境中的稳定性、低感染剂量以及在无症状人群中排毒期较长等特点均加剧了病毒的传播，这也是在疗养院、医院、学校和游船上频繁出现诺如病毒暴发疫情的重要原因，也是诺如病毒感染难以控制的主要原因。

农业实践的变化是另一种新型食源性病原体朊病毒出现的基础。尽管动物朊病毒疾病早已被公认，但1996年一种新的变异型克雅病（variant Creutzfeldt-Jakob disease，vCJD）的出现使这些病原体受到世人关注，该病原体被证明与牛海绵状脑病（bovine spongiform encephalopathy，BSE）密切相关。BSE是一种致命的牛神经变性疾病，从1986年开始在英国的牛群中引起大规模流行。分析认为，英国的牛从1982年左右开始接触BSE病原体，当时牛肉加工过程的改变使得喂养牛的饲料被先前屠宰的牛的感染组织污染，食用被BSE污染的饲料造成该病原体在牛群中循环传播，随后又通过受污染的肉制品进入人类食物链。自1986年以来，BSE已在日本、以色列、加拿大、美国和20多个欧洲国家被发现。大多数发生在英国以外的BSE病例都是源自从英国进口的牛。传染给人类的BSE导致了150多起致命的vCJD病例，其中绝大多数发生在英国。与BSE在牛群内的传播范围和速度相比，vCJD病例的数量增长非常缓慢。然而，vCJD从暴露到出现症状之间可能有较长的时间间隔，这引发了人们对未来出现新增病例以及通过血液传播风险的担忧。

水源也是传染性疾病流行和传播的一种重要途径，即通过摄入被污染的饮用水或浸泡在污染水源中的食物进行传播。常见的水源性病原体包括肠道细菌、原生动物和病毒。例如，弯曲菌病的暴发与受污染的饮用水有关，大肠杆菌O157:H7可通过娱乐用水、井水和受污染的城市水传播。1992年，一种新型的O139霍乱弧菌在南亚首次被发现，并迅速传播到印度和孟加拉国的许多地区，此后影响并波及整个南亚。与水传播有关的最重要的寄生原生动物是蓝氏贾第鞭毛虫和抗氯隐孢子虫，后者于1993年在美国威斯康星州密尔沃基市引发了隐孢子虫病疫情的暴发，影响了40多万人，并促使当局重新评估水质保护措施的有效性。

4 AIDS、结核病和疟疾

尽管对公众健康、经济和地缘政治产生重大影响的新的病原体不断出现，但AIDS、结核病和疟疾这三种难以控制的疾病仍然是导致全球一半以上的传染病相关死亡的原因。

4.1 HIV和AIDS

HIV的出现和在全球范围的迅速传播充分证明了病原体突然出现、扩散并产生持久影响的能力。对AIDS起源的研究表明，人类最初是在20世纪初期至中期，通过与非洲非人灵长类动物接触感染HIV的。随后，由于全球社会、行为和经济的变化相互融合、相互作用，促进了病毒的适应和传播，并在全球范围内迅速扩散。尽管目前在预防和治疗HIV感染方面已取得了较大的进展，部分人口群体的发病率也有所下降，但AIDS仍然在继续扩散和演变。据统计，目前全球大约有2 800万人死于AIDS，近4 000万人携带HIV，1 400多万儿童因HIV感染而成为孤儿。在受影响最严重的撒哈拉以南的非洲地区，近2/3（65%）的人口患有AIDS、75%的妇女患有AIDS。在东欧和中亚地区，不到十年的时间里HIV感染者增加了

9倍多。在中国,HIV已蔓延到所有省份,其中有几个省份的疫情正在迅速蔓延。这些地区人口众多,社会经济条件恶劣,病毒具备爆炸式传播的潜力。但是研究发现,即使在发达的国家和地区,艾滋病似乎已经稳定,感染人口数量下降,但在某些人口(例如美国的男男同性恋者以及少数种族和族裔群体)中,其发病率却有所上升。

4.2 结核病

与HIV不同,结核分枝杆菌的历史长达数千年。它对人类健康的影响仍在延续,目前全世界超过三分之一的人口受到结核杆菌感染。尽管并非所有感染结核杆菌的人都会生病,但估计那些患有活动性肺结核的人每年会感染10~15人。据统计,2002年全球大约有200万人死于肺结核,其中大多数(98%)来自发展中国家。此外,有800万至900万人患病,而且其中许多人感染了对抗结核药物耐药的结核分枝杆菌。

在大多数国家,肺结核的发病率每年增加0.4%~3%。然而,东欧和撒哈拉以南的非洲等地区报告的病例比其他地区要高得多。目前,肺结核是在亚热带和非洲引起AIDS并发症的最常见的感染之一,也是导致死亡的主要原因。此外,战争、贫穷、过度拥挤、大规模移民以及缺乏政治意愿造成的医疗和公共卫生基础设施落后,也是肺结核发展、传播和蔓延的重要因素。

4.3 疟疾

除了AIDS和结核病外,疟疾也是全球健康和发展的主要威胁因素,每年造成多达5亿人发病和300万病人死亡,其中大多是撒哈拉以南的非洲幼年儿童。恶性疟原虫、间日疟原虫、三日疟原虫和蛋形疟原虫这四种疟原虫均能引起人类感染发病,其中,恶性疟原虫和间日疟原虫是人类大多数疟疾病例的主要病因,且恶性疟由于其临床表现更严重、病死率更高,所以对公共卫生构成的威胁更大。疟疾主要通过按蚊传播,虽然可以治疗和预防,但仍流行于90多个国家和地区,大约50%的世界人口都面临被感染的风险。此外,尽管疟疾的流行大多发生在农村地区,但许多城市地区由于爆炸式人口增长,发病病例数量也快速增加。

5 病原微生物的耐药性

除了新出现的病原微生物对健康产生的影响和带来的挑战外,病原微生物对抗菌药物的耐药性也在日益增加。这些病原微生物主要包括:HIV和其他病毒;葡萄球菌、肠球菌、革兰阴性杆菌等在住院患者中引起了严重感染的细菌;引起肺炎、肺结核等呼吸道疾病的细菌;沙门菌和弯曲杆菌等食源性病原体;淋病奈瑟菌等性传播病原体;念珠菌等真菌;恶性疟原虫等寄生虫。

金黄色葡萄球菌是导致医院感染和社区感染的最常见病原微生物之一。耐甲氧西林金黄色葡萄球菌(MRSA)是在引进甲氧西林后,于1961年首次被确认的引起院内感染的病原体。2000年,在美国院内感染金黄色葡萄球菌的病例中,约有一半对甲氧西林耐药。研究发现,与医疗保健相关的MRSA感染的风险因素包括住院、长期居住在护理机构内、透析、留置经皮医疗器械与导管。近年来,MRSA感染已开始从医疗机构扩散到社区,社区内没有接触过医院的人也会暴发MRSA感染疫情。MRSA感染主要通过密切的身体接触进行传播,常见的感染者包括日托中心的儿童、印第安人保留区的儿童和成人、运动员、军事人员、教养所的囚犯以及男男同性恋者。

由于对畜禽广泛使用多种抗生素,食源性致病菌的耐药性使得食源性感染对健康的影响越来越严重。例如在20世纪90年代初,美国颁布许可允许使用氟喹诺酮类药物治疗家禽呼吸道疾病,很快就出现了对氟喹诺酮类药物耐药的弯曲杆菌感染案例。同样,对头孢三嗪耐药的沙门菌菌株的出现,被认为与对牛广泛使用第三代头孢菌素有关。此外,多重耐药的鼠伤寒沙门菌DT104菌株在动物中率先传播后,发病率从1979—1980年的0.6%快速上升到1996年的34%。

在许多国家,因未能对所有患者进行严格的规范治疗,出现了越来越多的对抗结核药物耐药的结核分枝杆菌菌株,严重影响了全球为消除结核病所付出的努力。调查认为,全球每年预计约发生30万例耐药结核病新病例,其中79%对3/4的一线药物耐药。在东欧和中亚,至少对异烟肼和利福平(MDR-TB)耐药的结核分枝杆菌菌株引起的新感染病例是世界其他地区的10倍。尽管无法衡量耐药的结核分枝杆菌菌株对所有地区的影响,但WHO对全球77个国家和地区的调查显示,1999—2002年间对至少一种抗结核药物耐药的结核杆菌引起的新结核病病例占比为0~57%。

从全球来看,病原体耐药性的出现也是疟疾控制的最大挑战之一。耐药性意味着疟疾可能向新地区进行扩散或在以前受影响的地区重新出现、流行和蔓延。目前疟疾在全球92个国家和地区仍然是头号杀手,但是其中80%的国家的疟疾都对氯喹(一种主要的抗疟药物)产生了广泛的耐药性,氯喹疗效下降也是疟疾防治工作面临的一大障碍,导致非洲疟疾相关疾病的发病率和病死率再次上升。

6 新发传染病的应对措施

自远古时期,人类就一直在与不断出现的传染病做不懈的斗争。然而,最近20年发生了一系列前所未有的传染病突发事件,给人类带来了新的严峻的挑战,也需要新的解决方案。与曾经的传染病时代不同,如今的传染病规模是全球性的,因此需要国际社会及时做出协调一致的反应。世界卫生组织借助2000年启动的全球疫情警报和反应网络(GOARN)协调国际各方在传染病预防和控制方面的工作,确保向受影响地区迅速部署技术援助,促进传染病流行的预防和能力建设。在SARS流行期间,世界卫生组织借助这一网络,有效地协调各组织的疾病监测、调查、病原体鉴定、实验室诊断和信息传播工作。

在食源性传染性疾病方面,由于食品产业的规模化和复杂性,其组织、产品和劳动力的迅速变化以及跟踪和监测这些疾病的难度较大,其预防和控制面临着额外的挑战。为了确保"从农场到餐桌"每一种食品的安全,需要一整套针对整个食品供应链的监管方法。为了满足这些需求,政府开发了实验室监测和分子流行病学工具,以提高对食源性疫情的范围和来源的检测和认识,并指导调查和研究工作。这些工具包括食品网和PulseNET。食品网是一个主动的监测系统,旨在确定食源性疾病的发生频率和严重程度,并监测其趋势,确定可归因于特定食物的疾病比例。PulseNET是美国建立的一个针对食源性细菌的国家分子分型监测网络,有助于快速确定食源性疫情的暴发并对其做出更加快速的反应。

新技术也正在刺激其他创新公共卫生工具的发展，这些工具正在提升疾病监测和反应系统的水平。基于互联网的信息技术正被用来改进国家和国际疾病报告、促进紧急通信和传播公共卫生信息。人类基因组项目的数据为公共健康基因组学提供了基础，这一学科有希望为世人揭示人类遗传因素在疾病易感性、疾病恶化以及宿主对疫苗和其他干预措施的反应中的作用。科学的进步也促进了诊断技术的改进和新疫苗的发展，用于防止诸如 HIV、西尼罗河病毒、登革热病毒和 H5N1 禽流感病毒等新兴病原体造成的感染和传播。此外，成熟的地理成像系统也被用来监测可能影响疾病发生和传播的环境变化。其他新技术虽然还不太成熟，但有希望控制一些迁延性疾病。例如，疾病防治中心的安全饮用水系统利用消毒和安全储水的方式来预防发展中国家的水源性疾病；在非洲农村，驱虫蚊帐在降低疟疾发病率和死亡率方面也被证明非常有效。

然而，尽管这些措施都很重要，但如果没有相应的政策支持和通过行动来消除传染性疾病的根源，任何措施都不是长远的和可靠的。正如上述许多例子所证明的，传染病并不存在于社会真空环境。从其根本而言，疾病传播受病原体特征的影响可能远小于受贫穷、过度拥挤、营养不良、社会不平等、缺失的医疗保健、劳动力短缺、经济不稳定以及社会和生态失调等因素的影响。面对迅速变化的全球形式、持续的健康差距和日益脆弱的人群，政府需要长期进行干预，需要认识到疾病出现的复杂社会背景，并注重其潜在的健康威胁以及对社会政治等方面的影响。

第五节 展 望

微生物与我们共享着生物圈，并拥有适应、转移和获得新宿主的内在能力。尽管科技和医学的进步已经极大地提高了疾病预防和管理的水平，但地方病和新兴传染病仍然对国内和全球健康构成了严重的威胁。要抵御这些病原体，首先，需要协调一致、准备充分、设施完善的公共卫生系统和改进的基础设施监测方法，有效的预防和治疗技术以及强大的反应能力；其次，临床医生、实验室人员和地方公共卫生机构之间，以及人类健康、兽医组织与专业人员之间需要紧密联系、互相合作；最后，尤为重要的是，需要充分的政治承诺和充足的资源。

第二章　传染病流行病学基本理论

第一节　传染病流行病学基本概念

人类在漫漫历史长河中与传染病进行着长期的斗争。随着对传染病认识的不断深入，人们不断总结经验教训，传染病流行病学应运而生，其基本概念、基本方法在传染病的预防和控制中发挥了非常重要的作用。近年来，随着科技的进步和流行病学家的不懈努力，传染病流行病学的发展已经取得了长足进步。

1　传染病的定义和特征

1.1　定义

传染病（infectious disease，communicable disease）是指由病原体引起的，能在人与人、动物与动物以及人与动物之间相互传播的疾病。传染病病原体主要包括细菌、病毒、立克次体、螺旋体、寄生虫等。这些病原体一般通过感染的人、动物或储存宿主直接或间接地引起传播，感染易感者。

1.2　特征

与其他疾病相比，传染病具有以下特征：

（1）有特异的病原体。每一种传染病都是由特异的病原体（包括微生物与寄生虫）所引起的。历史上很多传染病都是先认识其临床和流行病学特征，然后认识其病原体的。

（2）有传染性。病原体从宿主体内排出体外，通过一定方式到达新的易感染者体内，呈现出一定的传染性，其传染强度与病原体种类、数量、毒力、易感者的免疫状态等有关。传染性是传染病与其他感染性疾病的根本区别。例如，耳源性脑膜炎和流行性脑脊髓膜炎在临床上都表现为化脓性脑膜炎，但前者无传染性，无须隔离，后者则有传染性，必须隔离。

（3）有流行病学特征。传染病具有流行性、地方性和季节性的特点。流行性是指传染病的流行强度，包括散发、流行、大流行、暴发。散发性是指传染病发病在某地呈现历年来的一般发病率水平。当发病率水平显著超过历年该传染病的散发发病率水平时，称为流行；传染病的流行范围甚广，超出国界或洲界时，称为大流行；传染病病例发病时间的分布高度集中于一个短时期之内者，称为暴发。传染病的地方性是指传染病常在某一地区呈现发病率增高或只在某一地区发生的现象，如虫媒传染病、自然疫源性疾病等具有地方性的特点。而季节性是指传染病的发病率在年度内有季节性升高的现象,这与不同季节温度、湿度的变化有关。

(4) 有感染后免疫的特征。人体感染病原体后,无论是显性还是隐性感染,都能产生针对病原体及其产物(如毒素)的特异性免疫力。感染后免疫的持续时间在不同传染病中有很大差异。一般来说,病毒性传染病(如麻疹、脊髓灰质炎、乙型脑炎等)感染后免疫的持续时间最长,往往保持终身,但有例外,如流感。细菌、螺旋体、原虫性传染病(如细菌性痢疾、阿米巴病、钩端螺旋体病)感染后免疫的持续时间通常较短,仅为数月至数年,也有例外,如伤寒。然而也有传染病不具有感染后免疫的特征。例如,患蠕虫病(如血吸虫病、钩虫病、蛔虫病等)后通常不产生保护性免疫力,因而往往会重复感染。

2 传染病流行病学的定义和特征

2.1 定义

传染病流行病学(infectious disease epidemiology)是研究传染病在人群中的发生、流行过程及影响流行过程的因素,并制定预防、控制和消灭传染病的对策与措施的科学。即对传染病采用流行病学的研究方法进行分析探讨,以认识传染病的流行特征,最终目的是制定有效的预防措施和控制传染病。

2.2 特征

传染病流行病学的基本原理、研究方法及其应用与非传染病流行病学类似。但由于传染病具有上述基本特征,传染病与非传染病的流行病学意义不同,主要表现在如下几个方面。

(1) 传染病病例也有可能是一个危险因素(risk factor)

在非传染病流行病学中,危险因素和病例的区分鲜明。例如,吸烟是冠心病的一个危险因素,高血压是脑卒中的一个危险因素,甲醛超标是白血病的一个危险因素,酗酒是肝硬化的一个危险因素,通过控制这些危险因素可降低相关疾病在人群中的发病率。非传染性疾病的发生不受任何其他同类疾病患者的影响(即不传染)。例如,某人有发生高血压的危险并不受其邻居患高血压的影响;又如,在医院里对糖尿病患者加强治疗并不能减少其在整个人群中新病例的发生。然而,对于诸如霍乱等传染病而言,一个人患霍乱的风险很大程度上取决于其周围霍乱患者的人数,及时发现并治愈霍乱患者,将会降低整个人群霍乱的发病率;同样,对于流行性感冒(流感)患者的治疗将大大降低其家庭成员及与其密切接触者的感染风险。

上述事例说明,对于未患传染病的人而言,传染病病例也是一个危险因素,这使得流行病学经常描述的病例与危险因素的区别变得模糊。一个传染病病例或病原携带者(carrier)可作为传染源,因此在流行病学研究中必须考虑与其接触的人数、接触方式与频率,同时还要考虑周围人群对该传染病的免疫水平、防护措施等因素。病原携带者是指没有任何临床症状但能排出病原体的人,既有可能是发病源又有可能是易感者。病原携带者在许多传染病的流行过程中起重要作用,如果忽略他们的存在,可能会导致疾病的暴发和广泛传播。

(2) 传染病患者感染后可产生免疫力

感染过天花的人可获得终身免疫力而不会再患天花。虽然不同传染病感染后的免疫水平和持续时间有很大差异,但其免疫保护力是传染病流行病学研究中必须考虑的一个重要因素。另外,病原体侵入人体后,发病与否不仅取决于病原体的毒力和感染剂量,更重要的是取决于机体的抵抗力(包括非特异性免疫力和特异性免疫力,以及易感性)。而其他非传染性疾病,如由化学因素和物理因素(如毒物、辐射等)引起的疾病,只要机体的暴露水平达到一定剂量或强度,就会发病并且不产生免疫力。

（3）流行动力学存在差异

与非传染病的传播速度相比,传染病的传播速度要快得多。传染病在非免疫人群中传播时,发病常常按几何级数甚至指数曲线增长,传播迅速;而非传染病的发病一般呈算术级数缓慢增长。因此,传染病流行病学所研究的事件多需要紧急处理,决定采取某些预防控制措施的时限非常短暂,研究时间也非常短促,往往只有几天甚至更短的时间。非传染病作为复杂疾病,通常由环境因素、行为危险因素以及遗传因素共同作用所致。因此,非传染病流行病学研究通常是纳入大规模、长期调查的公共卫生项目,一般需要花数年时间才能完成。

（4）控制传染病与非传染病的效果不同

传染病的控制效果往往显得快而明显。对传染病采取特异性预防控制措施通常能很快发挥作用,效果明显。即便对某些新发传染病暂时尚无明确的针对性措施,但只要采取了控制传染源、切断传播途径、保护易感人群等措施,就能取得显而易见的效果。非传染病的防控效果则不能与之相比。例如,对于胆固醇是否增加心血管疾病风险的问题已经争论了数十年,虽然目前认为胆固醇作为心血管疾病的危险因素已经非常明确,但通过降低胆固醇来预防这些疾病的效果并不明显。因此,传染病流行病学已经不仅仅限于一般的回顾性调查,而是应该更多地关注预防和控制对策;而非传染性疾病流行病学却须着力于进一步明确新的危险因素。

第二节 传染病流行病学研究方法

传染病流行病学通过研究人群中传染病的发生规律,从而制定相应的策略和措施来预防和控制疾病,在此过程中,需要借助不同类型的流行病学研究方法。一些成功的案例中都用到了流行病学研究方法,如1854年约翰·斯诺(John Snow)对英国伦敦宽街霍乱流行的调查、1911年我国的伍连德医师对东北鼠疫流行的调查等。流行病学研究方法的发展及其在传染病中的应用使得传染病流行病学不断发展。

传染病流行病学的研究方法包括观察法、实验法和数理法等,其中以观察法和实验法为主。观察法与实验法的最大区别在于是否有人为干预措施。所谓"观察",是指在不干预、自然的情况下认识自然现象的本来面目,描述现状,分析规律;而"实验"则是指在研究者的控制下,对研究对象施加或去除某种因素,进一步观察研究对象发生的改变,从而评价这些人为干预措施的效果。因此,实验性研究常用来验证或确证病因假设,可信度高。按设计类型不同可分为描述性研究、分析性研究、实验性研究和理论性研究,每种研究又包括多种类型。描述性研究主要描述疾病的分布,从而为分析性研究提供病因线索;而分析性研究主要是检验或验证病因假设;实验性研究则用于证实或确证病因假设。每种方法各有其适用性,在实际工作中应根据研究目的选择相应的研究方法。

1 描述性研究

描述性研究(descriptive study)是指利用已有的资料或者现况调查的资料(包括实验室检查结果),描述有关疾病或健康状况在不同地区、不同时间、不同人群的分布情况,通过比较疾病或健康状况的"三间"分布差异来确定高危人群,进而获得病因线索,提出病因假设。对于传染病来说,则是通过描述传染病的发病时间、发病地点和罹患人群的分布特征来获得人群的感染状况,通过比较差异来确定疾病的传播途径以及其他危险因素。传染病研究中常用的描述性研究主要包括个案调查、病例报告、现况调查及生态学研究。

1.1 个案调查

个案调查(case investigation)又称为个例调查、病例调查或病家调查,是指对个别发生的病例、病例的家庭及周围环境进行的流行病学调查。传染病流行病学个案调查病例一般为传染病患者。个案调查除应调查一般人口学资料外,还要着重调查病例可能的感染日期、发病时间、地点、传播方式、传播因素和发病因素等,确定疫源地的范围和接触者,从而指导医疗护理、隔离消毒、检疫接触者和健康教育,制定控制策略。必要时,可采集生物标本或周围环境的标本供实验室检测、分析之用。

1.2 病例报告

病例报告(case report)又称个案报告,是临床上对某种罕见病的单个病例或少数病例进行研究的主要形式,也是唯一的方法。病例报告通常是对单个病例或 5 个以下病例的病情与诊断及治疗中发生的特殊情况或经验教训等的详尽临床报告。通过病例报告的形式可以对新出现的或不常见的疾病或疾病不常见的表现进行描述,以引起医学界的注意,从而形成某种新的假设。它是临床医学和流行病学的一个重要连接点。

病例报告往往是识别一种新的疾病或暴露的不良反应的第一个线索,是监测传染病的重要手段,常可引导研究者去研究某种疾病或现象。这种研究不需要设立对照,通常只对暴露和疾病进行客观、详尽的描述。系列病例的报告可提供充足的流行病学信息,并可推断出传播途径及找到相关的危险因素。

1.3 现况调查

现况调查又称患病率调查(prevalence survey)或横断面调查(cross-sectional survey),是指在一个特定的时间段内,在一定人群中,通过普查或抽样调查的方法,收集有关疾病或健康状况及其影响因素的资料,描述疾病或健康状况在人群中的流行情况及其与影响因素的关系,从而为进一步研究提供病因线索。

通过现况调查可以了解某一时刻某地区某人群中某一疾病的流行强度和分布特征,描述某些因素或特征与疾病或健康状况的联系,以便形成病因假设,为进一步做分析性研究提供病因线索,也可以达到疾病的二级预防,同时可以考核防制措施的效果。

但是由于是在同一时点获得暴露和疾病状况,因此有时难以判断孰前孰后、孰因孰果,这是其作为病因研究的一个主要弱点。但在评价那些不会发生改变的暴露因素与疾病的联系时,采用血清学检验、生化实验等方法进行感染率、带菌状况或免疫水平以及生理、解剖、生化等指标的调查,其效果并不亚于分析性研究。

1.4　生态学研究

生态学研究(ecological study)是指以人群为观察和分析单位,描述不同人群中某因素的暴露状况与疾病的发生频率,分析该暴露因素与疾病发生的关系。通过描述某种疾病或健康状况在各人群中所占的百分数或比数,以及有各项特征者在各人群中所占的百分数或比数,然后根据这两组群体数据分析某种疾病或健康状况的分布与群体特征分布的关系,从而探求病因线索。

生态学研究常应用现有资料(如人口学资料、发病和死亡资料、卫生资源利用情况的资料及疾病监测资料)进行研究,节省了大量的时间、人力及物力,能够快速得出结果。然而由于该研究方法无法得知个体的暴露与效应之间的关系,是粗线条的描述,可能产生生态学谬误,而且生态学研究缺乏控制混杂因素的能力,也难以确定两变量之间的因果关系,因此其应用具有局限性。

2　分析性研究

分析性研究(analytical study)是检验或验证病因假设的一类研究方法。在描述性研究提供病因线索的基础上,可通过分析性研究做进一步检验或验证。它主要包括病例对照研究和队列研究两种方法。

2.1　病例对照研究

病例对照研究(case-control study)是最常用的分析流行病学研究方法。它是一种回顾性的由果及因的研究方法,是在疾病发生之后去追溯假定的病因的方法,主要用于探索疾病的病因或危险因素和检验病因假设。病例对照研究的基本原理是:以现在确诊的患有某特定疾病的病人作为病例组,以不患有该病但具有可比性的个体作为对照组,通过询问、实验室检查或复查病史,搜集各种可能的危险因素的暴露史,测量并比较病例组与对照组中各因素的暴露比例。经统计学检验(如卡方检验),若两组差别有统计学意义,则可认为暴露因素与疾病之间存在统计学上的关联。在评估了各种偏倚对研究结果的影响后,再借助病因推断技术,推断出某个或某些暴露因素是疾病的危险因素,从而达到探索和检验病因假说的目的。

病例对照研究常用于探索疾病病因或危险因素和检验病因假设,也可用于健康相关事件影响因素的研究、疾病预后因素的研究以及临床疗效影响因素的研究。在传染病流行病学研究中,病例对照研究不仅适用于病因的探索,还可用于疾病的暴发调查等。

2.2　队列研究

队列研究(cohort study)也属于分析流行病学研究方法,它通过直接观察某因素不同暴露状况人群的结局来探讨该因素与观察结局的关系。队列研究又被称为发生率研究、前瞻性研究、随访研究、纵向研究。队列研究的基本原理是:在一个特定人群中选择所需的研究对象,根据目前或过去某个时期是否暴露于某个待研究的危险因素或其不同的暴露水平而将研究对象分成不同的组,如暴露组和非暴露组,或者高剂量暴露组和低剂量暴露组等,随访观察一段时间,检查并登记各组人群待研究的预期结局的发生情况(如疾病、死亡或其他健康状况),比较各组结局的发生率,从而评价和检验暴露因素与结局的关系。

根据研究对象进出队列的时间不同,队列又可分为两种:一种是固定队列,也称为封闭队列,是指研究对象都在某一固定时间或一个短时期内进入队列,之后对他们进行随访观察,直至观察期终止,这期间没有成员的退出。在传染病流行期间,一个封闭人群就是一个封闭队列。另一种是动态队列,是相对于固定队列而言,即在队列确定后,所有的队列成员可以不断退出,新的观察对象可以随时加入。队列研究方法可用于检验病因假设,评价预防措施的效果,也可用于疾病的自然史研究(natural history study)、纵向调查(longitudinal study)等。

3 实验性研究

实验性研究(experimental study)又被称为实验流行病学(experimental epidemiology)、流行病学实验(epidemiological experiment)、干预试验(intervention trials),是以人类(如传染病患者)为研究对象,将研究对象随机分为实验组和对照组,给予实验组干预措施,然后随访观察一段时间,并比较两组人群的结局,对比分析实验组与对照组之间效应上的差别,从而判断干预措施的效果。实验性研究包括临床试验、现场试验和社区试验三种类型。实验性研究的主要特点是:①根据研究目的把研究个体或人群按一定的方案分配到实验组和对照组;②每一对象均来自同一总体的抽样人群,并严格遵照随机分配的原则分组;③需要设与实验组相平行的对照组,以便于结果的比较;④采用双盲法可以保证研究结果不受受试者的主观愿望或研究者的偏见等因素的影响。

传染病流行病学研究中,实验性研究常用来检验疾病防治的新方法、新手段,如药物、疫苗、媒介生物控制方法、健康教育等的效果。该研究方法是在严格控制下在现场进行的实验研究,通常认为其验证因果关系的能力最强。

4 理论性研究

理论性研究(theoretical study)又被称为理论流行病学(theoretical epidemiology),是指以数学模型为工具,描述和研究与疾病相关的各要素间动态关系的动力学模式,从而更深入地探讨疾病流行的内在规律,并据此预测疾病流行趋势,提出控制疾病流行的策略和措施,并评价其效果的一种流行病学研究方法。对于传染病来说,通过以不同符号代表有关病因、环境和宿主等因素,运用数学模型精确、定量地重现这些因素对疾病流行规律的作用,并从理论上探讨不同防制措施的效应。

理论性研究是在掌握疾病分布特征、流行过程、主要影响因素及各因素间相互制约关系的基础上,用数学语言精炼地阐释疾病流行的动态规律,用数学关系定量地表达致病因子、宿主和环境各有关因素对疾病流行的影响,从而透过疾病流行这个"现象",深刻地反映疾病流行的内在动力和机制,以便于人们更深刻地认识疾病的感染和传播机制与规律,最后达到为疾病预防控制服务的目的。此外,还可通过对所建立的数学模型进行计算机模拟,评价各种防制措施的效应,筛选最优防制策略,从而为做出疾病防控决策提供依据。

总之,传染病流行病学的基本概念、原理和方法与一般流行病学相似。传染病流行病学研究中大量采用的是观察法,即描述性研究和分析性研究方法。当条件成熟时,实验流行病学方法也比较常用,尤其是干预试验。有时还可借助流行病学模型研究传播规律和控制对策,即理论流行病学的研究方法。上述这些研究方法既适用于传染病,也适用于各种非传染病以及其他健康问题。

第三章 急性呼吸道传染病

急性呼吸道感染是指病原体经鼻腔、咽喉、气管和支气管等部位侵入而引起的急性呼吸道疾病。全年均可发病,冬季较多。根据感染位置不同,急性呼吸道感染可分为上呼吸道感染和下呼吸道感染。上呼吸道感染是最常见的急性呼吸道感染性疾病,包括普通感冒、中耳炎、急性咽炎、扁桃体炎、会厌炎和喉炎等;下呼吸道感染的常见疾病包括肺炎、支气管炎和细支气管炎等。呼吸道传染病由于类型复杂、传播迅速且人群普遍易感,因此极易造成暴发流行。

第一节 急性呼吸道感染的发病机制

呼吸道是机体与环境接触最为密切的器官,每人每天从外界直接吸入的各种微生物(包括致病微生物、条件致病微生物和非致病微生物)高达 10 000 余种。正常状态下,人体上呼吸道拥有多种重要的防御机制。然而,当机体抵抗力降低或呼吸道的防御功能低下时,就会引起感染的发生。

1 呼吸道解剖结构

上呼吸道由鼻、咽和喉组成,其解剖结构可使机体免受多种潜在的病原体感染。例如,鼻腔内的鼻毛可以防止大颗粒物吸入,而鼻甲骨上的黏液可吸附鼻毛未能滤除的颗粒物。一般来说,粒径 5 ~ 10 μm 的病原体都会被鼻毛或者鼻黏膜表面拦截。此外,由于鼻窦至咽部的气道方向发生改变,较大的病原体在到达咽喉后将被吞咽。

下呼吸道由呼吸气道(包括气管、支气管和细支气管)和肺(包括呼吸性细支气管、肺泡管、肺泡囊和肺泡)组成。下呼吸道含有黏液分泌细胞和纤毛细胞,其中黏液分泌细胞可以分泌黏液。到达下呼吸道的颗粒物或呼吸道病原体可首先被黏液层黏附,然后通过纤毛摆动转移至咽喉部排出。在肺泡上,还含有Ⅰ型和Ⅱ型两种肺泡上皮细胞。其中,Ⅰ型肺泡上皮细胞数量多,占肺泡表面积大,主要负责肺泡内气体交换,但无增殖能力,易受毒素侵害。Ⅱ型肺泡上皮细胞呈立方形,分布于肺泡间隔结合处,能够产生和分泌表面活性物质、炎症介质、细胞因子等,以增强巨噬细胞等的免疫和吞噬能力,并可通过调控进入肺泡中的炎性细胞量来调节免疫反应,避免炎症反应太强而造成组织损伤。通常来说,粒径在 0.2 ~ 2 μm 范围内的病原体(大多数细菌及所有病毒粒径都不到 2 μm)能够躲过上呼吸道和黏膜纤毛等的防御,从上呼吸道抵达肺泡。

由此可见,细菌或病毒等病原体必须克服重重障碍才可能引起急性呼吸道感染。首先,这些病原体只有躲过上呼吸道黏液层的拦截和黏膜纤毛的摆动,才能不被移送至咽喉被机体咽下。其次,病原体即使躲过了上呼吸道的物理防御机制,还必须躲过呼吸道中淋巴细胞的吞噬作用,并在下呼吸道沉积、繁殖,才能引起感染。

2 鼻部、鼻咽、口咽的正常菌群

呼吸道的各个区域均寄生着正常菌群,其中,鼻内常见的细菌有好氧菌如棒状杆菌(白喉杆菌)和葡萄球菌(包括金黄色葡萄球菌以及表皮葡萄球菌);鼻咽内有少量的肺炎链球菌、脑膜炎双球菌和流感嗜血杆菌;口咽部最常见的细菌有 α 溶血性链球菌、类白喉杆菌、卡他莫拉菌等。尽管既往的研究认为下呼吸道是无菌的,但是目前的研究显示,下呼吸道的菌群分布与上呼吸道类似,只是数量上明显减少。正常情况下,细菌之间通过群体感应系统和局部产生的抗微生物多肽来调节细菌种类和数量以保持动态平衡,并不引起感染,而且它们还会与致病菌抢夺附着点,并分泌产生杀菌物质(毒素),抑制或杀灭入侵病原体,预防感染的发生和发展。尽管呼吸道的这些微生物大多不带荚膜,因而无致病性,但值得注意的是,一些无荚膜的不可分型流感嗜血杆菌很可能会导致中耳炎。

3 肺泡的防御机制

肺泡有多种防御机制能够保护机体免受外来病原微生物的侵害,包括肺泡巨噬细胞、肺泡衬里层所含的表面活性物质(如磷脂、免疫球蛋白 G、免疫球蛋白 E、免疫球蛋白 A、分泌型免疫球蛋白 A 和补体等)。巨噬细胞广泛分布在肺间质内,在细支气管以下的管道周围和肺泡隔内较多,当巨噬细胞游走入肺泡腔内就被称为肺泡巨噬细胞。肺泡巨噬细胞的吞噬、免疫和分泌作用都十分活跃,有重要防御功能。外来的病原微生物进入肺部后,一般首先通过肺泡内 IgG 的调理作用而被巨噬细胞吞噬和摄取。随后,巨噬细胞将通过蛋白水解酶的作用破坏微生物,并向 B 细胞和 T 细胞提呈病原微生物抗原,继而激活 B 细胞和 T 细胞,产生更多的抗体和(或)激活更多的巨噬细胞发挥作用。此外,巨噬细胞还能够释放中性粒细胞趋化因子,引发炎症反应。然而,当机体不能及时、有效杀灭入侵的病原微生物时,病原微生物就可以进入全身循环,导致宿主出现发热、萎靡不振、肌痛等全身性感染症状。

4 呼吸道病原体的致病机制

外来的呼吸道病原体至少需要满足以下四个条件才会引发呼吸道疾病:① "足量"的病原微生物;② 病原微生物由空气传播;③ 病原微生物在空气中能够存活;④ 病原微生物到达并能够定居在宿主的易感组织中。

大多数的病原微生物一般通过以下机制引起感染:① 黏附作用。例如,百日咳杆菌的丝状血凝素在百日咳杆菌黏附于呼吸道上皮细胞中起重要作用,为致病的主要机制。② 细胞外毒素。例如,金黄色葡萄球菌产生的杀白细胞素能杀死人和兔的多形核粒细胞和巨噬细胞,与皮肤、软组织等的化脓性感染关系密切,严重者还可导致组织坏死或坏死性肺炎。

③ 直接在宿主组织细胞内生长繁殖。例如,肺炎衣原体侵入人体后可在肺泡巨噬细胞内贮存和传播,造成其在宿主体内的持续感染。此外,肺炎链球菌也可以在肺部定植引起感染。
④ 破坏宿主防御机制。例如,肺炎链球菌的荚膜具有抗吞噬作用,可以抑制巨噬细胞的吞噬作用。此外,肺炎链球菌分泌的肺炎链球菌溶素也可以抑制中性粒细胞的趋化作用及吞噬作用。

5　呼吸道病原体的传播

呼吸道病原体的传播途径主要有经飞沫传播、经飞沫核传播、经尘埃传播和经气溶胶传播。有限的空间、拥挤的人群和通透性不良的环境是呼吸道病原体传播的有利条件。百日咳杆菌、肺结核杆菌、麻疹病毒、腺病毒等可通过直接接触和近距离进行传播,而流感病毒通过远距离传播(表 3-1)。在实际工作中,人们经常用再生数(Ro)代表每个病例出现后的继发病例数。基本再生数不仅能够预示传染源的传染性,而且可以为防止传染源传播估计出易感人群所需要的疫苗覆盖率。各种呼吸道病原体的基本再生数如表 3-2 所示。由表中数据可知,麻疹等的传染率较高,而 SARS 的传染率相对较低。

表 3-1　呼吸道病原体传播

类型	目标患者
空气传播	已知或怀疑为肺结核、水痘、麻疹者
气溶胶	已知或怀疑为脑膜炎奈瑟菌、嗜血杆菌输入型 B 型、百日咳杆菌、白喉杆菌、肺鼠疫杆菌、流感病毒、风疹病毒、腮腺炎病毒、腺病毒、细小病毒 B19 感染者
接触	多药耐药细菌的定殖、感染、疥疮、脓疱、非限制性脓肿或褥疮性溃疡患者

表 3-2　各种呼吸道传染病病原体的再生数(Ro)

呼吸道传染病	基本再生数(Ro)
麻疹	15 ~ 17
百日咳	15 ~ 17
流行性腮腺炎	10 ~ 12
风疹	7 ~ 8
白喉	5 ~ 6
流感	1.68 ~ 20
非典型肺炎(SARS)	2 ~ 3

第二节 急性呼吸道感染的主要临床症状

1 普通感冒

普通感冒又被称为急性鼻炎或上呼吸道卡他,俗称"伤风",是由不同病毒导致的多种急性呼吸道感染的合称。目前已经证实,能够引起普通感冒的病毒有 100 多种。大多由鼻病毒引起(占 30%~50%),其次为冠状病毒(占 7%~18%)。此外,副流感病毒、呼吸道合胞病毒、腺病毒与肠道病毒以及新近发现的偏肺病毒等也可引起感冒。病毒可以通过直接接触(触摸)、近距离(飞沫)和远距离(飞沫核)等方式进行传播。以鼻病毒为例,携带病毒的手碰到鼻子或眼睛是最高效的传播途径。

普通感冒是一种自限性上呼吸道感染,其特征为起病较急,潜伏期为 1~3 天,与感染的病原体有关。主要的临床表现有鼻塞、流清水样鼻涕、打喷嚏、喉咙肿痛以及咳嗽等,也可表现为咽干和咽痒。一般无发热及全身症状,或仅有低热、不适、轻度畏寒和头痛。体检可见鼻腔黏膜充血、水肿并伴有分泌物。普通感冒偶尔也会伴随与细菌性感染有关的并发症,在儿童中最常见的并发症是急性中耳炎,其他常见的并发症包括鼻窦炎、肺炎和急性哮喘。

引起普通感冒的病原体会因环境因素如年龄、季节等的变化而变化。对于不同的病毒感染,临床症状有很大差别。例如,尽管由链球菌咽炎导致的喉咙肿痛跟普通感冒的初始症状很相似,但流鼻涕却不是链球菌感染的典型症状,这使得查明普通感冒的具体病因十分困难。年龄(2 岁以下)、心理压力、高强度体能训练以及遗传因素是普通感冒的常见危险因素,传播途径包括直接接触传播及经呼吸道分泌物传播。普通感冒的治疗主要以对症治疗、缓解症状为主,理想的抗病毒药应使用简单、迅速、便宜、有效。一些抗组胺药物可减少分泌物并减轻咳嗽症状,非甾体抗炎药可退热和缓解咽喉疼痛。此外,一些针对病毒的抑制剂如普来可那立(pleconaril)、芦平曲韦(rupintrivir)等,在临床中也用于治疗多种鼻病毒引起的感染。

2 急性咽炎

急性咽炎是指由于病毒、细菌感染或由环境因素导致的咽黏膜、黏膜下组织的急性炎症,多累及咽部淋巴组织,具有非常高的发病率。引起咽炎常见的病毒有柯萨奇病毒、腺病毒、副流感病毒等,常见的细菌有链球菌、葡萄球菌和肺炎双球菌等。在 3 岁以下的儿童中,咽炎大多由病毒感染引起。

咽炎也是一种自限性上呼吸道疾病,主要的临床表现有咽干及咽部灼热、疼痛,一般全身症状轻,但脓毒性咽炎患者局部和全身症状均较重。体检可见口咽、鼻黏膜鲜红色,腭弓、悬雍垂、咽后壁淋巴滤泡及咽侧索水肿,有时有黄白色点状渗出物。此外,患者还可伴有颌下淋巴结肿大和压痛。临床上主要依据病史、症状和体征进行确诊。然而,尽管已经有许多方法结合了临床研究和流行病学研究成果试图区分急性咽炎的细菌病因学和病毒病因学,但是结果均不能令人满意。急性咽炎的治疗主要以对症治疗为主,可采用喷喉、含漱、含片等局部用药的方法缓解急性期咽炎症状。但是对于重症患者来说,需要使用抗病毒和抗生素类药物。对于由 A 型链球菌引起复发的咽喉痛,有证据表明使用一个疗程(10 天)的抗生素能明显减少咽炎发作的次数及频率。此外,还可采用疏风解表、清热解毒等中医中药治疗以缓解症状。

3　中耳炎

中耳炎是累及中耳(包括咽鼓管、鼓室、鼓窦及乳突气房)全部或部分结构的炎性病变,对儿童健康的影响巨大。中耳炎可分为非化脓性及化脓性两大类。非化脓性中耳炎包括分泌性中耳炎、气压损伤性中耳炎等,化脓性中耳炎有急性和慢性之分。急性中耳炎是中耳黏膜的急性化脓性炎症,经咽鼓管途径感染。导致急性中耳炎的主要细菌病原体有肺炎链球菌、流感嗜血菌、卡他莫拉菌。此外,呼吸道病毒(包括呼吸道合胞病毒、流感病毒、副流感病毒、鼻病毒以及不常见的腺病毒)均可能引起中耳炎。在日托中心的儿童以及与其他患病幼童密切接触的儿童是中耳炎的易感人群。有证据表明,哺乳似乎能抑制中耳炎的诱发,这可能是因为哺乳能够减少肺炎链球菌和流感嗜血菌在婴儿鼻咽部生长繁殖。

急性中耳炎的主要临床表现为突然发生的耳部疼痛,常伴有感冒、咳嗽等上呼吸道感染症状。多数患者在穿孔前疼痛较剧烈,穿孔后患耳有脓液流出,疼痛可缓解,出现耳鸣、耳闷并伴听力轻度下降。有发热,体温一般在 38℃ 左右,儿童可伴高热。严重的并发症有颅内并发症,如脑膜炎、脑脓肿等;其他并发症有迷路炎、面神经麻痹等。对急性中耳炎的诊断主要依靠疾病的急性发作史和是否存在中耳积液和炎症。耳镜检查可见鼓膜充血、肿胀,如有穿孔,可见脓液从穿孔处溢出。耳后乳突部可有压痛。

当前的用药指南建议在发病初期观察阶段尽量避免使用抗生素,但是如果患者在 48 ~ 72 小时内病情没有得到改善,或是感染加重,那么就需要使用抗生素治疗。一般可选择青霉素类、头孢菌素类等。如果出现鼓膜穿孔,可取脓液做细菌培养及药敏试验,然后根据药敏试验结果选用敏感的抗生素。高热及全身症状重者可采用降温及支持疗法。局部用药亦可有效缓解病情。推荐在穿孔前用 1% 的酚甘油滴耳,同时给予抗生素滴鼻液滴鼻,用于减轻咽鼓管的水肿和炎症。穿孔后可使用 3% 的过氧化氢清洁外耳道脓液后给予抗生素滴耳液滴耳。禁止应用粉剂,以免与脓液结块,影响引流。对于复发性中耳炎患者,预防性使用抗生素可能会导致耐药菌株出现,进行鼓膜置管术能够降低中耳炎的复发频率。

4　肺炎

肺炎属于下呼吸道感染性疾病,是指终末气道、肺泡腔和肺间质的炎症。细菌、病毒、真菌、支原体和寄生虫等感染均可引起肺炎,其中,肺炎链球菌是肺炎的主要病原体,占细菌性肺炎的 60% 以上。其他致病病原体有流感嗜血杆菌、肺炎支原体、肺炎衣原体、鹦鹉热衣原体、伯纳特立克次体、嗜肺军团菌、铜绿假单胞菌、金黄色酿脓葡萄球菌、流感病毒、腺病毒、呼吸道合胞病毒、副流感病毒、冠状病毒等。WHO 资料显示,肺炎为仅次于心血管疾病的第二位死亡原因,是老年人和慢性心肺疾病患者生命的巨大威胁。对于免疫功能正常的非老年成人来说,吸烟是肺炎最大的独立危险因素。

肺炎的主要发病机制是:由于机体抵抗力下降,病原体进入下呼吸道,在肺泡中繁殖,含有多糖成分的荚膜引起肺泡壁水肿,出现白细胞和红细胞渗出。其临床表现为起病急骤,寒战、高热、头痛、咳嗽,有时伴有铁锈色痰。胸部 X 线检查显示按叶段分布的均匀致密阴影。多数患者起病前有明显的诱因,如淋雨、劳累、酗酒和上呼吸道感染等。根据典型的临床表现、胸部 X 线表现和痰检结果,一般均可做出明确的诊断。需要注意的是,儿童社区获得性肺炎患者临床症状轻微,一般是因发热、呼吸困难,有时咳嗽而就诊。呼吸急促(婴儿呼吸频率 >50 次/分,幼儿呼吸频率 >40 次/分)是下呼吸道感染临床诊断的主要临床指征。

为了降低病死率,临床上对有肺炎症状的患者进行疾病的严重性评估非常重要。一旦确诊,应当依据 PORT 的设定来预测哪些病例会有死亡风险。肺炎的治疗包括一般性治疗、对症处理和使用抗生素。由于全球范围内耐药肺炎链球菌的感染率正在逐渐增加,建议在治疗前进行必要的药敏检测。此外,多个研究均表明,使用多糖肺炎链球菌疫苗和流感疫苗可预防社区获得性肺炎。

5　毛细支气管炎

毛细支气管炎即急性感染性细支气管炎,感染主要累及细支气管,急性炎症、黏膜水肿、上皮细胞坏死、黏液分泌增多并导致细支气管狭窄与阻塞是该病的病理基础。毛细支气管炎主要发生于 2 岁以下的婴幼儿,峰值发病年龄为 2~6 月龄,<6 月龄和高危婴儿有较高的病死率。该病的流行高峰在我国南方主要是夏秋季,而在北方则主要是冬春季。呼吸道合胞病毒(RSV)是毛细支气管炎最常见的病原体,占 50% 以上。RSV 也是最容易引起重症的病原体,并可引起暴发流行,危害极大。其他常见的引起毛细支气管炎的病毒有人类偏肺病毒、流感病毒、帕伦流感病毒、腺病毒和鼻病毒等。

毛细支气管炎患者最初表现为病毒性上呼吸道感染症状,包括鼻部卡他症状、咳嗽、低至中等度(一般低于 39℃)发热,但 1~2 天内就会迅速发展为咳嗽、呼吸急促、肺过度充盈、胸壁凹陷,出现湿音、哮鸣音或两者兼有,有时会出现呼吸困难甚至伴发绀。该病致死的危险因素包括低出生体重、高胎次、低新生儿评分、年轻或未婚分娩、怀孕期间接触烟草等。临床上可根据病史及体格检查进行诊断,并对疾病的严重程度进行分级。中、重度毛细支气管炎患儿需要住院治疗,有危险因素的患者应放宽入院指征。在预防方面,应加强家长对疾病知识的宣教,积极提倡洗手、环境控制、母乳喂养等。采用帕利珠单克隆抗体肌肉内注射的方法来预防 RSV 毛细支气管炎被认为是控制毛细支气管炎的重大进步。对于有发生重症风险的高危儿童,如早产儿、合并慢性肺部疾病或者先天性心脏病的患儿,帕利珠单克隆抗体注射法是最具成本效益的,可显著降低重症发生率。此外,减毒活疫苗尽管已通过了检测,但偶尔也会恢复其致病性,导致婴儿感染发病,需要加以注意。

第三节　急性呼吸道感染的主要病原体

1　肺炎链球菌

肺炎链球菌属于链球菌科链球菌属,在标本或液体培养基中呈链状,有荚膜,无鞭毛,不形成芽孢。肺炎链球菌广泛分布于自然界,主要寄生于人体上呼吸道。目前,已经确认的肺炎链球菌荚膜类型已超过 80 种,但大多数感染只是由其中少数的几种血清型引起的。肺炎链球菌是社区获得性肺炎、中耳炎、鼻窦炎、细菌性脑膜炎和脓毒血症的主要致病菌。该菌主要通过与呼吸道分泌物直接接触而在人与人之间传播,吸烟和被动吸烟会增加中青年非侵入性感染的风险,患有潜在疾病或护理中心的儿童发生肺炎链球菌感染的风险也会增大。

肺炎链球菌抵抗力较弱,加热 56℃ 持续 20 分钟即可灭活。该菌对一般消毒剂敏感,在 3% 的苯酚或 0.1% 的升汞溶液中 1～2 分钟即死亡。有荚膜菌株抗干燥能力较强,可存活 1～2 个月。尽管一般情况下肺炎链球菌对抗生素敏感,但值得警惕的是,耐药性肺炎链球菌菌株的出现使治疗变得更加复杂。病原体对青霉素和其他 β-内酰胺类抗生素的耐药性是通过降低与青霉素结合蛋白的亲和力而产生的。肺炎链球菌含有六种青霉素结合蛋白,这六种蛋白均可发生变异,其耐药性强弱取决于青霉素结合蛋白的数量变化。青霉素耐药菌株通常对头孢类抗生素也有耐药性,包括第三代头孢菌素类。目前耐药性肺炎链球菌最主要的几种血清型是 6A、6B、9V、14、19A 和 23F,血清型 4、6B、9V、14、18C、19F 和 23F 可以通过接种七价结合疫苗进行预防。

2　流感嗜血杆菌

1892 年,费佛博士在流行性感冒的研究中发现了流感嗜血杆菌。最初该菌被认为是流行性感冒的病因,但直至 1933 年,流行性感冒的病毒性病原体被发现后,才消除了这种误解。流感嗜血杆菌属革兰阴性菌,多有菌毛,无芽孢,无鞭毛,不能运动,正常菌群无荚膜,毒株培养后有荚膜。体外培养时,流感嗜血杆菌的最适生长温度是 35℃～37℃,生长时需要"X"和"V"两种生长辅助因子才能合成完整的酶,参与细菌的代谢。流感嗜血杆菌的主要抗原是荚膜多糖抗原和菌体抗原,其中,荚膜是主要的毒力因子,菌毛具有黏附和定植于细胞的作用。流感嗜血杆菌抵抗力弱,对热、干燥和常用的消毒剂均敏感。

人类是流感嗜血杆菌的唯一宿主。在儿童和成人中,约有 25% 的中耳炎及急性鼻窦炎是由流感嗜血杆菌引起的。此外,流感嗜血杆菌被认为是引起成人社区获得性肺炎最常见的致病微生物之一。流感嗜血杆菌引起的下呼吸道感染可加重慢性支气管炎和肺炎病情,并可导致继发性菌血症。流感嗜血杆菌对抗生素耐药的主要原因是产生 β-内酰胺酶。国内报道的流感嗜血杆菌对氨苄西林的耐药率为 4.8%～40.2%。我国于 1996 年开始引进 b 型流感嗜血杆菌结合疫苗,获得了很好的防治效果,使 b 型流感嗜血杆菌侵袭性疾病的发病率显著降低。

3 百日咳(博德特)杆菌

百日咳杆菌是百日咳的病原体,也是人类特有的病原体。百日咳杆菌属革兰阴性需氧菌,有荚膜,有菌毛,无芽孢,无鞭毛,不能运动,用甲苯胺蓝染色两端着色较深。百日咳杆菌的主要致病物质有荚膜、菌毛和外毒素等。该菌抵抗力不强,对热、干燥、化学消毒剂均敏感。百日咳是小儿时期的肺系传染病,传染性极强,初始临床表现为非特异性鼻炎,之后的典型表现是阵发性咳嗽,继之为吸气性吼声或呕吐,或两者兼有,病程为 3 个月左右,故名"百日咳"。患病儿童常见的并发症通常包括肺炎、发育停滞、癫痫、脑病、脑缺氧(导致脑损伤)、继发性细菌感染、肺动脉高压、结膜出血和直肠脱垂。目前,百日咳仍然是世界上引起儿童死亡的十大病因之一。治疗方面,支持疗法对婴儿来说最为重要,一般推荐使用红霉素治疗 7 天,新一代大环内酯类抗生素(如阿奇霉素和克拉霉素)的疗效与红霉素的疗效相似,但其副作用更小。

任何年龄的人群均可罹患百日咳。接种疫苗后产生的抗体随着年龄的增长而下降,孕妇体内的抗体传给胎儿很少,所以,小于 6 月龄的婴儿百日咳发病率明显高于其他年龄组。接种疫苗是预防婴儿百日咳的最有效手段。尽管世界上不同的国家和地区百日咳疫苗的覆盖率均很高(尤其是发达国家),但是迄今为止还没有哪个国家彻底根除了百日咳。而且,在一些疫苗覆盖率很高的国家,如荷兰、比利时、西班牙、德国、法国、澳大利亚、加拿大和美国等,青少年和再次接种疫苗的婴儿还是会发生百日咳。由此可见,控制该病需要提高所有年龄层人群的免疫力,包括对所有的青少年接种无细胞百日咳疫苗,以降低患病的风险及传播给婴儿的可能性。

4 白喉棒状杆菌

白喉棒状杆菌是白喉的病原体。白喉棒状杆菌菌体粗细不一,通常一端或两端膨大呈棒状,排列不规则,无荚膜,无鞭毛,无芽孢。经奈瑟染色后,菌体呈黄褐色,一端或两端被染成蓝色或深蓝色颗粒,称为异染颗粒。异染颗粒的主要成分为核糖核酸和多偏磷酸盐,是其储存的养料,为白喉棒状杆菌的形态学特征之一。衰老的细菌异染颗粒染色不明显。白喉毒素是白喉棒状杆菌的主要致病物质,属外毒素,能够抑制敏感细胞的蛋白质合成,破坏细胞的正常生理功能,引起组织坏死。白喉棒状杆菌对湿热的抵抗力不强,对一般消毒剂敏感,但是对寒冷、干燥的抵抗力比其他大多数无芽孢细菌强。

白喉杆菌感染人体后,会在黏膜表面繁殖,导致局部黏膜上皮细胞坏死,形成溃疡并诱导形成炎症性假膜。假膜一般会在一个或两个扁桃体上形成,然后扩散至扁桃体柱、小舌、软腭、口咽和鼻咽。最初,假膜是白色的,较薄,感染后期假膜会变厚,变成灰色,并有绿色或黑色坏死斑。细菌一般不侵入血液,但外毒素一旦被吸收到血液中,就会引起严重的全身中毒症状,出现心肌、肝脏、肾脏和肾上腺等器官和组织的病变。根据假膜所在的部位和严重程度不同,可分为咽白喉、喉白喉、鼻白喉等。白喉常见的并发症有中毒性心肌炎、神经麻痹、支气管肺炎、败血症等。治疗上以白喉抗毒素为主,由于只有未结合的毒素可以被中和,因此应该在怀疑患病时就开始治疗,每耽搁一天,致命率就会随之增加。抗生素治疗可消除病原体、中断毒素产生、阻止疾病传播,注射青霉素是药物治疗的首选方法。对确诊患者,都应该严格隔离;对与患者有密切接触者,也应集中起来,预防性接受注射抗生素。

白喉棒状杆菌是严格寄生于人体的细菌,传染源是患者和带菌者。白喉患者在潜伏末期有传染性,不典型患者或轻症患者更具危险性。该菌通常通过直接接触、打喷嚏和咳嗽传播,也可通过被污染的手、玩具、文具等进行传播。人群对白喉棒状杆菌普遍易感,新生儿可通过胎盘及母乳获得免疫力,但到 1 岁时免疫力几乎全部消失,之后随着年龄的增长易感性逐渐增加。由于预防接种的广泛开展,我国白喉高发年龄逐渐后移。

5　SARS 冠状病毒

SARS 冠状病毒是重症急性呼吸综合征(SARS)的病原体。作为 21 世纪的第一个全球性流行的传染病,SARS 影响了近 30 个国家的约 8 500 人,粗病死率为 9%。与其他冠状病毒的结构相似,SARS 病毒基因组编码蛋白前后顺序分别为聚合酶、S 蛋白、M 蛋白和 N 蛋白。SARS 冠状病毒对含氯消毒剂和过氧乙酸敏感,紫外线照射在距离为 80 ~ 90 cm、90MW/cm^2 的条件下,30 分钟可灭活 SARS 冠状病毒。此外,SARS 冠状病毒对温度也敏感,随着温度的升高,病毒存活时间显著缩短。在无血清培养条件下,37℃ 时病毒可存活 4 天,56℃ 加热 90 分钟、75℃ 加热 30 分钟即可灭活病毒。

SARS 的潜伏期为 2 ~ 10 天。SARS 发病可能经历病毒侵入和复制期、过度免疫应答期、急性肺损伤期三个阶段。在病毒侵入和复制期,患者出现全身症状,一般在数天后会改善;在过度免疫应答期和急性肺损伤期,患者会经历反复发热、低氧血症加重和非典型性肺炎,临床表现主要为高热、寒战、僵硬、乏力、肌痛、头痛、干咳,多数患者会表现出一定程度的呼吸困难,20% 的患者会出现急性呼吸窘迫综合征。常见的并发症为反应性肝炎,69% 的患者谷丙转氨酶(ALT)水平会升高。实验室检查可出现淋巴细胞减少、低水平的弥散性血管内凝血、L-乳酸脱氢酶(LDH)和肌酸激酶(CK)升高。使用蛋白酶抑制剂如洛匹那韦-利托那韦组合治疗能显著降低整体病死率,奥司他韦和大剂量利巴韦林在体外对 SARS 没有表现出显著的活性,甲基泼尼松龙在临床进展期使用能够改善临床症状。然而,回顾性研究表明,使用甲基泼尼松龙可能会增加 30 天内病死率。

SARS 的流行病学特点及临床过程与以往的冠状病毒感染有明显的差异,大多数 SARS 发生在青壮年。最常见的传播途径是密切接触传播,包括传染性的飞沫以及直接与传染性体液接触。我国专家总结出 SARS 传播有以下五个特点:①有慢性病的老年人群感染 SARS 冠状病毒后容易成为超级传播者;②所有感染者与上一患者均有症状期接触;③接触越密切,就越容易被感染;④未发现潜伏期 SARS 患者具有传染性;⑤将患者隔离可终止进一步传播。

SARS 冠状病毒重新激活了社会各阶层在传染病预防和控制中的角色,包括政府、医院、感染控制实践者和医护人员。检验检疫曾在中世纪时期被用来阻止瘟疫肆虐,而 SARS 冠状病毒感染的暴发让人们再一次意识到检验检疫的重要性。此外,由于目前尚无治疗 SARS 的特异性药物,也无可靠的疫苗用来预防发病,因此早期识别、隔离和严格控制感染的措施就显得至关重要。SARS 患者必须被安置在隔离设施中,而且追踪和隔离密切接触者对于控制感染的传播也非常重要。医务人员在管理 SARS 患者时必须保持严格的接触预防措施（手部卫生、长袍、手套、N95 口罩和眼睛保护），并且避免在普通病房使用雾化器。

6　流感病毒

流感病毒是引起流行性感冒的病原体，属于正黏病毒科。流感病毒具有多种形态，一般呈球形，直径为 80～120 μm。其结构主要包括内部的核心、衣壳和外面的薄膜。流感病毒薄膜上含有两种糖蛋白向外形成刺突，一种是血凝素（hemagglutinin，HA），另一种是神经氨酸酶（neuraminidase，NA）。HA 是流感病毒与宿主的结合部位，是病毒入侵宿主所必需的蛋白，其表面有 5 个抗原决定簇；抗 HA 抗体能够抑制血凝及中和病毒，是重要的保护性抗体。NA 具有酶活性，可水解宿主细胞糖蛋白末端的 N-乙酰神经氨酸，有利于成熟病毒的释放并防止新生病毒聚集；抗 NA 抗体可以抑制病毒从宿主细胞中释放，但不能中和病毒。HA 和 NA 的抗原结构均非常容易发生变异，从而导致其抗原发生改变。

根据核蛋白与内膜基质蛋白 M1 抗原性的不同，可将流感病毒分为甲（A）、乙（B）、丙（C）三型。其中甲型流感病毒对人类及多种动物均有致病力，由 Smith 于 1933 年首次分离发现，容易引起暴发流行；乙型流感病毒仅对人有致病能力；丙型流感病毒于 1947 年由 Taylor 等发现，是对人类危害较小的非临床病原体。各型流感病毒又根据其表面 HA 和 NA 抗原的不同再分为若干亚型。目前已经发现 15 个 HA 亚型（H1～H15）和 9 个 NA 亚型（N1～N9）。从水鸟中可以分离得到含有所有 HA 和 NA 亚型的病毒，但自 1918 年以来，只有三种 HA 亚型（H1、H2 和 H3）和两种 NA 亚型（N1 和 N2）在人类群体中建立了稳定的谱系。

20 世纪曾发生四至五次流感大流行。1918—1919 年的甲型 H1N1 流感导致了四五千万人死亡。有证据表明，随后的三次流行均起源于中国，分别是 1957 年的 H2N2 流感大流行、1968 年的 H3N2 流感和 1977 年的 H1N1 流感大流行的再度暴发。流感病毒的抗原变异可分为抗原漂移和抗原转换，与流感的流行病学特征密切相关。在抗原漂移过程中，新的病毒株通过积累的表面糖蛋白基因的点突变而进化，这些新菌株就是抗原变异体，但与以前流行中传播的那些病毒相关。这种特征使得病毒能够躲开免疫系统，导致在大流行期间反复暴发。例如，1997 年 5 月和 9～11 月期间，中国香港确认有 18 人感染甲型 H5N1 流感，人流感病毒分离株起源于鸟类病毒发生的抗原漂移变异，而非抗原转换。相反，当甲型流感病毒获得一种新的 HA 或一种新的 NA 时，就会产生一种新病毒，这种病毒会与早期人类病毒的抗原性有所不同，即发生了抗原转换（图 3-1）。

流感无特殊的临床表现，根据咳嗽和体温大于或等于 37.8℃，约三分之二的成年人均可获得正确的诊断。快速流感检测有助于临床管理，但对抗病毒药物治疗的指导作用有限。目前有一些可用于治疗流感的药物，包括 M2 抑制剂（如金刚烷胺、金刚乙胺）和神经氨酸酶抑制剂（如扎那米韦、奥司他韦）。金刚烷胺对于甲型流感是有效的，但对乙型流感没有作用。扎那米韦可用于为 12 岁及以上人群治疗甲型流感和乙型流感。奥司他韦（avitaminosis）是一种奥司他韦羧酸口服活性前趋药，该药被批准用于治疗 1 岁及以上受甲型和乙型流感病毒影响的人群，以及预防 13 岁及以上人群感染流感。临床数据显示，使用奥司他韦比使用安慰剂症状会提前缓解 0.8 天，而且使用奥司他韦治疗可减少患中耳炎、抗生素使用、感染肺炎和住院的频次。英国最近发布了关于使用抗病毒药物治疗流感的指南中不推荐使用金刚烷胺,但推荐在流感流行季节使用扎那米韦和奥司他韦治疗有流感症状的儿童,并且要在感染后 48 小时内开始治疗。如果是在住院护理机构的成人(13 岁及以上),无论他们是否接种过疫苗,都推荐使用奥斯他韦预防。但需要提出的是,对于 65 岁及以上健康人群,不推荐使用奥司他韦用于暴露后预防。

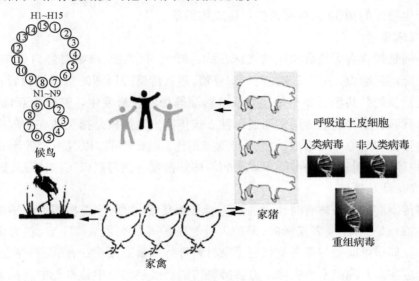

图 3-1　流感病毒的抗原转换假说模型

针对高危人群进行免疫接种是预防甲型流感和乙型流感最有效的方法。接种流感疫苗可以显著降低受种者罹患流感及流感相关并发症的风险。灭活疫苗的目标人群为伴有流感并发症的人;减毒活疫苗可在任何时候提供给符合条件的健康人群,但不应用于孕妇和免疫抑制患者,也不推荐用于有慢性心血管、肺、肾或代谢性疾病的患者。

第四节　急性呼吸道感染的预防和控制

预防和控制急性呼吸道感染的总的原则是尽快确认并及时治疗感染患者(控制传染源)、尽量减少与感染者接触(切断传播途径)和保护易感人群。

1　控制传染源

急性呼吸道感染的传染源主要是感染者和病原体携带者,要遵循早发现、早治疗的原则,必要时还可采取隔离等措施。对于与感染者有密切接触的人群,也应当追踪观察,并可采用预防性治疗方案,及时确认和治疗被感染者往往能使预防控制工作事半功倍。

2　切断传播途径

针对传播途径的预防措施可从三方面着手:空气、飞沫、接触传播(见表 3-1)。

2.1 空气传播

经空气传播的急性呼吸道感染性疾病如水痘、流感等，在标准预防的基础上应使用空气传播的隔离和预防措施。入院的病人应该限制其活动范围，住在带有负压的独间，每小时换气 6～12 次，并进行严格的空气消毒。所有隔离病房的门必须保持关闭。进入室内的人员必须佩戴 N95 面罩，从病房运送来的接受诊断或治疗的病人应当佩戴可覆盖口鼻的面罩。进行可能产生喷溅的操作时，应穿戴护目镜或护面罩。

2.2 飞沫传播

飞沫传播是指含有大量病原体的飞沫在病人呼气、打喷嚏、咳嗽时经口鼻排入环境，大的飞沫迅速降落到地面，小的飞沫在空气中停留，累及传染源周围的密切接触者。这种传播方式在一些拥挤的公共场所如车站、学校、电影院等场所较易发生。脑膜炎双球菌、流感嗜血杆菌和百日咳杆菌等病原体通常通过这种方式传播。飞沫核是指飞沫在空气中失去水分后剩下的由蛋白和病原体所组成的核。与飞沫相比，飞沫核可以以气溶胶的形式漂流到远处，在空气中停留时间较长，一些耐干燥的病原体如白喉杆菌可以飞沫核形式进行传播。

2.3 直接接触传播

呼吸道传染病的病原体有时也会通过直接接触传播，如从污染物到手。预防直接接触传播的具体措施是：与感染者接触时，医护人员和陪护人员必须佩戴手套，在与患者接触后应立即洗手。如果可能要与患者或任何感染材料进行大量直接接触，则需要穿上隔离衣，隔离衣和手套应在离开隔离室前去除。直接接触传播是医院感染中最常见的传播途径。虽然急性呼吸道感染的病原体主要是通过飞沫扩散传播的，但还是建议采取严格的直接接触传播预防措施来预防和控制医院感染。

3 保护易感人群

3.1 肺炎链球菌疫苗

目前使用的肺炎链球菌疫苗主要有多糖荚膜疫苗、荚膜-蛋白结合疫苗等。1983 年，23 价肺炎链球菌多糖疫苗生产上市。目前可用的肺炎球菌多糖疫苗包含 23 种血清型的纯化荚膜多糖抗原（血清型 1、2、3、4、5、6B、7F、8、9N、9V、10A、11A、12F、14、15B、17F、18C、19A、19F、20、22F、23F 和 33F），该疫苗对所覆盖血清型的肺炎链球菌感染具有一定的保护作用。此外，肺炎链球菌疫苗还可预防肺炎链球菌菌血症和脑膜炎等疾病。该疫苗的不足之处是：①肺炎链球菌多糖荚膜疫苗的保护作用不是 T 细胞依赖性的，因此对免疫系统发育不完善的 2 岁以下儿童保护性弱。2000 年美国 FDA 批准的一种蛋白质缀合 7 价疫苗（PCV7）可以用于预防肺炎链球菌感染。PCV7 中含有 7 种荚膜多糖，分别为 2 mg 的 4、9V、14、19F、23 F、18C 单糖和 4 μg 6B，每种都与灭活白喉毒素（20 μg）缀合。②对某些患儿，如有免疫缺陷和患血液系统恶性肿瘤的儿童提供的保护作用有限。③不能降低儿童鼻咽部肺炎链球菌携带率。④该疫苗不能预防成人非细菌性肺炎的发生和死亡。

3.2 流感嗜血杆菌疫苗

B 型流感嗜血杆菌的多聚核糖基核糖醇磷酸盐（PRP）抗体能够在人体内诱导保护性免疫力，预防 B 型流感嗜血杆菌感染。PRP 虽然是一种非胸腺依赖性抗原，可以产生较弱的

IgM 抗体,但是无免疫记忆,对于 18 月龄以下的婴幼儿,因其 B 淋巴细胞尚未成熟,不足以产生自我保护能力。后来,通过将 PRP 荚膜抗原与另一种蛋白质(如白喉类毒素、破伤风类毒素、无细胞百日咳抗原和脑膜炎奈瑟菌外膜蛋白)结合制备成新型流感嗜血杆菌疫苗,使 PRP 成为胸腺依赖性抗原,这样免疫后机体可产生持久、高效的保护力。一般认为,在接种了缀合疫苗的婴儿体内,第二年加强免疫能够诱导机体产生超过保护水平所需的抗体浓度。如果不考虑群体免疫力的影响,那么该免疫方案可使 B 型流感嗜血杆菌感染减少 46% ~ 93% 。

尽管全球已经有近 200 个国家引入流感嗜血杆菌疫苗,但其覆盖率仅为 52% ,因此流感嗜血杆菌感染的预防受到较大的限制。在发达国家,将 B 型流感嗜血杆菌疫苗引入常规免疫接种计划之后,疾病发生率迅速下降。在发展中国家使用该疫苗,成本是最大的障碍。我国虽然早已引入 B 型流感嗜血杆菌疫苗,但尚未将其纳入国家计划免疫范围。

3.3　百日咳、白喉、破伤风疫苗

百日咳、白喉、破伤风混合疫苗简称百白破疫苗,它是由百日咳疫苗、精制白喉和破伤风类毒素按适量比例混合制成的,可以同时用于预防百日咳、白喉、破伤风三种疾病。经国内外多年实践证明,该疫苗对百日咳、白喉、破伤风有良好的预防作用。但是由于其中的百日咳成分使用的全细胞百日咳疫苗,因此接种后仍然会发生一些不良反应(如过敏反应、热性惊厥和婴儿长期或不可安抚的哭泣),特别是出现了极少数的神经系统并发症,因此目前无细胞百白破疫苗逐渐替代了全细胞疫苗。我国现行的免疫程序规定:新生儿出生后 3 足月就应开始接种百白破疫苗第一针,连续接种 3 针,相邻两针间隔时间不得短于 28 天,在 1 岁半至 2 周岁时再用百白破疫苗加强免疫 1 针。如果超过 3 岁,则不应再接种百白破疫苗,应等 7 周岁时用精制白喉疫苗或精制白破二联疫苗加强免疫 1 针。吸附百白破疫苗采用肌内注射,接种部位在上臂外侧三角肌附着处或臀部外上 1/4 处。

3.4　流感疫苗

流感疫苗的研发随着流感病毒的分离和培养技术的成熟以及流行毒株的变化而不断演变。1945 年,2 价全病毒灭活流感疫苗在美国开始广泛使用,含有 A 型 H2N2 和 B 型病毒抗原;1978 年,含有 A 型 H1N1、A 型 H3N2 和 B 型病毒 3 价流感疫苗问世;自 2012 年起,WHO 在推荐 3 价疫苗的基础上,也推荐另外一个系的 B 型毒株用于 4 价流感疫苗的生产,即同时包括 B(Victoria) 和 B(Yamagata) 两个系。

当前的流感疫苗是由生长鸡胚中的病毒产生的,经甲醛或 β -丙酸内酯灭活。经过几十年的生产,鸡胚培养生产流感疫苗已成为世界公认的最成熟、最安全的生产方法。传统的流感疫苗生产大致包括六个步骤,即病毒培养、收获、纯化、裂解、灭活和终过滤。现在世界范围内广泛使用的流感疫苗可分为以下三大类:①全病毒灭活疫苗。其特点是制备简单,但接种后容易引起不良反应。②亚单位疫苗。其特点是安全性好,但其免疫效果稍差且造价较高。③裂解疫苗。其特点是免疫效果好,接种后不良反应发生率低,因此裂解疫苗是流感疫苗的主流产品。

流感疫苗既能诱导体液免疫,又能诱导细胞免疫。在体液免疫中,流感疫苗主要诱导针对病毒表面糖蛋白 HA 和 NA 的抗体,机体对灭活疫苗产生的血清抗体的强弱与年龄、接种

前抗体水平及遗传因素有关。与特异性的抗体应答相比,细胞免疫能识别病毒表面/内部单位更多的保守位点,对不同亚型的病毒均能产生更好的交叉反应。流感疫苗安全有效,原则上,接种单位应该为 6 月龄以上所有愿意接种疫苗且无禁忌证的人提供免疫服务。借鉴 WHO 和其他国家多年的经验,结合我国国情,推荐孕妇、6 月龄以下婴儿家庭成员和看护人员、6～23 月龄的婴幼儿、2～5 岁的儿童、60 岁及以上的老年人、特定慢性病患者(慢性呼吸系统疾病、肝肾功能不全、血液病、患有免疫抑制疾病或免疫功能低下者)以及医护人员为流感疫苗的优先接种对象。

流感疫苗能够有效预防流感的发生和流行,特别是在高危人群中的使用效果更加明显。然而,对全球 50 个国家流感疫苗使用情况的分析表明,全世界三分之二的流感疫苗被用于北美、西欧、澳大利亚、新西兰等发达地区或国家,而占世界人口绝大多数的发展中国家仅使用了三分之一的疫苗。我国是世界上人口最多的发展中国家,国内现阶段流感疫苗的产量远远不能满足建立人群保护性屏障的需要,因此,进行流感疫苗的自主研发和生产,进一步控制流感的发生和流行仍然任重道远。

第四章　结核病

结核病(tuberculosis)是一种古老的疾病。从新石器时代人类的遗骨和古代木乃伊的骨关节病例组织中均可发现人类在史前时代已患过结核病。19 世纪,结核病在欧洲和北美广泛流行,被人们称为"巨大的白色瘟疫"。虽然在 20 世纪 40 年代和 50 年代结核病的治疗出现了突破性的进展,但是在世界各地,结核病仍然是巨大的疾病负担,并导致大量人口死亡。更让人担忧的是,该疾病的发病机制仍未完全清楚,而且其病原体结核杆菌对抗分枝杆菌药物产生了越来越强的抵抗性,并在艾滋病(AIDS)患者间形成广泛传播。因此,结核病仍然是全球公共卫生领域面临的重大挑战。

第一节　病原学

1882 年,德国科学家 Robert Koch 首次分离出结核杆菌,这一重要的科学发现使结核的实验研究成为现实。结核杆菌是结核病的病原体,属于分枝杆菌,主要包括牛分枝杆菌、田鼠分枝杆菌和非洲分枝杆菌。结核分枝杆菌、牛分枝杆菌和麻风杆菌都会引起传染病,这一特点可以将它们与其他被称为非结核分枝杆菌(NTM)的 50 余种分枝杆菌区分开来。

结核分枝杆菌呈杆状,细长,略弯曲,呈单个、分枝排列,或聚集成团。在陈旧病灶和培养物中,其形态常不典型,可呈颗粒状、串珠状、短棒状以及长丝状等。结核杆菌结构上无鞭毛、无芽孢,不能产生内外毒素,其细胞壁含有大量的脂质,主要由分枝菌酸组成,能抵挡大部分抗生素,且耐碱、耐酸,其耐碱、耐酸性质可应用于抗酸染色法(如萋-尼抗酸染色法、改良 Kinyoun 冷染法和荧光染色法)中。结核杆菌对干燥的抵抗力强,但对湿热和紫外线敏感,254 nm 波长的紫外线光照、太阳光照、加热以及某些消毒剂(如甲酚和苯酚)均可杀灭结核分枝杆菌。

结核杆菌每 18~24 小时分裂一次,而其他大部分细菌性病原体则是 1~2 小时分裂一次。应用现代分子技术已经完成了对整个结核杆菌的基因组测序和注释。结核杆菌标准菌株 H37Rv 基因组全长约为 4 411.529 bp,具有特征性的是高鸟嘌呤和胞嘧啶(G + C 含量高达 65.5%),其中编码的蛋白有 3 924 个,占编码基因的 90% 以上。这一特点让许多实验室能够利用特异性的限制性内切酶,对占基因组 DNA 10%、功能不明的富含 GC 的重复序列和主要多态性串联重复区进行酶切,从而完成对菌种的鉴别。

结核杆菌会自然发生耐药性变异。关于结核杆菌的耐药性机制,主要有以下三种观点:

①细胞壁结构和组成发生变化,使其通透性发生改变,药物通透性降低,产生降解或灭活酶类,改变了药物的作用靶位;②可能存在耐药质粒或转座子介导的耐药,目前已经发现有些结核分枝杆菌含有活跃的药物外排泵系统,可将菌体内的药物泵出,使菌体内药物浓度达不到有效浓度;③结核杆菌基因组上编码药物标靶的基因或与药物活性有关的酶基因发生了突变所致。例如,至少有两种类型的基因变异导致了结核杆菌对异烟肼耐药,一种是 katG 基因(编码过氧化氢酶)丢失,另一种是 inhA 基因(参与分枝菌酸合成)突变。此外,利福平耐药性则是由于 ropB 基因(编码 RNA 聚合酶的 β 亚基)突变所致。结核杆菌自发耐药性出现的概率对异烟肼约为 10^{-6}、对利福平约为 10^{-8}。这些变异现象相互间是无关的,因此单个病毒体同时对异烟肼(INH)和利福平产生耐药性的发生率为两种变异发生率的乘积,即 10^{-14}。

原发性耐药是指从未服用过抗结核药物的患者,其感染的结核杆菌菌株却被证实对一种或多种抗结核药物耐药,包括感染了已经耐药的结核分枝杆菌和敏感的结核分枝杆菌在体内发生了基因突变产生的耐药。这种原发性耐药通常出现在被耐药结核病患者传染的患者身上。至少对 INH 和利福平同时出现耐药性的结核分枝杆菌菌株被称为耐多药结核杆菌(MDR-TB),其主要表现是 INH 和利福平这两种最强有力的一线用药都失效。目前,已经发现广泛耐药性结核杆菌(XDR-TB)。这种结核杆菌菌株不仅对 INH 和利福平有耐药性,而且对六种主要二线抗菌药(氟喹诺酮、氨基糖苷、环丝氨酸、对氨基水杨酸、多肽和硫代酰胺)中的至少三种都具有耐药性。

继发性耐药是指抗结核药物治疗开始时结核病患者感染的结核杆菌对抗结核药物敏感,但在治疗过程中发展成耐药。在临床上可以通过对不同患者体内病毒体载量的估计进行科学的治疗,以规避继发性耐药的发生风险。例如,通常潜隐感染患者每克组织约 10^3 个病菌,非空洞肺病患者每克组织 $10^4 \sim 10^5$ 个病菌,肺空洞疾病患者每克组织 $10^9 \sim 10^{11}$ 个病菌。潜隐感染患者只使用 INH 不会因抗生素选择而产生耐药菌株的发生风险。然而肺空洞患者只使用 INH 却会导致自发性耐药菌株选择性生长,如果有序增加其他抗结核分枝杆菌药物,随着时间流逝还会对多种药物产生耐药性。

第二节　致病机制

结核杆菌主要通过飞沫核进行传播,感染性飞沫核直径为 $1 \sim 5$ μm,沉积在宿主的末梢细支气管和肺泡中,理论上包含的活菌可少至一个。人体吸入飞沫核后,如果结核杆菌没有被及时消灭或清除,可能造成三种后果:第一,演变成活动性感染(原发型结核病);第二,演变成潜隐感染(LTBI),在宿主体内终身存在;第三,在初次感染数月或数年后发病(复燃性结核病)。

结核分枝杆菌是典型的胞内致病菌,其主要的致病成分是荚膜(主要是多糖)、脂质(主要是糖脂)和蛋白质(结核菌素)。在最初的感染增殖阶段,炎症反应可能会很强,甚至导致局部急性肺炎,但宿主一般不会表现出症状或者症状很轻。在这个阶段,细菌在肺外多处沉积并继续增殖,病菌会进入局部淋巴管,然后进入肺门和纵隔淋巴结,发生淋巴血行转移扩散,扩散过程中随着特异性细胞免疫成熟,大多数健康人体内细菌增殖扩散过程中断,感染因此得到控制或变为潜隐感染。免疫反应会产生结核结节肉芽肿,用显微镜观察可见肺、纵隔淋巴结和其他组织内有典型的干酪样坏死灶。如果细胞介导的免疫反应不能控制疾病的进程(约5%的感染者),会导致感染迅速发展,形成原发型结核病。在一些患者中,如果之前得到控制的细菌体开始失控增殖,则会导致复燃性结核病(约5%的感染者)。这有两种情况:一种情况可能在初次感染后约两年内出现,主要发生在非免疫抑制宿主,几乎占所有复燃性结核病病例的一半;另一种情况是在初次感染两年后随时可能出现,其中一些是自发的,另一些是当细胞介导的免疫功能下降时出现。有数据显示,接受免疫抑制剂、肿瘤坏死因子拮抗剂(如英夫利西单抗、依那西普)等药物治疗会增加结核病复燃的发生风险。

结核杆菌致病的分子机制目前尚不清楚,可能与以下几种途径有关:①结核杆菌与 Toll 样受体结合,引起抗炎症反应;②结核杆菌通过抑制吞噬溶酶体成熟来避免被吞噬和溶解;③结核杆菌细胞壁成分可与树突状细胞表面受体结合,抑制其成熟,继而导致初始 T 细胞无法激活;④结核杆菌抑制干扰素信号转导通路,下调其活化巨噬细胞杀灭结核杆菌的能力;⑤通过限制抗原提呈来阻止过度的炎症反应;⑥抑制巨噬细胞凋亡,以避免受到免疫系统的再次攻击。

第三节　传播途径

结核分枝杆菌主要通过空气传播,飞沫核是结核杆菌传播的重要方式。结核杆菌的传染性会根据传染性飞沫核浓度、与感染者接触时长和暴露宿主的易感性而改变,而分泌物中的结核杆菌或沉积在某一表面的飞沫核不具有传染性。大多数有活动性肺病的病例在咳嗽、打喷嚏或说话时喷溅出的飞沫中均包含飞沫核。此外,肺空洞疾病患者的唾液中含有大量病菌,会增加接触感染的发生概率。因此,建议肺结核患者在咳嗽、打喷嚏时掩住口鼻或穿戴普通医用口罩,以减少并阻挡传染性飞沫核的传播。

环境因素如空间和室内通风情况可影响空气中飞沫核的浓度。空间越小,飞沫核浓度越大。此外,良好的通风状况能降低飞沫核浓度,而在封闭的供暖和空调环境中飞沫核浓度会升高,因此,建议在封闭的环境中使用紫外线照射装置或高效颗粒空气过滤器(HEPA)净化再循环空气。

第四节　临床表现、诊断和治疗

1　临床表现

肺结核的临床表现依病情严重程度、病变部位不同而有差异。肺结核患者常有一些结核中毒的全身症状,其中发热最常见,一般为午后低热,可持续数周,热型不规则,急性血行播散性结核、干酪性肺炎或伴有肺部感染时可表现为高热。夜间盗汗也是结核患者常见的中毒症状，表现为熟睡时出汗。其他的全身症状还有疲乏、消瘦、失眠，女性患者还可能出现月经失调甚至闭经等。

咳嗽是肺结核患者常见的首诊主诉。肺结核患者以干咳为主，咳痰较少，一般多为白色黏痰，合并感染、支气管扩张时可有黄脓痰。当结核坏死灶累及毛细血管壁时，可出现痰中带血；如果累及大血管，可出现咯血症状；若空洞内形成的动脉瘤或者支气管动脉破裂，甚至可出现致死性的大咯血。肺组织愈合、纤维化时形成的结核性支气管扩张可在肺结核痊愈后出现反复、慢性咯血或痰中带血。

肺结核患者也可出现胸痛、呼吸困难。但是，胸痛并不是肺结核的特异性表现，也不能作为疾病活动或进展的标志。此外，一般初发肺结核患者很少会出现呼吸困难，只有伴有大量的胸腔积液、气胸时才会有较明显的呼吸困难。当支气管结核引起气管或较大支气管狭窄及肺门、气管旁淋巴结压迫支气管时，也可引起呼吸困难。晚期肺结核、两肺广泛病灶引起呼吸功能衰竭伴右心功能不全者可出现较为严重的呼吸困难。

2 诊断

根据 2017 年版肺结核诊断和治疗指南，有下列临床表现者应该考虑肺结核的可能性，须进一步做痰检和胸部 X 线检查：①咳嗽、咳痰超过 3 周，可伴有咯血、胸痛和呼吸困难等症状；②发热，可伴有盗汗、乏力、食欲减退、体重减轻等；③结核变态反应引起的过敏性表现，如结节性红斑、泡沫结膜炎等；④结核菌素皮肤试验阳性，尤其是呈现强阳性时，表明机体处于超敏状态，发病概率高，可作为临床诊断结核病的参考指征；⑤肺结核患者的肺部体征常不明显，但是当肺部病变较广泛时可出现相应的体征，有明显空洞或并发支气管扩张时可出现中小水泡音。

细菌学检查结果是肺结核诊断的确切依据。结核杆菌培养技术、痰涂片技术和 DNA 检测技术是实验室检查常用的手段。目前，临床实验室将 Middlebrook 7H12 琼脂培养基作为一种选择性液体培养基使用，它可以促进细菌快速生长，将结核杆菌培养和鉴别时间缩短至 2 ~ 3 周。这种培养基包含一个生长监测标记（如荧光标记、放射性同位素标记），可以自动监测生长指数。生长指数有明确的阈值，通常在 14 ~ 20 天之内就能得到。由于对一线用药如异烟肼（INH）和利福平的敏感性检测已经适应了这种快速培养过程，因此最短再经过 5 天就会得出是否耐药的结论。

分析痰涂片的最新技术是将核酸扩增（NAA）技术直接用于痰涂片，提高其敏感性和特异性。美国食品药品监督管理局（FDA）已经批准了两项商业性 NAA 检测方法，分别为结核分枝杆菌直接检测法（MTD，加州圣地亚哥市 Gen-Probe 公司）和 Amplicor 结核病检测法（新泽西州布兰斯堡市 Roche Diagnostic Sys-tems 股份有限公司）。MTD 检测采用转录介导的扩增技术对核糖体核糖核酸进行扩增，随后与特定结核分枝杆菌探针杂交，这种检测方法被批准用于涂片经显微镜检查无法检测到抗酸杆菌的呼吸系统标本。Amplicor 结核病检测法被批准的适用范围只限抗酸杆菌涂片阳性标本。这些技术由于敏感性提高（MTD 测试）且能即时确认结核分枝杆菌并影响治疗决策，因而增加了痰涂片的诊断价值。

3 胸部 X 线检查

由于并非所有的肺结核患者都能得到细菌学证实,因此胸部 X 线检查非常重要。肺结核患者胸部 X 线表现可有如下特点:①多发生在肺上叶尖后段、肺下叶背段和后基底段;②病变可局限,也可侵犯多肺段;③可呈多形态表现,包括渗出、增殖、纤维化和干酪性病变,也可伴有钙化;④易合并空洞;⑤可伴有支气管播散灶;⑥可伴有胸腔积液、胸膜增厚与粘连;⑦呈球性病灶时直径多在 3cm 以内,周围可有卫星灶,内侧端可有引流支气管征;⑧病变吸收慢,一个月内重复检查变化较小。由于肺结核的胸部 X 线表现并无显著特征,需要注意与其他肺部疾患鉴别。此外,HIV 合并肺结核感染患者的 X 线胸片可能表现正常,只表现出肺门或纵隔淋巴结肿大,或者某个肺区浸润,浸润中空洞并不常见。

4 结核菌素皮肤试验

基于迟发型超敏反应的结核菌素皮肤试验(TST)在临床上已经使用 100 余年。感染结核杆菌后,机体体内会产生效应性 T 细胞,在皮内注射结核杆菌纯蛋白衍生物(PPD)后,效应 T 细胞就会与抗原结合,引起单核巨噬细胞的浸润和组织损伤的炎症反应,临床上可以通过检测红肿或结节的大小来判断是否有结核杆菌感染。标准的 TST 要求皮内注射 5 单位结核菌素,受试者接受注射后,受试部位会在 48 ~ 72 小时内产生硬结,然后通过测量硬结直径来判断试验结果为阳性或阴性。尽管其他类似的分枝杆菌如非结核分枝杆菌也会产生与结核杆菌的交叉反应,但它们引起的亚临床感染基本不会发生假阳性反应。一般来说,假阳性结果对结核病患病率低的人群影响最大,因此,对于居住在结核病发病率低的地区的人群,可以将硬结直径分界点提高到 15 mm,以防止将受试者误判为结核病患者。而对于结核病相对高发的地区,10 mm 的硬结分界点标准就能有效鉴别患者。此外,对于感染可能性高的人群,可以将硬结直径分界点设定为 5 mm;对于 AIDS 患者、活动性结核病患者密切接触者、胸片显示有旧的或已愈的结核病灶者,即使硬结或红肿更小,也仍应认为是阳性。

5 γ-干扰素释放实验

γ-干扰素释放实验的原理是:当结核分枝杆菌感染机体后,会释放出大量的特异性抗原,这些抗原被加工呈递给特异性 T 淋巴细胞,当特异的记忆性 T 细胞再次遇到结核抗原刺激时,将会产生 γ-干扰素。其检测步骤是:将结核杆菌特异性抗原加入受试者的血液标本或者含有分离出的外周血单核细胞的培养基中进行孵化,通过 ELISA/ELISPOT 方法定量检测 γ-干扰素的释放水平来判断是否存在结核菌感染。阴性结果提示患者体内不存在针对结核杆菌特异性的效应 T 细胞,阳性结果提示患者体内存在结核感染,但是否为活动性结核病,需要结合临床症状和其他检测指标进行综合判断。美国疾病控制中心已经在其国内全面推荐采用 γ-干扰素释放实验,以替代 TST 用于结核病的监控。

6 结核杆菌基因分型

分子生物学技术的发展给结核杆菌菌株的基因分型带来了巨大的进步,也促进了结核病流行病学调查和研究的发展。目前结核杆菌基因分型的基本方法是采用限制性片段长度多态性（RFLP）方法,分析每一个菌株插入序列 IS6110,这样每一个菌株都会得到一个独一无二的菌株指纹。美国疾病控制中心发展了基于聚合酶链反应以及结核杆菌散在重复单位分析技术,以建立更新、更迅速、更具有分辨力的方法来完善基于 IS6110 的结核杆菌基因分型。

7　结核病确诊病例报告制度

根据《结核病防治管理办法》,各级各类医疗机构或其他传染病责任报告单位均应将结核病例及其相关的流行病学数据及时上报当地主管卫生部门,这是当前公共卫生监测的一部分。根据已经确立的具体标准,要保证结核病确诊病例报告（RVCT）准确、有效。RVCT病例需要根据实验室和临床标准确定。结核杆菌感染诊断的实验室标准须具备以下三条中的任意一条:① 培养菌的核酸探针检测结果阳性;② 结核杆菌核酸扩增（NAA）试验结果阳性;③ 当未能或不能得到培养菌时,则需要抗酸杆菌涂片阳性。在缺乏实验室诊断支持的情况下,有效的病例应符合下列临床标准:① TST 结果为阳性;② 临床症状符合活动性结核病诊断标准（如活动性疾病的临床证据、改变的胸片）;③ 用两种或两种以上抗结核药物治疗有效;④ 完整的诊断性评价。

8　结核病的治疗

结核病治疗的基本原则是提供一个安全、成本效益最佳、持续时间最短的药物治疗方案,要遵循早期、规律、全程、适量和联合五项原则。整个化疗方案分为强化和巩固两个阶段。多数肺结核患者不需要住院,也可收到良好的治疗效果。

8.1　活动性结核病的治疗

活动性结核病治疗的最初阶段包括使用多种药物快速减少活菌数量。对于免疫功能正常的肺结核患者、HIV 合并结核杆菌感染患者以及大多数肺外结核病的治疗,需要在头两个月使用 4 种一线抗结核药:异烟肼、利福平、吡嗪酰胺和乙胺丁醇。如果临床数据表明全部一线抗结核药都对结核杆菌有效,可以在头两个月的治疗结束前停止使用乙胺丁醇。在使用多种药物进行初期治疗后,须继续使用异烟肼和利福平 4 个月。调查数据显示,95% 的患者接受这种治疗方案都能得到至少两种对感染的结核杆菌有效的药物。

关于正在接受治疗的患者需要隔离的时长问题,仍然存在争议。对于传染风险低的门诊病人,建议解除隔离的条件包括有持续接受推荐的多药物治疗 2～3 周的书面记录、患耐多药结核病的可能性小、有病情好转的临床证据（如咳嗽减少、痰涂片病菌数量减少）。对医疗机构中的患者,推荐更加保守的建议,患者应按要求满足上述条件,但仅凭痰涂片病菌数量减少不能马上解除隔离,应继续隔离直到连续 3 次痰涂片样本（间隔 8～24 小时且至少有一个凌晨样本）抗酸杆菌都呈阴性。

耐异烟肼结核杆菌可以用刚才提到的 4 种药物联合治疗方案治愈,然而耐多药结核病的治疗更为复杂和棘手,持续治疗时间通常远超过 6 个月,治疗方案中至少需要 3 种对病菌有效的药物,因此经常需要使用二线抗结核药物,但是这些二线药物一般药效较低,副作用大,耐药性较强。

　　坚持治疗对于确保治愈结核病、防止产生耐药性结核杆菌十分关键。中断结核病治疗的情况在自行治疗的患者中很常见,目前采用直接面视下的短程督导化疗(directly observed treatment short course,DOTS)来促进患者完成完整的治疗方案。DOTS 是一种管理结核患者的有效方法,它要求医务人员必须目睹结核患者服用每一剂药品,监控其治疗直至痊愈。这项督导措施至少保持强化期 2 个月(强化督导),最好持续 6~8 个月的全疗程(全程督导)。在医务人员直视下短程化疗是防止结核病流行的关键措施,可以保证患者在不住院的条件下得到规律治疗,提高治愈率,防止细菌产生耐药性,并减少复发的机会。

8.2　潜隐结核感染(LTBI)的治疗

　　大约 10% 的潜隐结核感染患者将会发展为活动性结核病。在治疗免疫功能正常的潜隐感染者时,每天使用异烟肼持续 6~9 个月有 65%~80% 的治愈率,有潜隐感染的 AIDS 患者接受异烟肼治疗同样能够降低发展成活动性结核病的风险。

8.3　卡介苗

　　从 1908 年到 1922 年,卡尔梅特和介兰对牛分枝杆菌菌株反复进行传代培养,得到以他们名字命名的减毒活菌株,即卡介苗(BCG)。自 1922 年以来,卡介苗被作为抗结核病减毒活疫苗的基础性疫苗使用,目前卡介苗仍然是可用的结核病疫苗中的佼佼者,在世界多个国家和地区广泛使用。

　　对卡介苗有效性的评估受到多种因素的影响,其中包括不同疫苗生产者使用的卡介苗菌株不同、管理的方法不同、研究的人口特点不同以及定义统计分析的截点选择不同。新近的两项荟萃分析表明,卡介苗在预防儿童结核脑膜炎和粟粒性结核病方面有效率超过 80%,但这两项荟萃分析无法提供其在预防成年人肺结核方面的有效性数据。有研究认为,卡介苗有可能不能预防成年人感染,但可能会降低复燃性结核病的发生率。

第五节　结核病流行病学

　　结核病是严重危害公众健康的全球性公共卫生问题。我国是全球第二大结核病高负担国家,结核病报告发病人数始终位居法定报告传染病的前列。环境拥挤、贫困以及宿主易感性都会加剧结核病在人群中的传播,尽管随着现代结核病预防控制策略的广泛实施,我国结核病防治工作取得了长足的进展,但是在 20 世纪以及过去的十年间结核病的流行病学特征不断发生着变化,因此仍然要不懈地努力。

1　结核病的流行历史

　　来自古埃及遗址、印度早期著作的相关证据表明,古代文明中已经出现了结核病。我国古代医学史籍中记载的"肺痨"以及古希腊医学文献中提到的"痨病",即为结核病。对一具已有 1 000 年历史的前哥伦布时期秘鲁木乃伊,通过核酸扩增检测发现了与结核杆菌相匹配的 DNA。有推测认为,结核分枝杆菌可能由牛分枝杆菌逐步进化而来。在人类出现之前,牛分枝杆菌已经在牛科动物和其他动物群中广泛流行。在人类出现以后,尤其当人类开始饲养牛群并与其密切接触后,可能感染了这些动物携带的牛分枝杆菌,造成了最原始的人类结核病。在公元 1600 年之后,结核病开始广泛蔓延。在结核病传播的最高峰时期,100% 的西欧城市居民可能都受到了感染,且病死率极高。经过几代之后,人类就对结核产生了一定的自然免疫力,而慢性感染也变得更为普遍,反过来又助长了结核病的传播。后来,结核杆菌随着欧洲人一同迁移到了美洲。约 1910 年,结核病随着西方文明又传入非洲。结核病还以同样方式于 1950 年传入新几内亚,20 世纪 70 年代传入南美亚马孙腹地,感染当地的人口。

2016 年的全球结核病负担调查显示,全球新发患者约 1 040 万,包括 100 万儿童和 120 万合并 HIV 感染患者(TB/HIV)。2015 年,160 余万人死于结核病,另外还有 40 万是 TB/HIV 双重感染者死亡。结核病一直是我国重点控制的重大疾病之一。据估算,我国每年活动性结核新发病例约 91.8 万,是全球发病人数位居第三的国家。在新发病例中,患耐多药结核病者约占 6.6%。此外,每年因结核病死亡人数高达 3.8 万。由此可见,结核病仍然是全球和我国最主要的传染病。

随着有效的抗结核药物的广泛应用,我国传染性肺结核患病率下降了四分之三,结核病病死率下降超过五分之四。同时期结核病发病率不断下降,但下降的速率并没有改变。对这一现象的最合理解释是,社会经济条件和公共卫生措施主要影响结核病的发病率,而治疗方面的进步影响的是病死率。然而值得注意的是,在过去的十年里,世界许多地方结核病呈现死灰复燃的现象,发病率升高,而且耐药结核菌的感染也逐渐增多。

2　HIV 和结核病

结核病和艾滋病在流行病学、发病机制、诊断、治疗及预后方面均有着密切的联系。一方面,HIV 会破坏机体细胞免疫功能以及宿主抵抗结核菌感染的能力,也可以使体内潜伏的结核杆菌重新活跃,大量繁殖,导致结核复燃。相关证据表明,约 57% 的结核病超额病例属于 HIV 共同感染。另一方面,结核病是 HIV 感染者和艾滋病患者最常见的机会性感染和主要死亡原因之一。HIV 感染者和艾滋病患者一旦与空洞性肺结核患者接触,就很容易感染结核并迅速恶化、扩散。除此之外,患有活动性结核病的 AIDS 患者会由于外因受到新的感染,而这在免疫功能健全的宿主中不常见。分离那些对抗结核病治疗反应不佳的 TB/HIV 患者体内的结核杆菌菌株,发现其中有很大的比重是一种新的结核杆菌。因此,对同时患有 AIDS 的传染性结核病患者,还需要保护他们不被其他活动性结核病患者感染。

尽管有效的抗 HIV 治疗可以恢复宿主的免疫功能,在一定程度上可预防 HIV 感染者免受结核杆菌感染,但是对抗 HIV 的治疗和结核病治疗的管理是极其复杂的,影响因素有很多,包括治疗时间延长、药物吸收减慢、获得性耐药性菌株出现等。此外,虽然人们通过多种方法实现了对艾滋病和结核病的成功治疗,但是在许多发展中国家,由于治疗费用昂贵,许多地区仍然饱受艾滋病与结核病合并感染蔓延的困扰。

3　耐药性结核病

耐药性结核病于 20 世纪 90 年代开始出现,其中最严重的是耐多药结核菌株,它至少表现出了对异烟肼和利福平的耐药性。治疗这样的病例时,需要在六种主要二线药物(氨基糖苷、多肽、氟喹诺酮、硫代酰胺、环丝氨酸和对氨基水杨酸)中选择至少两种,而这些药物药效较低,更昂贵且毒性更大。此外,一种比耐多药结核更具威胁性的结核病,即广泛耐药性结核病使结核病的防治面临更大的挑战,这种病例除了至少对两种主要一线抗结核药物异烟肼和利福平耐药外,还对任何氟喹诺酮类抗生素产生耐药,以及三种二线抗结核注射药物(如卡那霉素、阿米卡星等)中的至少一种耐药。

据估计,全球每年新出现耐多药结核病例数高达 30 万至 60 万;在新病例中,100 例结核患者中有 10 例至少对一种药物耐药,至少有 1 例为耐多药结核。此外,治疗药物的使用错误也是结核杆菌产生耐药性的常见原因。例如,空洞型肺结核患者出现耐药的可能性是非空洞型疾病患者的 4 倍。而与那些未接受过治疗的患者相比,接受初期治疗后中断治疗的患者携带的结核分枝杆菌菌株产生耐药性的发生频率将升高 4.7 倍。如果既患有空洞型疾病同时又曾接受过治疗,则结核杆菌产生耐药性的风险更大。导致结核杆菌耐药的典型原因包括对活动性结核病不当使用单药治疗法、在诊断出结核病后未及时提供恰当的药物治疗方案、未确保治疗的连续性、未及时认识并处理药物无效的情况,以及药物使用剂量不足和患者未遵照医嘱规定联合使用治疗药物等。

4 全球结核病

据估计,约三分之一的世界人口都感染了结核病菌,其中 20 亿人是潜隐感染者。在发展中国家,三分之二的人口感染了结核病,WHO 将这些发展中国家中的 22 个称为结核病高负担国家(HBC)。自 1994 年开始,WHO 每年都更新并发表世界范围的结核病监测数据,标出问题的严重程度、全面执行全球结核病控制的最新战略需要的资金以及已取得一定进展等方面。2000 年至 2016 年间,全球每 10 万人口的结核病死亡率下降了 37%,结核病死亡率下降最快的世界卫生组织欧洲区域和西太平洋区域,自 2010 年起分别下降 6.0% 和 4.6%。但在总体报告中容易被忽视的数据是,众多原苏联国家的结核病发病率仍然在不断攀升。更显眼的数据是,新增结核病例大多出现在非洲(24%)、东南亚(35%)和西太平洋(24%)地区。尤其是非洲区域各国新病例的数量继续上升,每年上升速度平均约为 4%。非洲全境尤其是在撒哈拉以南地区,结核病的病死率也在持续攀升。

耐药性结核方面,世界卫生组织 2016 年的数据报告显示,新发病例和复治病例的耐多药/利福平耐药结核比例分别为 4.1% 和 19%。耐药结核病的流行与良好的结核病控制措施水平呈负相关,中国香港地区、泰国和美国都通过全国性的抗结核工程有效降低了结核病发病率,并实现了令人满意的持续治疗率和治愈率。新增耐多药结核病例流行率最高的地方包括原苏联各国(哈萨克斯坦 14.2%、俄罗斯托木斯克州 13.7%、乌兹别克斯坦13.2%、爱沙尼亚12.2%)、以色列(14.2%)、中国(辽宁省 10.4%、河南省7.8%)以及厄瓜多尔(6.6%)。

HIV 感染是导致世界高负担国家结核病发病率升高的重要因素。艾滋病病例大多发生在发展中国家,且主要影响青壮年和儿童。HIV 感染者中的潜隐结核感染发展成活动性疾病的比率在世界范围为每年 8% ~ 10%。2016 年,世界卫生组织非洲区域和东南亚区域约

82%的 HIV 阴性结核病患者死于结核病,这两个区域结核病死亡病例占 HIV 阴性和 HIV 阳性结核病例总数的 85%。印度 HIV 阴性者结核病的死亡病例占 HIV 阴性和 HIV 阳性结核病例死亡总数的 26%。在全球,2016 年艾滋病患者和 HIV 感染者的结核病例报告数为476 774例(占估测发病数的 46%),其中有 85%的患者正在接受抗 HIV 治疗。

世界卫生组织《终止结核战略》确定的具体目标是:在 2015 年的基础上,到 2030 年将结核病死亡人数减少90%,将结核病发病率降低 80%。为了实现这些目标,必须在全民健康覆盖的广泛背景下提供结核病防治服务。世界卫生组织设定了在 2020 年需要实现第一个里程碑,即到 2020 年,与 2015 年相比,结核病死亡人数下降 35%,结核病发病人数下降20%,而且结核病患者可接受免费救治。2017 年,世界卫生组织制定了一个结核病可持续发展目标检测框架,在 7 个可持续发展目标下制定了 14 项与结核病发病率相关的指标。可持续发展目标3(确保健康的生活方式,促进福祉)下有 7 个指标,包括基本卫生服务覆盖、自付费用占总卫生支出的百分比、人均卫生支出、艾滋病流行率、吸烟率、糖尿病发生率和酒精滥用率。与可持续发展有关的其他 7 个指标是生活在国际贫困线以下人口的比例、社会最低标准保护/社会保护系统覆盖人口的比例、营养不良发生率、主要依赖于清洁燃料和技术的人口比例、人均国内生产总值、收入不平等基尼指数以及居住在贫民区的城市人口比例。

5　医疗工作者

结核病疫情再次发生,尤其是耐多药结核病疫情带来的沉痛教训,促使多个国家对医院环境中控制结核病的指导方针进行了改进。目前要求医院以执行三层防控机制即管理控制、环境控制和呼吸防护为基础,覆盖整个医疗保健领域,除医院外还包括慢性病治疗机构、门诊机构、实验室和非传统机构。

医院环境中结核病控制指导计划的管理控制部门负责制定、实施和维持结核感染控制措施,以及统筹感染控制和公共卫生部门的工作,包括组建感染控制部门、加强对医护人员的教育、对有结核病暴露风险的工作者进行结核菌素皮试筛查。管理控制还包括需要制定一份详细的风险评估工作表和年度重新评估计划,并以风险评估结果为基础,确定对医护人员进行筛查、培训以及结核病相关教育的速度和强度。医院环境中结核病控制指导计划的环境控制部门致力于通过降低患者病房内、相邻病房间和走廊中的飞沫核浓度来控制感染源,包括隔离房间的设计、保证室内空气流通、使用高效空气过滤器进行空气消毒以及紫外线照射杀菌。例如,在隔离室内的窗户上安装排气扇将空气直接排到室外,简单地实现负压通风。医院环境中结核病控制指导计划的呼吸保护措施包括使用 N95 防护口罩、进行适合性检验和方法培训,甚至包括如何训练患者保持呼吸道卫生以及咳嗽时的正确做法。国内外的多个研究均显示,采取对结核病患者尽早进行隔离与治疗相结合、使用能迅速在标本中发现结核杆菌的技术、设置有负压通风设备的隔离室、医护人员使用统一医用口罩等措施,都能极大地减少医院中结核杆菌的传播。

6　老年人群

随着人口老龄化的加快,肺结核在老年人群中的感染率呈现上升的趋势。老年群体中,活动性结核病病例的75%会出现肺部感染。老年结核病患者中的大部分人会伴有散发型肺结核、结核性脑膜炎和骨结核,结核菌素皮试可能无反应,因此老年人群中的活动性结核病长期无法明确诊断的概率更高,传染他人的风险也会相应增大。此外,由于老年人肺结核临床症状不典型,因此往往会因为治疗不及时而导致疾病的预后较差。老年人结核病病例中,只有10%~20%的活动性结核病病例是由原发感染引起的,大多数则是由于在青少年时期感染了结核杆菌,到了老年时机体免疫功能降低,潜伏的结核杆菌繁殖生长使先前的感染激活所致。此外,由于老年人常患有多种疾病,在治疗其他疾病的过程中使用皮质激素或免疫抑制剂还会使机体免疫功能下降,引起休眠状态下的结核杆菌重新繁殖生长,导致结核病复发。

7 航班中的结核病传播

随着国际旅行的日益增多,飞行航班中结核杆菌感染的风险受到越来越多的重视。与其他密闭的空间相比,飞机舱中的空气相对干净,室外空气首先被压缩,通过飞机引擎进入机舱内并加热到250℃,然后再进行高压冷却处理。然而飞机并不是100%进行室外新鲜空气流通,有50%的空气都是再循环空气,每3~4分钟循环一次。在新班机中,再循环空气还需要经过高效空气过滤设施的过滤。调查显示,航班中的空气细菌污染水平一般为每160 L空气低于100个菌落形成单位(CFUs),比市内公交、购物中心或航站楼中1 000 CFUs/160 L的污染水平要低得多,这些数据提示与其他密闭空间相比,商务航班中的结核杆菌传播风险可能更低。

第五章　病毒性肝炎

　　病毒性肝炎是由多种肝炎病毒引起的、以肝脏炎症和坏死病变为主要特征的一组传染病。病毒性肝炎是严重危害我国人民健康的重要传染病之一，在法定传染病中占有重要的地位。引发肝炎的病毒主要有五种，每一种都属于不同的分类。其中主要通过粪口途径传播的肝炎病毒有甲型肝炎病毒（HAV）和戊型肝炎病毒（HEV），这两种肝炎病毒会引起急性、自限性感染；主要通过血液和体液途径传播的肝炎病毒有乙型肝炎病毒（HBV）、丙型肝炎病毒（HCV）和丁型肝炎病毒（HDV），这三种肝炎病毒能够引起持续性感染和慢性肝病。另外还有其他肝炎病例，并不是由这五种病毒引起的，提示还可能存在其他病原体。

　　随着越来越多地使用安全、有效的疫苗来预防 HAV 和 HBV 感染，甲肝和乙肝的发病率正在稳步下降。然而，尽管我们已经有足够的知识来预防和控制大多数类型的病毒性肝炎，但是依然面临重要的挑战。

第一节　甲型肝炎

1　病原体

　　甲型肝炎病毒（HAV）呈球形，直径 27 ~ 28 μm，无包膜，为二十面体衣壳结构。虽然人类似乎是 HAV 的唯一自然宿主，但许多非人灵长类动物（黑猩猩、狨猴、猕猴）对 HAV 感染也极为敏感。HAV 基因组由单链正股 RNA 组成，全长约 7.5 kb。根据基因组序列的差异，可将 HAV 分为四种基因型。HAV 只有一种血清型，来自不同地理区域的 HAV 分离株可被 HAV 的多克隆抗体或 HAV 的单克隆抗体中和。虽然之前 HAV 被归类于肠道病毒属，但是由于它有几个独特特征，能够将其与其他肠道病毒区分开来，所以 HAV 现在已被归类于单独的一个属，即嗜肝 RNA 病毒属（*Heparnavirus*）。

　　HAV 在体外抵抗力较强，可以在粪便和环境表面存活数周。HAV 对热或低 pH 值具有较强的耐受性，在室温下耐干燥性也很强，对低浓度游离氯或次氯酸盐同样耐受。许多常见的消毒化学品包括次氯酸钠（漂白剂）和含有 23% 盐酸的季铵盐制剂都可以将 HAV 灭活。巴氏消毒法（60℃，1 小时）只能将 HAV 部分灭活，食物中的 HAV 在经过 85℃以上高温加热 1 分钟后就会完全失活。HAV 在细胞培养中需要很长的适应期（达 1 个月），且很少产生细胞病变。

2　临床表现和致病机制

HAV 感染可引起急性或无症状感染,极少引起慢性感染。但国内外有报道称,对于免疫功能低下或免疫功能不全者,HAV 可引起慢性携带。HAV 感染起病急,有畏寒、发热、全身乏力、食欲缺乏、厌油、恶心、呕吐、肝区痛、腹泻等非特异性症状,在黄疸期自觉症状可有所好转,发热减退,但尿色继续加深,皮肤、巩膜出现黄染,此时可伴有肝大,有压痛及叩击痛。在恢复期,黄疸逐渐消退,症状减轻甚至消失,肝、脾回缩,肝功能也逐渐恢复正常。此外,胆汁淤积型甲型肝炎患者会经历持续性黄疸,并伴有瘙痒。其他非典型临床表现包括免疫系统、神经系统、循环系统方面和肾外肝炎等均比较罕见。关于甲型肝炎的发病机制,目前认为是多种因素综合作用的结果,包括 HAV 感染后导致血氨及其他毒性物质的蓄积、氨基酸代谢失调等。

如图 5-1 所示,甲型肝炎的潜伏期为 15～45 天,平均 30 天。在感染过程中,病毒在肝细胞内复制,并经胆汁排泄,临床症状出现前 2 周内粪便中的病毒浓度最高。大龄儿童和成人患病后 1～3 个月内粪便中仍可检测到 HAV RNA。流行病学研究表明,在发病前两周内粪便排毒最为严重,传染性也最强,而患甲型肝炎的儿童和成人在黄疸出现后 1 周其实并不具有传染性。

大多数 6 岁以下的甲肝患儿通常无典型的临床症状或者仅有轻度、非特异性临床表现。此外,在 HAV 感染的儿童中,黄疸也不常见。然而,大多数感染 HAV 的青少年和成人都会表现出典型的体征或症状。临床资料也显示,甲型肝炎住院病例的比例随年龄的增长而增加,年龄在 5 岁以下的儿童占 20%,60 岁以上者可占 50% 左右。

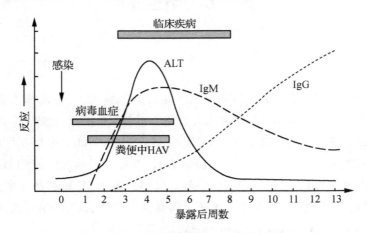

图 5-1　甲肝病毒感染疾病相关指标的变化情况

（来源:美国疾病控制与预防中心网站 www. cdc. gov/ncidod/diseases/hepatitis/slideset）

3　诊断

甲型肝炎在临床上与其他形式的急性病毒性肝炎几乎无异,因此需要使用特异性的检测方法进行 HAV 抗原或抗体检测。一般来说,HAV 感染后,在临床症状出现前 5～10 天即可在患者血清中检测到 HAV 的 IgM 抗体,该抗体水平在两周左右达到高峰,并持续到感染后6个月内,直至下降到检测不出的水平(图5-1),因此,IgM抗体可作为HAV近期感染的血清学证据。HAV IgG抗体产生较晚,宿主感染HAV后HAV IgG抗体可终身存在,作为病毒曾经感染的证据,并意味着机体对HAV感染具有保护作用。尽管一些商用试剂盒可以检测总的抗-HAV(IgG和IgM),但其对急性感染的诊断没有帮助,总抗体测定更多地用于流行病学调查或者用于确定对HAV感染的易感性。

甲型肝炎患者肝功能检测可表现为血清胆红素和血清转氨酶升高。血清转氨酶包括丙氨酸氨基转移酶(ALT)、天门冬氨酸氨基转移酶(AST)、碱性磷酸酶和γ-谷氨酰转肽酶。AST和ALT水平的升高可能在临床症状发作前一周或更长时间就已出现。血清胆红素和ALT水平通常在发病后2~3个月恢复正常。

检测HAV抗原的方法通常只限于实验室,细胞培养费时费力且还会导致病毒变异,目前一般采用免疫检测方法检测粪便、进行细胞培养和检测某些环境标本中的HAV抗原。PCR扩增HAV RNA是检测粪便、血液、细胞培养或环境样品中的HAV最敏感的手段,但是由于这些检测技术对检测环境和检测人员有较高的要求,所以在实际工作中较少使用。

4 流行特征

甲型肝炎仍然是世界上一种重要的传染病(图5-2)。感染HAV的人包括急性期患者、亚临床感染者和隐性感染者,都是HAV的主要传染源。HAV的主要传播途径是粪-口途径。此外,由于HAV在环境中可以保持传染性,所以同源疾病暴发和零星疫情可能是由于暴露于粪便中被污染的食物或水所致。例如,1998年,在中国上海,由于食用被HAV污染的毛蚶且烹饪毛蚶时未达到杀灭病毒的温度,超过300 000名年轻人因感染HAV而生病。甲型肝炎通过血液传播罕见,多是因为在病毒血症期输血或由献血者的血液相关制剂引起的。此外,通过血浆制备的凝血因子浓缩物(因子Ⅷ、因子Ⅸ)也可能参与了甲型肝炎的传播,因此,经常使用血浆来源凝血因子的人感染HAV的风险可能会增加。母婴垂直传播罕见。

HAV的传播和流行与当地的卫生、生活条件等发展水平密切相关,贫困的社会经济条件极易导致HAV感染和流行。在高流行地区,如非洲、亚洲、中美洲和南美洲的部分国家和地区,几乎所有成年人在10岁之前就感染过HAV。而在希腊、中国台湾及其他部分地区、意大利,由于过去几十年间卫生条件的显著改善和生活水平的提高,HAV感染率显著下降。然而,HAV感染还是会发生在大龄儿童和成人身上,并且由于老年人有症状感染的可能性更大,所以导致肝炎患病率也会增加。在美国、加拿大、西欧国家、澳大利亚和其他发达国家,HAV感染率较低。值得注意的是,当这些国家的居民前去有中高等感染性的国家旅行或工作时,感染甲型肝炎的危险性就会增加,而且感染风险会随着在这些国家停留时间的延长而加大。

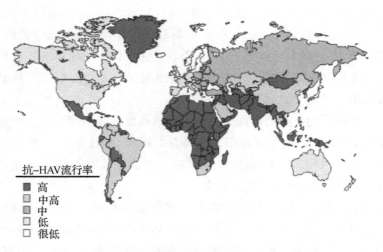

抗-HAV流行率
- ■ 高
- ▨ 中高
- ▦ 中
- ▢ 低
- □ 很低

图5-2　甲肝病毒感染全球分布情况

（来源：美国疾病控制与预防中心网站 www.cdc.gov/ncidod/diseases/hepatitis/slideset）

5　预防和控制

　　疫苗接种是预防 HAV 感染的主要手段。常用的甲型肝炎减毒活疫苗和灭活甲型肝炎疫苗均具有高度免疫原性。已证实只要按照免疫程序进行疫苗接种，儿童、青少年和成人体内就会产生高水平的保护性抗体。而且有研究表明，接种疫苗后达到保护水平的 HAV 抗体可以持续存在至少 20 年。因此，如果在适宜目标人群中达到高疫苗覆盖率，彻底消除 HAV 传播是可以实现的。需要指出的是，当体内已经存在 HAV 抗体时，进行疫苗接种可能会导致疫苗的效力降低。考虑到母亲是 HAV IgG 抗体阳性且分别在 2、4 和 6 月龄时接种了疫苗的婴儿最终抗体浓度和血清抗体阳转率似乎都有所降低，所以目前可用的 HAV 疫苗被批准用于 1 岁以上的儿童。

　　疾病主动监测和监测数据的分析非常重要，有助于有针对性地制订甲型肝炎疫苗接种计划，并评估其有效性。为了预防和控制社区范围内甲型肝炎的暴发流行，建议对 HAV 感染的高危人群以及因 HAV 感染可能导致病死率显著增高的人群使用甲型肝炎疫苗，通常建议 1 岁及以上儿童进行常规疫苗接种。此外，建议接种疫苗的高危人群还包括准备去 HAV 感染高流行国家旅行或工作的人员、吸毒者（注射和非注射）、男男性接触者、与 HAV 感染灵长类动物接触的人员、研究 HAV 的实验室工作人员和患有凝血因子障碍的患者。需要提出的是，建议对慢性肝病患者也接种 HAV 疫苗，因为甲型肝炎会显著提高这些患者的病死率。对于食品加工人员，不推荐例行接种甲肝疫苗，因为职业不会增加他们的感染风险。但是，食品加工人员如果感染 HAV，就有可能将 HAV 传染给其他人。

　　甲型肝炎免疫球蛋白可作为预防措施提供短期保护，使机体免受 HAV 感染。甲型肝炎免疫球蛋白可用于暴露前预防，特别是针对准备去 HAV 感染中、高流行国家旅行的 1 岁以下儿童，因为甲型肝炎疫苗还未被授权用于该年龄组。在普及甲型肝炎疫苗接种后，甲型肝炎免疫球蛋白主要用于未接种 HAV 疫苗的人进行暴露后预防。对于未接种过疫苗的甲型肝炎患者家人、与甲型肝炎患者有性接触者、与甲型肝炎患者一同吸毒的人等高危人群，应尽快进行单次肌肉注射甲型肝炎免疫球蛋白。对于食物加工人员,如果确诊为甲型肝炎,同一机构的其他未接种 HAV 疫苗的食物加工人员也应接受甲型肝炎免疫球蛋白注射。由于不太可能传播给顾客,所以通常不建议向顾客提供甲型肝炎免疫球蛋白注射。需要提醒的是,如果甲肝疫苗和甲型肝炎免疫球蛋白同时给药,二者的注射部位应该有所不同。

甲型肝炎的其他防控措施还包括注意个人卫生和环境卫生。完全灭活食品中的 HAV 需要加热至85℃以上,并至少持续 1 分钟;或者使用 1:100 稀释的家用漂白剂或含有季铵的清洁剂进行消毒。虽然在发达国家和地区,卫生条件和社会经济条件的改善被认为是导致 20 世纪 60 年代中期至 90 年代中期甲型肝炎发病率下降的原因,但这些条件的改善并没有彻底根除 HAV 的传播和流行,也不大可能进一步降低甲型肝炎的发病率。

第二节　乙型肝炎

1　病原体

乙型肝炎病毒(HBV)属嗜肝 DNA 病毒科,主要在肝脏中进行复制。人类是 HBV 唯一的天然宿主。HBV 基因组 DNA 结构独特,是一个环状的部分双螺旋结构,全长约 3.2 kb。其中的 2/3 为双螺旋结构,1/3 为单链结构。HBV 是目前已知的能够感染人类的最小的双链 DNA 病毒,其很小的基因组中容纳了大量的遗传信息,编码表面糖蛋白、核衣壳蛋白、DNA 聚合酶和 X 蛋白。X 蛋白是一个小的反式激活因子,可影响 HBV 基因的转录。HBV 复制过程要先反转录为 RNA,然而由于其逆转录酶缺乏碱基校正功能,故 HBV 比起其他 DNA 病毒更易发生变异。尽管这些突变的临床意义尚不清楚,但有可能会增加其毒力并降低宿主对治疗的反应。例如,在接种疫苗或注射乙肝免疫球蛋白后,病毒仍然会在具有保护性作用的抗体水平下进行复制。在电镜下,HBV 可呈现出以下三种不同的结构:①大颗粒结构:又称 Dane 颗粒,是一种完整的球形 HBV 颗粒,直径约 42 nm,由含有乙型肝炎表面抗原(HBsAg)的外层脂蛋白包膜、直径为 27 nm 的核蛋白壳核以及乙型肝炎核心抗原(HBcAg)组成;②小球形结构:为 HBV 患者血清中最常见的颗粒,不含有核酸和多聚酶,为组装 Dane 颗粒时游离到血液中过剩的 HBsAg;③管型颗粒:由排列成串的小球型颗粒组成,直径为 50~70 nm。

HBV 表面抗原(HBsAg)具有抗原异质性,有一个普通抗原(a)和两对互斥抗原(d 和 y,w 和 r),因而可能出现四种亚型:adw、adr、ayw、ayr。抗原 a 的抗体对所有亚型具有免疫力。虽然没有发现亚型之间的临床差异,但是它们在地理分布上有所不同,这对流行病学研究十分重要。

HBV 具有顽强的抵抗力。完整的 HBV 颗粒对热、低温、干燥环境、紫外线照射和一般的化学消毒剂均可以耐受。已证实在室温或冷冻储存条件下,HBV 可以在血清中保持传染性至少 1 个月,在37℃下可存活 7 天,在60℃下可耐受 4 小时,90℃高温维持 1 小时才能破坏 HBV 的传染性。但在100℃下加热 10 分钟以及 0.5% 的过氧乙酸、0.3% 的漂白粉和 0.2%

的新洁尔灭均可杀灭 HBV。

2 临床表现、致病机制和免疫应答

HBV 感染可以引起无症状感染、急性自限性肝炎、慢性肝炎、急性重型肝炎甚至死亡。其中,慢性乙肝可进一步发展为肝硬化或肝细胞癌(HCC),甚至导致死亡。HBV 感染的潜伏期一般为 6 周至 6 个月不等,平均 3 ~ 4 个月。HBV 感染后患者通常无特异性临床症状,一般仅会感觉身体不适、容易疲劳、食欲缺乏、上腹部不适、黄疸、恶心、厌油等。其原因可能是由于肝功能受损、影响食物吸收引起营养摄入不足所致。在黄疸型肝炎患者(30% 以上的成人感染者)中,黄疸通常在发病后 1 ~ 2 周内出现。而在黄疸出现前,患者可能出现 1 ~ 5 天的小便赤黄和陶土色大便,肝功能检查显示转氨酶水平升高。

HBV 进入血液后可迅速到达肝组织。正常情况下,网状细胞可以将 HBV 清除,但是如果感染的病毒量超过宿主的清除能力或机体处于免疫功能低下状态,HBV 就会在肝组织中复制、增殖。有关研究发现,HBV 感染肝细胞后引起肝细胞自身抗原发生改变,机体免疫系统对其发起攻击,从而引起肝细胞损伤。此外,虽然 HBsAg 对肝细胞无明显毒性作用,但是 HBsAg 与 HBcAg 的过度表达、聚集也可导致细胞损伤,并与 HBV 感染的慢性化、重症化关系密切。既往的研究还证实,HBV DNA 在慢性感染过程中能够与宿主的基因组发生整合,从而促进慢性乙肝相关肝硬化、肝癌的发生发展。目前对于导致病毒持续存在的确切机制尚不清楚。虽然 HBV 特异性的细胞免疫和体液免疫终身存在,但是这种免疫并不具有杀灭病毒的能力。如果使用灵敏的检测方法,能够在慢性乙肝患者的血液和肝脏中间歇性地检测到微量 HBV DNA 的存在,这些微量 HBV 表现出持续激活作用,保持 HBV 特异性免疫反应,可以控制和限制 HBV 复制。

患病年龄是决定 HBV 感染疾病进程的主要因素。慢性 HBV 感染的风险(HBsAg 持续存在 6 个月以上)与年龄成反比,80% ~ 90% 的婴儿在出生第一年内被感染、30% ~ 60% 的儿童在 1 ~ 4 岁被感染、2% ~ 6% 的成年人被感染后会发展为慢性感染者。前瞻性研究表明,在婴幼儿时期感染 HBV 的慢性 HBV 感染者中,有 25% 的患者会在成年后(平均年龄 45 岁)死于 HBV 相关的肝硬化和肝癌。对于在成年期患慢性 HBV 感染的患者,约有 15% 将死于 HBV 相关慢性肝病(平均年龄 55 岁)。

在急性感染期间,临床症状出现前 1 ~ 2 个月内即可检测到 HBsAg,而且很快就会出现 HBV IgM 抗体和 c 抗体(HBcAb)。虽然 HBsAg、HBcAb 和 e 抗原(HBeAg)在 HBV 感染后 1 ~ 2 个月就可在血清中检出,但只有 HBc IgM 抗体是急性 HBV 感染的标志物,其他三个在慢性 HBV 感染者体内也能检出。HBc IgM 抗体通常在急性感染后 6 ~ 9 个月后就无法检测出,HBsAg 和 HBeAg 在急性感染患者痊愈后 6 个月内也将得到清除,而 HBsAb 和 e 抗体(HBeAb)在恢复期会逐渐出现。其中 HBsAb 是中和病毒的保护性抗体,急性感染后 HBsAb 的存在意味着恢复和机体对感染具有免疫性。在 HBV 慢性感染早期个体的血清(浆)中可以检测到 HBsAg、HBeAg 和 HBcAb,而且在慢性乙型肝炎患者体内终身能检测到 HBsAg 和 HBcAb(图 5-3)。虽然所有检测到 HBsAg 的人都被认为具有传染性,但是 HBeAg 和 HBV DNA 同时存在且 HBV DNA 载量很高时,患者的传染性一般更强。但是需要指出的是,每年约有10%的慢性乙肝患者 HBeAg 转阴,有 0.5% ~2% 的慢性乙肝患者 HBsAg 转阴。

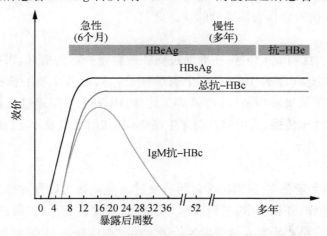

图 5-3 慢性乙肝病毒感染疾病相关指标的变化情况
(来源:美国疾病控制与预防中心网站 www.cdc.gov/ncidod/diseases/hepatitis/slideset)

3 诊断

HBV 的血清学标志物主要有 HBsAg、HBsAb、HBcAg、HBcAb、HBeAg 和 HBeAb。HBsAg 是 HBV 感染的主要标志物,是以游离蛋白形式存在的病毒颗粒以及血液中的病毒蛋白,是在急性 HBV 感染中首先出现的血清学标志物。血清中 HBsAg 持续存在超过 6 个月时,提示已经转变为慢性感染。HBsAb 是乙肝患者恢复和产生免疫性的标志物,它还表明乙肝疫苗免疫后机体具有保护力。HBeAg 是 HBV 复制的标志物,它在患者的血液中作为游离的可溶性蛋白而进入循环。在急性和慢性乙肝患者中,血清 HBeAg 阳性表明发生进展性肝病的危险性增高;反之,HBsAg 的慢性携带者 HBeAg 阴性则通常提示发生进展性肝病的危险性相对较低(有前 C 基因区突变者除外)。HBeAb 阴性是 HBV 病毒复制减弱的标志,HBeAg 消失的同时 HBeAb 出现(即 HBeAg 转换)通常预示着对 HBV 复制的长久抑制,患者传染性降低且预后改善。HBcAb IgM 阳性表示存在新近感染或在慢性病例中有 HBV 复制。HBcAg 的检测目前多用于临床治疗效果的预测。目前已经有许多商品化试剂均可用于 HBV 感染相关抗原和抗体的检测。

此外,还可以采用免疫杂交技术和基因扩增技术(比如 PCR 技术)检测 HBV DNA。循环血液中每一个 HBV 颗粒都包含一个拷贝的病毒 DNA 基因组,因此血清中的 HBV DNA 的浓度能够反映出患者血液中 HBV 水平和 HBV 在肝脏中的复制状况,外周血中高载量的 HBV DNA 通常提示患者发生进展性肝病的风险增加。目前已有多种试剂用于免疫杂交技术和基因扩增技术(比如 PCR 技术)检测 HBV DNA,并且常被用于检测判断急性或慢性 HBV 感染情况、治疗效果的好坏以及疾病不良结局发生风险的大小。

4 流行过程

4.1 传染源
急性期乙肝患者是危险的传染源。无黄疸型肝炎患者、慢性乙肝患者和无症状的

HBsAg 携带者均是 HBV 的重要传染源。此外,由于母婴传播具有重要的传染源意义,因此幼儿及儿童 HBsAg 携带者作为传染源的意义更大。

4.2 传播途径

HBV 不由空气、食物或水传播,主要通过皮肤或黏膜暴露传播,病毒在血液和精液等体液中的浓度最高(高达每毫升 $10^8 \sim 10^9$ 个病毒粒子),因此其主要的传播途径包括血液传播、母婴传播、密切生活接触传播、性传播等。此外,HBV 也可能通过接触蚊虫叮咬处或其他皮肤伤口上的唾液来传播,还可通过与无生命体(如共用毛巾或牙刷,或者二次用针头等)接触进行传播。

(1)血液传播

HBV 在血液中大量存在,只需极少量污染血进入血液就可以导致感染,多见于输血、不安全注射、侵入性操作、外科手术、牙科手术、文身、修脚等。此外,也可能在与 HBV 患者血液接触的医务工作人员或研究人员中发生传播。经破损皮肤的 HBV 感染的风险中,针头接触 HBsAg 阳性、HBeAg 阳性的血液占 30% ~ 60%,针头接触 HBsAg 阳性、HBeAg 阴性的血液占 10% ~ 30%。需要指出的是,尽管目前的 HBV 实验室检测技术获得了长足的进展,但是由于存在隐匿性 HBV 感染,因此 HBsAg 阴性献血者献血而导致的 HBV 输血传播仍然有可能发生。

(2)母婴传播

母婴传播是 HBV 传染最高效的传播途径,HBV 携带者中有近 1/3 来源于母婴传播,尤其是在中国、东南亚等乙肝流行地区。母婴传播主要包括宫内传播、产时传播和产后传播。宫内传播的机制尚不清楚。有研究认为,胎儿宫内 HBV 感染在母婴传播中约占 15%,造成宫内传播的主要危险因素有 HBsAg 阳性、HBV 基因位点突变和 HBV DNA 高载量。产时传播是 HBV 母婴传播的主要途径,占 40% ~ 60%。在分娩过程中,胎儿通过产道时吞咽含有 HBsAg 的母血、羊水、阴道分泌物,或在分娩过程中母血通过破损的微血管进入胎儿血液循环可导致 HBV 感染。产后传播主要与婴儿接触母亲唾液中含有的 HBsAg 所致。研究发现,当母亲 HBeAg 和 HBcAb 均呈阳性时,母乳中 HBV 的阳性率为 100%。此外,有研究表明,在孕早期和孕中期患有急性乙型肝炎的孕妇很少会将乙肝传染给胎儿或新生儿,但是如果孕妇在孕晚期感染 HBV,那么传播给婴儿的风险大约为 60%。基于 HBeAg 的检测结果表明,母婴传播导致感染的主要决定因素是母体内是否存在高浓度的 HBV DNA。如果没有暴露后免疫,70% ~ 90% 的 HBeAg 阳性母亲所生的婴儿在 6 月龄时便会被感染,这些孩子中有约 90% 会形成慢性感染。而且当 HBeAg 阴性母亲体内存在高水平 HBV DNA 时,也有高达 20% 的概率会在围生期传染给新生儿。

(3)密切生活接触传播

在有慢性 HBV 感染患者的家庭中,许多物体表面都有大范围的 HBsAg 污染,因此 HBV 感染的风险显著加大。如果生活在有一名 HBsAg 阳性患者的家中,有 30% 的婴儿会受到感染。如果孕妇是 HBsAg 阳性患者,那么她所生的孩子即便在出生时未受感染,5 岁以内被感染的风险依旧很高。但是有研究显示,儿童日托中心很少发生 HBV 传播,学校里学龄儿童之间 HBV 传播也非常少见。

（4）性传播

性传播是 HBV 在成人中常见的传播途径。在人的精液和阴道分泌物中均可检测出 HBsAg，因此如果与 HBV 感染者发生无保护措施的性行为，HBV 就可以通过黏膜接触发生感染。但是由于此部分人群大多为成年人，所以在感染后大多不形成慢性感染。在经性传播途径感染的病例中，异性恋中最常见的危险因素包括性伴侣数的增加、有性传播疾病病史以及曾与 HBV 感染者发生性关系。此外，男男性接触者（MSM）是 HBV 通过性传播风险最高的群体，感染也与发生肛交、性伙伴数量增加以及性行为年数有关。

4.3 易感人群

人群对 HBV 普遍易感，人群的易感性一般随年龄的增长而降低，感染后可获得一定的免疫力。在高度流行地区，人群 HBsAg 携带率高，母婴垂直传播和水平传播均比较常见。HBV 感染的高危人群包括受血者、器官移植者、血液透析者、医务人员和经常接触 HBV 污染血液的实验室工作人员、免疫功能低下者、HBV 感染者的性伴侣和家人等。

5　流行特征

HBV 感染呈全球分布，但其流行模式在世界不同地区有所不同（图 5-4）。WHO 根据人群 HBsAg 携带率水平，将全球划分为高、中、低三种流行区域。人群 HBsAg 的携带率为 8% 及以上的地区，以及全国 60% ~90% 的人有血清学证据证明以前被感染的国家为高流行区域，在这些地区，HBV 感染的风险较高，围生期感染和儿童早期感染占慢性感染及其并发症的比例也很高；在中流行区域，一般人群 HBsAg 的携带率为 2% ~7%，HBV 感染率为 20% ~60%，儿童感染也较为常见；在低流行区域如欧美等发达国家，HBV 感染率较低，HBsAg 阳性率低于 2%，总体感染率小于 20%，在这些地区，大多数感染发生在年轻的成年人身上，无保护措施的性生活和注射毒品是新患乙型肝炎的主要原因。然而，即使在一些低流行性国家，HBV 的感染率差异也很大。例如在北美，爱斯基摩人就有较高的 HBV 感染率。

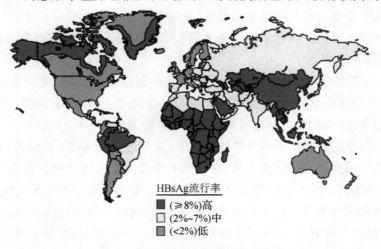

图 5-4　乙肝病毒感染全球分布情况

（来源：美国疾病控制与预防中心网站 www.cdc.gov/ncidod/diseases/hepatitis/slideset）

在发展中国家，医疗器械灭菌措施不完善以及不安全的注射操作导致的 HBV 院内感染仍然是一个重大问题,并可能导致每年有多达 800 万到 1 600 万人受到感染。在大多数发达国家,尽管医疗器械灭菌和注塑设备二次利用引起 HBV 感染已经不是主要问题,但一次性针具重复使用和医疗设备灭菌不充分还是会导致 HBV 感染疫情偶尔暴发。在对献血者常规进行 HBsAg 检测和对凝血因子浓缩物进行病毒灭活的国家,通过血液或血液制品直接引起 HBV 感染已彻底消失,但对于其他未能采取相应措施的国家和地区,输血仍是引起 HBV 传播的主要因素。

6 预防和控制

乙型肝炎防治计划的主要目标是减少慢性 HBV 感染和与 HBV 相关的严重慢性肝病,其次是预防急性乙型肝炎。乙肝疫苗接种是最有效的预防措施。此外,HBV 感染可通过以下方式来预防:① 筛查血液、血浆、器官、组织和精子捐献者;② 灭活血浆制品中的病毒;③ 提供降低患病风险的咨询和服务;④ 实施与维护感染控制措施。

乙肝疫苗和乙肝免疫球蛋白均可用于预防 HBV 感染。乙肝疫苗是由吸附于氢氧化铝或磷酸铝佐剂的 HBsAg 组成的,具有高度免疫原性,健康婴儿、儿童、青少年和成人接种疫苗后,血清 HBsAb 阳转率可达 95% 以上。尽管随着时间的推移,HBsAb 水平会有所下降,但是只要是接种乙型肝炎疫苗,就能提供长期保护,对于正常免疫状态的人群不推荐加强免疫。

自 1992 年以来,WHO 呼吁各国将乙肝疫苗纳入国家儿童免疫接种服务中,并且已经取得了实质性进展。到 2003 年初,全世界有 150 多个国家将乙肝疫苗免疫纳入国家儿童免疫接种服务。此外,青少年疫苗覆盖率也大幅提高。为了响应 1996 年青少年常规接种乙肝疫苗的建议,越来越多的国家正在要求学生在升学时接种疫苗。许多的实践经验表明,乙肝疫苗接种是一种安全和符合成本效益的预防手段,可以预防 HBV 感染及其导致的急性和慢性疾病。在婴儿中进行常规乙肝疫苗接种正在显著降低甚至消除慢性 HBV 感染的传播和流行。在一些 HBV 感染高流行性国家和地区,通过引进新生儿乙肝疫苗接种计划,儿童中慢性 HBV 感染的流行率已下降至 2% 以内,尤其是那些实现了儿童高疫苗覆盖率的国家,已经取得了更加显著的成效。

孕妇 HBsAg 携带率的筛查对于乙肝的预防和控制也非常重要。由于大多数 HBV 感染者并无特异性的临床症状,因此建议对所有妊娠妇女都进行 HBsAg 检测,筛查 HBV 感染。研究表明,通过实施产前 HBV 感染筛查,过去 20 年内围生期 HBV 传播率显著下降。此外,慢性 HBV 感染的孕妇需要接受适当的孕期管理。肝功能始终正常的感染者可以正常妊娠;肝功能异常者,如果经过治疗恢复正常,在停药 6 个月以上复查仍然正常者可以妊娠,但在怀孕期间要定期随访。对于妊娠期间感染 HBV 者,抗病毒治疗必须慎重。在核苷(酸)类似物中,阿德福韦和恩替卡韦对胎儿发育有不良的影响或致畸作用,妊娠期间禁用;替诺福韦属于妊娠用药风险等级 B 类药物,孕中晚期使用对胎儿无影响;拉米夫定属于妊娠用药风险等级 C 类药物,须权衡利弊后慎用。

第三节 丙型肝炎

1 病原体

丙型肝炎病毒(HCV)已被证明是非甲非乙型肝炎(NANB)的主要病原体。HCV 是有包膜的单股正链 RNA 病毒,为直径 40~60 nm 的球状颗粒,由包膜、核衣壳和病毒核心组成。尽管其基因组结构和复制方式与黄病毒属成员类似,但是 HCV 已被归入嗜肝 RNA 病毒属(*Heparnavirus*)。HCV 基因组全长约 9.6 kb,含有一个单一的开放性阅读框架,两侧为非编码区。编码区含有结构区(编码核蛋白和两种包膜蛋白)和非结构区(编码病毒的特异性蛋白酶、解旋酶和聚合酶)。由于病毒的 RNA 聚合酶缺乏校对功能,所以 HCV 存在高度的变异性(准种)。根据基因组序列的差异,HCV 可分为 6 种不同的 HCV 基因型以及 50 多个亚型。我国丙型肝炎感染以基因 2 型 HCV 为主,但也同时存在 3 型和混合型感染,病毒基因变异也非常复杂。目前尚缺乏有效的 HCV 细胞培养系统和可靠的实验动物模型,不过 HCV 感染性克隆已被证实并正在被用于病毒的进一步研究。

HCV 对热具有一定的抵抗力,60℃下可耐受 10 小时,100℃处理 5 分钟可灭活。但是 HCV 对化学消毒剂敏感,10%~30% 的三氯甲烷和 1:1 000 的甲醛溶液 37℃下作用 4 天可破坏 HCV 的传染性。

2 临床表现、致病机制和免疫应答

HCV 感染的临床表现可从无症状感染到急性重型肝炎(非常罕见)。急性 HCV 感染在已知暴露(如输血、针刺)后的潜伏期为 2~26 周,平均 6~7 周。急性丙型肝炎(尤其是成人急性丙型肝炎)患者的临床表现相对较轻,多数为急性无黄疸型肝炎,以谷丙转氨酶(ALT)升高为主,少数为急性黄疸型肝炎,为轻度或中度黄疸,可伴有恶心、食欲下降、全身无力、小便发黄、巩膜黄染等。在自然状态下,有 15% 的丙肝患者能够自发清除 HCV 而痊愈,其余约 85% 的丙肝患者可发展为慢性丙型肝炎。

HCV 感染的一个显著特征是,有高达 85% 新感染的成人和儿童会出现慢性感染。慢性丙型肝炎患者可出现肝炎的常见症状,如疲劳、食欲欠佳、腹胀等,也可以无任何自觉症状,实验室检查仅可见 ALT 反复波动,HCV RNA 持续阳性。有 1/3 的慢性 HCV 感染者肝功能可一直正常,但 HCV 抗体和 HCV RNA 持续阳性,肝活检可见慢性肝炎甚至肝硬化的表现。与慢性 HCV 感染相关的慢性肝病的进展或病程尚不完全清楚,饮酒、感染年龄、男性以及免疫缺陷均与 HCV 相关慢性肝病快速进展有关。虽然持续升高的 ALT 水平暗示持续性肝损伤,但在某些无症状的慢性感染者中,即使其 ALT 水平保持正常,也有可能伴有重大肝损伤。

此外,HCV 感染患者也可以出现肝外临床表现,包括原发性混合型(Ⅱ)冷球蛋白血症、膜性增殖性肾小球肾炎和迟发性皮肤卟啉病。许多其他非肝类疾病(比如自身免疫性甲状腺炎、扁平苔藓、特发性肺纤维化)也可被归因于 HCV 感染,但它们的关联关系仍需要进一

步研究。

由于缺乏有效的细胞培养模型、小动物模型和转基因小鼠感染模型,有关慢性 HCV 感染以及 HCV 相关慢性肝病的免疫发病机制目前尚不完全清楚。来自黑猩猩的实验研究表明,在 HCV 感染痊愈后,用 HCV 相同或不同病毒株再次感染均会导致病毒血症的复发,并且在早期暴露后给予丙肝免疫球蛋白并不能阻止感染,提示宿主针对 HCV 不同抗原表位产生的各种抗体均不是病毒的中和抗体。此外,在黑猩猩模型中,重组 E2 蛋白诱导的高滴度抗体似乎只能提供短期保护,防止同源病毒感染,不能提供长期保护。再者,虽然肝实质内淋巴细胞的存在说明可能有免疫介导性损伤的存在,但细胞介导的免疫在病毒清除和肝损伤中的作用也并不明确。

3　诊断

HCV 抗体检测是用于诊断丙型肝炎的最重要手段,适用于高危人群的筛查,也可用于 HCV 感染者的初次筛查。利用重组 HCV 蛋白或以合成肽如核心蛋白 C22 及 NS3、NS4、NS5 区的非结构蛋白作为抗原,采用 ELISA、放射免疫法检测 HCV IgG 或 IgM 抗体,已经得到了广泛的认可,尤其是在对 HCV 感染进行早期诊断时,检出率可达 90% 以上。

应用分子生物学技术定性或定量检测出 HCV RNA 的存在是 HCV 感染的确认标志。动态监测 HCV RNA 对于明确患者的传染性、病毒在体内的复制情况、抗病毒药物的疗效以及疾病的预后预测都具有重要的价值。研究证实,在 HCV 感染的第一周就可以采用逆转录聚合酶链式反应(RT-PCR)扩增法或转录介导扩增法(TMA)在外周血中检测出 HCV RNA。尽管这些方法要求对血清或血浆采用特殊方法进行收集处理,但这些方法的检测极限很低,大约为 50 IU/mL(PCR)和 5~10 IU/mL(TMA)。

在对可疑患者进行检测时,由于大多数受试者都患有肝脏疾病,且这些检测方法的敏感度和特异度都很高,因此出现 HCV 抗体假阳性的概率很低。但是,在对 HCV 抗体阳性率低于 10% 的人群进行筛查时,HCV 抗体检测结果的假阳性率明显升高,可达 15%~60%。为了提高筛查检测结果的可靠性,HCV 抗体检测纳入了一种更加精确的新的推荐算法,这种算法基于达到筛查测试阳性结果分界比率的特定信号进行,便于操作(图 5-5)。同时,推荐在报告 HCV 抗体检测结果时,使用核酸检测结果进行验证,以便更好地分析检测结果。

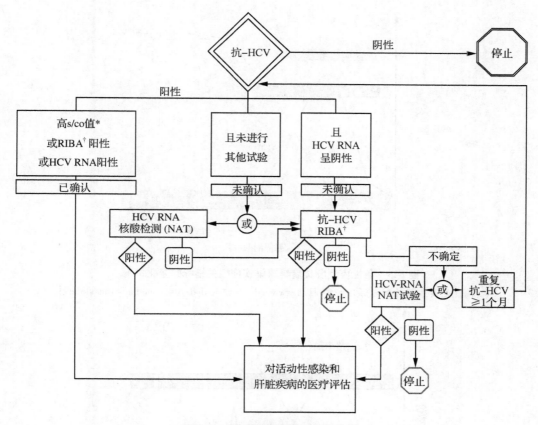

图 5-5　丙型肝炎病毒感染的诊断

* 样本 s/co 值很高（>95%）通常确认为阳性，但未进行血清学补充试验。100 例中，假阳性可能不足 5 例；根据指示可进一步要求进行针对性试验。† RIBA：重组免疫印迹试验。

［来源：美国疾病预防控制中心.丙肝抗体试验和结果报告指南.发病率和死亡率周报,2003,52（No. RR -3）:9.］

需要注意的是，如果初次 HCV 抗体检测结果为阴性，应重复检测，因为超过 20% 的急性丙型肝炎患者在患病早期 HCV 抗体检测结果为阴性。患上急性丙型肝炎后的疾病过程有多种表现，但其一大特征是血清丙氨酸氨基转移酶（ALT）水平会发生波动。急性感染后，15%~25% 的患者能够痊愈且不留后遗症，表现为血清中长期没有 HCV RNA 出现、ALT 水平保持正常（图 5-6）。大多数（75%~85%）HCV 感染是慢性的，ALT 水平持续偏高或波动增大，提示有 60%~70% 的概率患活动性肝病（图 5-7）。30%~40% 的慢性 HCV 感染者 ALT 水平保持正常或某些时段 ALT 可为正常水平。虽然在感染的 6 个多月后发现 HCV RNA 是慢性感染的表现，但某些时段无法检测出血液中的 HCV RNA，因此感染的 6 个多月后仅凭一次 HCV RNA 阴性检测结果不足以排除慢性感染的可能。

病毒分型有助于预测治疗结果和选择治疗方案。我国流行的主要 HCV 基因型和亚型有 1b、2a、3a、3b 和 6a，其中以基因 2 型为主。目前认为，2 型病毒的致病性较强、复制快、复制产生的病毒量多、引起的症状更重，也较难治疗。此外，肝脏活组织检查有助于判定病情严重性，确定纤维化和永久性结构损伤程度，但它对于诊断并非必要。

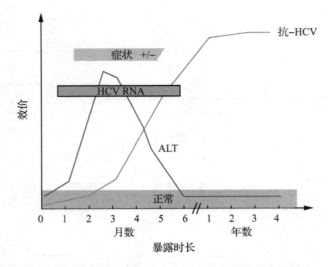

图 5-6　急性丙型肝炎病毒感染疾病相关指标的变化情况

（来源：美国疾病控制与预防中心网站 www. cdc. gov/ncidod/diseases/hepatitis/slideset）

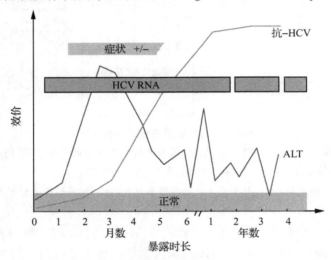

图 5-7　急性丙型肝炎慢性化过程中疾病相关指标的变化情况

（来源：美国疾病控制与预防中心网站 www. cdc. gov/ncidod/diseases/hepatitis/slideset）

4　流行过程

4.1　传染源

丙型肝炎的主要传染源为急性临床型和无症状的亚临床患者、慢性丙型肝炎患者和 HCV 携带者。HCV 主要存在于患者的血液中，另外，患者的汗液、精液等体液中也有病毒存在。通常来说，一般在患者发病前 12 天，其血液即有传染性，并可持续 12 年以上。

4.2　传播途径

HCV 的传播途径与乙型肝炎的类似，主要是通过皮肤或黏膜接触被感染的血液或体液进行传播。但是由于体液中的 HCV 含量较少，因此其传播方式较乙型肝炎局限，其他效率较低的传播途径包括围生期传播和性接触传播。家庭成员间的接触传播并不常见,但直接或间接经皮或黏膜暴露接触被感染的血液也会导致 HCV 感染。需要注意的是,由于丙型肝炎的早期症状不明显,有些患者感染数年都无明显的症状,具有很强的隐蔽性,加上常规检查中一般无丙型肝炎检测项目,容易被忽略,因此事实上丙型肝炎的传播风险比乙型肝炎的传播风险更大。

(1)血液传播

血液传播是丙型肝炎最主要的传播途径。接受被 HCV 污染的血液或血液制品、实体器官移植、使用未经严格消毒的针具及医疗和美容器械等都可导致 HCV 经血传播,与受 HCV 污染的血液发生职业暴露接触也是感染的高危因素之一。在推行严格的血液和器官供体筛查制度的国家和地区,与输血和移植有关的 HCV 传播已经得到了非常有效的控制。我国自1993 年开始对献血员进行 HCV 抗体筛查,以及自 2005 年开始对 HCV 抗体阴性人群筛查HCV RNA 以来,经输血和血液制品的传播已经很少发生。

(2)经破损的皮肤和黏膜传播

这是我国目前 HCV 传播的最主要方式,包括使用非一次性的注射器和针头、未经严格消毒的医疗和美容器械、侵袭性操作和针刺等。此外,共用剃须刀和牙刷、文身和穿耳孔等行为也都是潜在的经血传播方式。在一些发展中国家和地区,感染控制措施不到位、无菌技术不过关(包括不安全注射)所导致的 HCV 院内感染也是常见传播方式之一。在发达国家,静脉注射毒品是 HCV 传播的一大原因。静脉吸毒人群(IDUs)由于共用被病毒污染的针具和其他器具而感染 HCV,有时一群人会共用一套吸毒器具。需要特别指出的是,因为 HCV相比 HBV 或 HIV 在静脉吸毒人群中传播更快,所以即使是只有过一两次静脉注射吸毒经历的人也有高感染风险。

接吻、拥抱、打喷嚏、咳嗽、吃食物、饮水、共用餐具和水杯等无皮肤破损及其他无血液暴露风险的接触一般不会传播 HCV。

(3)性传播

HCV 通过性传播的效率不高,比 HBV 和 HIV 性传播感染的概率低。研究表明,固定的异性伴侣间以及不吸毒的男男性伴侣间 HCV 传播概率较低(<3%),但有多个性伴侣者HCV 感染的发生风险增大。此外,静脉吸毒者伴有其他性传播疾病的患者,特别是感染 HIV者,通过无保护措施的性行为感染 HCV 的危险性更高。

(4)围生期传播

有少数 HCV 感染病例是由于围生期暴露造成的。调查表明,HCV 抗体阳性的母亲将HCV 传播给新生儿的危险性约为 2%。如果母亲在分娩时 HCV RNA 阳性,则传播给新生儿的风险可以提高至 4%~7%;母亲发生 HCV 和 HIV 合并感染时,胎儿感染 HCV 的风险增大,可高达 20%。此外,母亲体内 HCV RNA 载量也与传播风险相关,载量越高,传播风险越大。

4.3　易感人群

丙型肝炎呈全球流行,不同性别、年龄、种族人群对 HCV 普遍易感。据 WHO 统计,全球HCV 的感染率约为 2.8%(约 1.5 亿人),每年因 HCV 感染导致的死亡病例达 35 万例。但是,由于 HCV 感染具有隐匿性,全球慢性 HCV 感染率的确切数据尚不清楚。我国的流行病学调查显示,1~59 岁年龄段人群的 HCV 抗体流行率约为 0.43%,属低流行国家。

5 HCV 流行特征

HCV 感染率和丙型肝炎患病率受地理、时间等环境因素的影响较大。根据不同年龄的血清学数据,可以将 HCV 传播模式分为三种:① 感染集中于 40~59 岁年龄段人群的国家和地区,例如美国和澳大利亚,这两个国家的 HCV 感染最主要的危险因素是静脉注射毒品行为;② 感染人群多为老年人的国家和地区,例如日本和意大利,感染风险的高峰期距今更为久远;③ 所有年龄层均出现感染的国家和地区,这些地方 HCV 的感染风险日益加大,例如埃及。对于符合第②种和第③种模式的国家,不安全注射、使用被污染的医疗侵入性器械和设备等是病毒传播的一个重要原因。据估计,2000 年,经注射途径造成了约 200 万例的 HCV 感染患者,占新增感染病例的 40%。

6 预防与控制

根据中华人民共和国卫生行业标准《丙型病毒性肝炎筛查及管理》,应对所有丙型肝炎高危人群进行筛查和管理。然而,目前尚无有效的预防性丙型肝炎疫苗可供使用。由于病毒准种的多样性以及缺乏有效的中和抗体,需要寻求创新手段研究出高效的暴露前/后预防方法。

在有效的疫苗得以应用之前,HCV 感染的预防必须做到以下几点:① 对血液、实体器官和组织的供体进行筛查。为了避免 HCV 通过输血和移植传播,应坚持对血液、血浆、器官、组织和精子的供体进行常规筛查,而不应仅对 HCV 感染风险高的人群以及 HCV 抗体或 HCV RNA 阳性人群进行筛查。此外,要对所有的凝血因子制剂及其他人体血浆制品进行病毒灭活,且所有未经病毒灭活的血浆制品在投放使用前,都应确保其 HCV RNA 的 RT-PCR 检测结果呈阴性。② 采取标准化、普遍化的措施预防职业传播和医院内传播。为避免 HCV 和其他血源性病原体的医院内传播,在各级医疗卫生机构中都要进一步检查并完善感染控制措施,推行安全注射和标准预防,包括确保注射中使用的一次性注射用品、可重复使用的注射用品应充分消毒,血液透析中心的医务人员接触患者血液时要戴手套。③ 减少易引起疾病传播的危险行为,不共用剃须刀及牙具等,理发用具、穿刺和文身等用具均应严格消毒。对于静脉吸毒者,要进行安全教育,劝其戒毒。对男性同性恋者或有多个性伴侣者应定期检查,加强管理。④ 预防母婴传播。对 HCV RNA 阳性的孕妇,应避免进行羊膜腔穿刺,尽量缩短分娩时间,保证胎盘的完整性,减少新生儿暴露于母血的机会。⑤ 确认感染者身份,对其提供咨询和可行的治疗方案。及时发现 HCV 感染者十分重要,这样他们就可以接受咨询服务,了解如何保护肝脏不进一步受损及如何降低传染风险。另外,对 HCV 感染者应进行评估,判断其是否伴有慢性肝脏疾病并提供可靠的治疗方法。此外,感染者还应该了解如何防止肝脏进一步受损,其中包括禁酒、接种甲肝疫苗和乙肝疫苗等。

丙型肝炎的治疗手段发展迅速,常用的治疗方法是长效干扰素和核苷(酸)类似物制剂的联合疗法。接受联合疗法治疗的患者中,超过半数人都有持续的病毒学应答,表现为转氨酶水平持续正常,治疗后半年及以上时间内均检测不到 HCV RNA。但是,同时使用干扰素和核苷(酸)类似物制剂治疗可能出现多种严重的副作用,因此进行严格的治疗前评估、并对整个治疗过程进行监测非常重要。建议对进行肝脏组织学检查的 HCV 感染者,如果出现严重肝纤维化,应及时接受治疗,并根据肝脏疾病的严重程度、治疗反应的可能性、并存疾病是否存在等,有针对性地制订治疗方案。

第四节　丁型肝炎

1　病原体

1977 年,意大利学者 Rizzeto 用免疫荧光法在慢性乙肝患者的肝细胞中首次观察到了一种新的病毒抗原,即丁型肝炎病毒(HDV)。关于 HDV 的起源,目前有两种推测:一种是 HDV 可能源于植物类病毒;另一种是 HDV 由宿主细胞的前信使 RNA 剪切拼接而成。HDV 是一单股负链的环状 RNA 病毒,形状为球形,直径 35 ~ 37 nm,是目前已知的人类最小的感染源。HDV 基因组全长约 1 700 bp,编码一个单一蛋白,即 HDV 抗原(HDAg)。HDV 是一种缺陷病毒,只能存在于 HBV 感染的患者以及某些嗜肝 DNA 病毒表面抗原阳性的动物中,极少有单独的 HDV 感染。因此,HDV 也被归类为卫星病毒或亚病毒因子。

2　临床表现、致病机制和免疫应答

HDV 有 3 种感染模式,即 HDV 与 HBV 的重叠感染(super-infection)、HBV 和 HDV 共感染(co-infection)及 HBV 非依赖的 HDV 感染。重叠感染是指在慢性 HBV 感染的基础上合并 HDV 感染,这种方式会使大多数患者(80%)发展为慢性 HDV 感染。共感染是指 HBV 和 HDV 同时感染,共感染与其他感染方式相比更严重,多表现为急性 HDV 感染,患者的血清中 ALT 含量增高。关于 HBV 非依赖 HDV 感染的最初报道发生在肝移植术后,是患者在未感染 HBV 时已感染了 HDV,此时 HDV 可存在于肝细胞内,可通过免疫组织化学方法检测到。但只有在感染 HBV 后,HDV 才可形成完整病毒颗粒并入血形成 HDV 病毒血症。

HDV 感染的潜伏期与 HBV 感染的潜伏期相近(6 周 ~ 6 个月),其临床表现在一定程度上取决于同时伴随的 HBV 的感染状态。通常来说,HDV 感染会导致急性和慢性 HBV 感染病情加剧,其中 50% ~ 70% 的急性感染(共感染或重叠感染)会导致黄疸型肝炎发作,而对于 HBV 感染来说黄疸型肝炎发作的概率仅为 30%。对于慢性乙肝患者,感染 HDV 后可使肝损害进一步加重,而且与只感染 HBV 的情况相比,肝硬化发生率更高。研究表明,高达 90% 的慢性 HDV 和 HBV 重叠感染患者会发展成慢性肝炎、肝硬化、肝功能衰竭导致死亡。然而,尽管有充分证据表明慢性 HBV 感染与肝细胞癌之间有密切联系,但迄今为止尚无证据表明肝细胞癌与慢性 HDV 感染有关。

HDV 的致病机制目前尚不清楚。临床及动物实验研究发现,感染 HDV 后,HDV RNA 多分布在肝细胞损伤程度较为明显的区域,肝损伤程度与血清及肝内 HDAg 的含量成正比,提示 HDV 有直接致肝细胞损伤的作用。有学者还发现,慢性乙肝或 HBsAg 携带者重叠感染 HDV 后,肝组织损伤程度不等,可表现为正常、轻微炎症反应、严重肝细胞坏死和伴有门脉区较严重的炎症细胞浸润,提示丁型肝炎的发病除 HDV 直接细胞毒作用外,尚与宿主的免疫应答有关。

HDAg 能够诱导机体产生 HD IgM 抗体和 HD IgG 抗体。HD IgM 抗体在急性 HDV 感染的早期出现,恢复期逐渐消失,HD IgM 抗体持续高滴度是患者病情慢性化的标志。HD IgG 抗体多在发病后 3~8 周出现,可保持多年低滴度阳性;在病情活动期,HD IgG 抗体滴度升高。需要指出的是,感染 HDV 后机体产生的抗体并不是中和抗体,即抗体阳性时机体仍然可以感染病毒,并具备传染性。

3 诊断

HDV IgM 抗体和 IgG 抗体都可在感染过程中出现。急性 HBV 和 HDV 重叠感染的诊断标准是出现急性 HBV 感染的血清学标志(HBc IgM 抗体和 HBsAg)且出现血清 HDAg 阳性或 HDV 总抗体阳性。由于 HDV 抗体反应常常很弱且可能延迟数月,因此,诊断急性 HDV 感染可能需要检测急性期和恢复期血清。对血清中丁型肝炎病毒抗原(HDAg)的检测一般只有在实验室中才能进行,在疾病的急性发病阶段可以检测出 HDAg。然而 HDAg 检测敏感性不高。HDV RNA 检测一般也只能在实验室进行,对血清 HDV RNA 的杂交检测法也被证实比 HDAg 检测法敏感性更高,且有助于对慢性 HDV 感染者的潜在传染性进行评价。

4 流行过程

4.1 传染源

急性或慢性丁型肝炎患者和 HDV 携带者都是 HDV 的主要传染源。由于 HDV 的复制传播依赖于 HBV,HBsAg 携带者是 HDV 的保毒宿主和主要传染源,所以 HDV 在某地区的分布与当地乙型肝炎患者和 HBsAg 携带者的分布情况有关。尽管有证据表明黑猩猩、土拨鼠和鸭等动物也可以感染 HDV,但是这些动物作为 HDV 传播源的意义尚不清楚。

4.2 传播途径

HDV 的传播途径和 HBV 的传播途径一样,主要通过皮肤或黏膜直接或间接接触血液或体液进行传播,或者通过性接触进行传播。围生期母婴间传播也可能发生,但对公共健康造成的影响很小。

(1)血液传播

输血或血制品时使用被 HDV 污染的注射器和针刺等均能够造成 HDV 的传播。此外,皮肤开放性创伤的污染和吸血昆虫的叮咬也可能造成传播。在西方国家,共用注射器经静脉吸毒也是 HDV 常见的一种传播途径。

(2)母婴传播

HDV 母婴传播的发生率低。调查发现,HBsAg 和 HBeAg 双阳性且 HDV 抗体阳性的母亲才可能将 HDV 传给婴儿,提示只有在 HBV 复制活跃的孕母分娩时,HDV 的母婴传播才可能发生。

（3）密切接触传播

血液、唾液、汗液和精液等机体分泌物中都可以检测到 HDV 的存在。因此，日常生活的密切接触也可以引起 HDV 的感染和传播。胎儿如果在围生期感染了 HBV，那么出生后有可能通过与 HDV 阳性家庭成员的密切接触而感染。此外，同性恋、异性恋和家庭配偶间也可发生水平传播。

4.3　易感人群

人群对 HDV 普遍易感，尤其是 HBsAg 携带者和急性、慢性乙肝患者。HBV 的高危人群一般也是 HDV 的高危人群，包括受血者、器官移植者、血液透析者、经常接触 HBV 感染者血液的医务人员，以及静脉吸毒者、同性恋者等。

5　流行特征

目前根据基因序列的不同将 HDV 分为 8 个基因型。Ⅰ型在全世界范围分布，我国 HDV ⅠA 亚型以河南株为代表，ⅠB 亚型以四川、广西株为代表；Ⅱ型主要分布于日本、中国台湾和俄罗斯亚洲地区等；Ⅲ型主要在亚马孙地区盛行，常引起急性重型肝炎；Ⅳ型分布在日本和我国台湾等地，另外在我国台湾患者中还发现了Ⅰ和Ⅳ型 HDV RNA 嵌合型病毒株感染；Ⅴ、Ⅵ、Ⅶ、Ⅷ型则均分布在非洲。

HDV 是一种全世界范围内的人类病原体。在全球约 3.5 亿 HBV 感染者中，约 1 500 万人为 HDV 共感染者。感染疫情最严重的地区在亚马孙盆地、非洲部分地区以及罗马尼亚，这些地方 20% 的人都有慢性 HBV 感染，其中高达 90% 的人伴 HDV 感染；在其他 HBV 感染高流行地区，HDV 感染率也很高，影响 15% 的慢性 HBV 感染者以及30% ～50%的与 HBV 相关的慢性肝脏疾病患者。怪异的是，虽然东亚和东南亚地区慢性 HBV 感染率很高，但这些地区的 HDV 感染率却很低。

HDV 感染的年龄风险与 HBV 感染极为相似，但也有一些不同。在 HBV 感染率低的地区，如美国和西欧，HDV 感染率在慢性 HBV 感染者中很低（0～5%），但在 HBV 相关慢性肝脏疾病患者中可达 10% ～25%。在巴西、委内瑞拉、哥伦比亚和中非共和国，慢性 HDV 和 HBV 感染主要影响儿童和青年，导致急性病患者病死率升高以及慢性肝脏疾病发生率增加。

6　预防与控制

HDV 感染的预防取决于 HBV 感染的预防，接种疫苗预防急性和慢性 HBV 感染是预防 HDV 共同感染的最佳保护措施。从 20 世纪 90 年代开始，随着 HBV 疫苗的接种、艾滋病防治的公共健康措施和社会卫生条件的改善，实现了 HBV 感染的有效控制和 HDV 感染率的连续大幅降低。对婴幼儿进行常规免疫，对之前暴发过丁型肝炎的地区的儿童进行补充免疫接种等均能有效阻止 HBV 和 HDV 的传播流行。此外，注意消毒和安全注射操作、严格筛查血液和血液制品中的 HBsAg，都能有效降低 HBV 和 HDV 感染的发生风险。

第五节 戊型肝炎

1 病原体

戊型肝炎病毒(HEV)是戊型肝炎的病原体,属于戊型肝炎病毒科戊型肝炎病毒属。HEV 是一直径 32 ~ 34 nm 的二十面体、单股正链、无包膜的 RNA 病毒,基因组全长约 7.2 kb,含 3 个非连续及部分重叠的开放阅读框(ORF),分别为 ORF1、ORF2 和 ORF3,编码所有的结构性或非结构性蛋白。其中 ORF2 编码主要病毒的衣壳蛋白。根据基因组序列的差异,可将 HEV 分为 4 种主要的基因型(1 ~ 4 型),但是 HEV 只有一种血清型,来自不同地区的 HEV 毒株之间存在血清学交叉反应。

HEV 抵抗力较弱,不稳定,经过超速离心、反复冻融后容易降解,但在液氮中极为稳定。在生肉或未完全煮熟的肉制品里,HEV 仍可保持其感染性。56℃加热 1 小时或 70℃加热 10 分钟后病毒仍能存活,以 70℃水浴加热 20 分钟或沸水煮 5 分钟可彻底灭活病毒。

2 临床表现、致病机制和免疫应答

戊型肝炎的潜伏期为 2 ~ 9 周,平均约 40 天,大多数患者呈急性自限性感染,临床表现与其他急性病毒性肝炎类似。在持续 1 ~ 10 天的前驱期后,初始症状无特异性,包括虚弱、食欲缺乏、肌肉痛、关节痛和呕吐等。有部分患者可以出现较严重的临床症状,如小便黄赤(92% ~ 100%)、腹痛(41% ~ 87%)、瘙痒(13% ~ 55%)、关节痛(28% ~ 81%)、皮疹(3%)和腹泻(3%)等,此外约有 50% 的患者还会出现发热和肝大。需要注意的是,HEV 感染会引起多种严重并发症,包括慢加急性肝病、肝外症候和慢性肝炎,有时会进展为急性重型肝炎。此外,尽管我国尚未发现戊型肝炎慢性化病例,但欧美研究发现,重度免疫低下的患者感染 HEV 可导致慢性感染。

HEV 感染可刺激机体产生 HEV IgM 抗体和 IgG 抗体。通常情况下,HEV IgM 和 IgA 抗体在发病就诊时即可检出,发病的第 6 ~ 7 天 IgM 和 IgA 抗体达到最高水平,随后逐渐降低,之后在 4 ~ 6 个月内降低至无法检出。在发病约第 9 天时,可在患者外周血中检测到 HEV IgG 抗体。IgG 抗体在体内持续存在的时间比较长。有调查发现,HEV 感染 10 年后宿主体内仍可检测到高浓度的 IgG 抗体。HEV 抗体及其他感染标志物的出现规律在早期的动物感染性试验研究中也曾得到证实。

迄今为止,HEV 的致病机制仍不完全清楚。HEV 感染时,IgM 和 IgG 的出现时间与转氨酶升高及黄疸等症状的出现时间一致,提示肝细胞损伤与抗体的产生有关。戊型肝炎急性期患者淋巴细胞受抗原刺激后的增殖反应明显增强,表明体液免疫和细胞免疫可能在 HEV 感染的肝细胞损伤过程中都发挥着重要作用。

3 诊断

根据临床表现很难区别戊型肝炎与其他急性病毒性肝炎,因此实验室诊断在 HEV 感染

的确诊中非常重要。HEV 急性感染的实验室检测指标包括 HEV IgM 抗体阳性、HEV IgG 抗体阳性或水平升高 4 倍以上、血清和(或)粪便 HEV RNA 阳性。一般情况下,这三项指标的任何一项阳性都可作为 HEV 急性感染的临床诊断依据,如果同时有两项指标阳性则可确诊。目前,HEV 抗体(IgM 和 IgG)的检测方法在许多国家均得到了广泛使用。HEV IgM 抗体在患者出现临床症状时大多能检测到,在恢复期迅速消退。IgG 抗体紧随 IgM 抗体出现且抗体水平迅速升高。

4 流行过程

4.1 传染源

潜伏期末期或急性期早期的戊型肝炎患者和隐性感染者均可成为 HEV 的传染源。基因 3 型和 4 型 HEV 除了可感染人体外,还可感染其他多种动物宿主。目前,人们已经从猪、牛、羊和兔中分离出 HEV,且疾病流行区的家畜中 HEV 抗体滴度较高。在所有的动物宿主中,猪是 HEV 的重要自然宿主及传染源,这与其极高的感染率以及与人群的密切接触有关。

4.2 传播途径

消化道传播是 HEV 最常见的传播途径,主要包括因粪便污染生活用水而造成的水源传播,由感染 HEV 的动物内脏或肉制品、粪便或水源污染食物以及刀具和案板等厨具生熟不分导致。其他传播途径有血液传播、垂直传播和密切接触传播。

(1)消化道传播

HEV 主要通过粪-口途径传播,其中经水源传播是引起大规模流行的主要途径,食源性传播是散发流行的主要途径。戊型肝炎暴发多发生于卫生条件较差的发展中国家。接触或饮用被潜伏末期和急性期早期患者粪便污染的水、食物和食具是感染 HEV 的重要危险因素。食物在生产和加工过程中被 HEV 污染会引起戊型肝炎的传播,苍蝇和蟑螂也可充当传播媒介。

(2)血源性传播

大量研究显示,多次接受输血的人群 HEV RNA 检出率高于对照人群,血液透析患者 HEV 感染的风险约是献血志愿者的 1.5 ~ 2.5 倍。这些调查结果表明,HEV 有血源性传播的可能。我国关于 HEV 血源性传播的直接证据报道相对较少,因此,HEV 的血源性传播还需要更多的直接证据支持。

(3)母婴传播

母婴传播即垂直传播,是指由孕母传染给胎儿。印度的研究报道,印度垂直传播的发生风险为 23.3% ~ 50%。Sookoian 等报道在阿根廷戊型肝炎垂直传播发生率可达 33.3% ~ 50%。Kumar 等对孕妇调查显示,其中有 30% HEV RNA 呈阳性,除死亡孕妇外,其余孕妇所产新生儿 100% HEV RNA 阳性,并且呈急性进行性感染。可见其危害严重,需要进行更多的研究。

(4)密切接触传播

接触传播是由于戊型肝炎患者及宿主动物粪便污染环境或日常生活用品所致。手污染在此类传播中起重要作用,但其对人与人之间传播的意义并不大。有研究曾对 86 例密切接触感染者进行调查,发现仅有 2 例是通过人与人之间的传播而感染的。

4.3 易感人群

HEV 可感染任何年龄人群,临床病例常见于青壮年和中老年。老年人感染 HEV 后病程长,黄疸水平高,症状严重;亚临床感染以儿童、青少年为主。免疫缺陷者易发生 HEV 慢性感染,包括器官移植受者、需要接受化疗的恶性血液病患者以及 HIV 感染者。尤为值得注意的是,孕妇感染 HEV 的风险高,尤其是妊娠晚期孕妇。1986—1988 年我国新疆南部地区戊型肝炎大流行,孕产妇罹患率为 23.80%,病死率高达 13.46%。分析其原因可能与妊娠期间孕妇的营养及免疫状况发生改变有关,如血浆锌降低、贫血和缺乏维生素 D 等,均会导致孕妇 HEV 感染的风险增高。

5 流行特征

HEV 感染呈世界性分布,主要流行于亚洲、非洲和中美洲等发展中国家。其中东南亚地区戊肝疫情最为严重,在这一地区,HEV 感染者和死亡病例分别占全球的 60% 和 65% 以上;在非洲,HEV 主要流行于索马里、乌干达等国;在北美洲,主要流行于墨西哥;发达国家以散发为主。我国是戊肝高发地区之一,但 HEV 感染率存在明显的地区差异。2000—2010 年全国各地的血清流行病学调查数据显示,我国南部地区人群 HEV IgG 抗体阳性率高达 40%,中部地区阳性率约为 30%,而东北三省及华北地区阳性率约为 20%。

不同年龄段人群对不同基因型的易感性存在差异。基因 1 型、2 型 HEV 多影响 15 ~ 30 岁的青壮年人群,基因 3 型和 4 型 HEV 多感染 40 ~ 60 岁的中老年人。此外,人群感染 HEV 与职业密切相关。印度有研究发现,污水处理工人有较高概率暴露于 HEV;德国一项研究表明,与猪长期接触的职业人群曾发生 HEV 感染的人数是献血人群的近 2 倍,其中屠宰人员的感染风险最高。我国各地食品和公共场所从业人员血清 HEV IgG 抗体的阳性率为 30% ~ 40%,HEV IgM 抗体的阳性率为 0.08% ~ 0.23%。

戊型肝炎暴发有明显的季节性,雨季和夏季是水源性 HEV 暴发流行的高发季节。Geng 等的调查结果显示,1—3 月份为我国戊型肝炎发病高峰时段,原因可能是与居民在春节期间摄入较多的肉类和海鲜产品有关。

6 预防与控制

从发现 HEV 至今,人们对戊型肝炎的认识取得了巨大进步。从目前的疫情形势来看,我国 HEV 感染现状仍不容乐观,人群中存在大量可作为传染源的亚临床隐性感染病例,因此戊型肝炎的防控形势依然十分严峻。与大多数经粪-口途径传播的传染病一样,提供清洁饮用水及加强人畜排泄物的消毒处理是最重要的公共预防措施。然而,这些措施在疫区往往不易及时做到,疫情一旦形成,仅凭这些措施还是难以迅速消除疫情。对于散发性戊型肝炎,目前仍未发现主要的单一危险因素,而是多种可能感染途径并存,因此制定有针对性的防控策略十分困难。但是,加强饮食从业人员健康体检,严格执行生、熟食分开,保证肉制品烹调充分等措施都能够有效地降低 HEV 感染的风险。此外,建议到 HEV 感染流行区的游客避开可能已被污染的水或食物,而且应避免饮用纯度未知的饮料(加冰或无冰),不生吃贝类,不生吃带皮或他人提供的水果蔬菜。

　　接种疫苗是个体防护的最直接和最有效的手段,目前已开发出具有高免疫原性、安全、有效的戊肝疫苗,可用于预防戊型肝炎。从公共卫生的角度来看,有必要加强对饮食行业从业人员、无偿献血者及孕妇看护保健人员进行疫苗接种。从易感人群的个体防护角度来看,前往非洲、中东和南亚等戊肝高流行地区的务工人员、旅行者、维和部队官兵,以及准备怀孕的妇女、已有基础性肝损伤者和感染 HEV 后易出现严重后果的中老年人等,也有必要进行疫苗接种。

第六章　人类免疫缺陷病毒(HIV)和获得性免疫缺陷综合征(AIDS)

第一节　概　述

在 20 世纪 80 年代之前,艾滋病(acquired immune deficiency syndrome, AIDS)是一种人类不了解的医学综合征。由于一些健康年轻男性出现机会性感染增加的情况,美国对此进行了调查,并于 1981 年首次报道了在男男同性恋群体中 HIV 感染的病例。随后,在 1959 年中非的回顾性研究样本中,科学家首次确定 HIV 血清阳性标本。艾滋病病毒(human immunodeficiency virus, HIV)是一种逆转录病毒,可分为 HIV-1 型和 HIV-2 型,其中 HIV-2 型的传染性和致病性较低。通过对从人类和猴子体内分离的 HIV 进行核苷酸序列分析,人们认为 20 世纪 30 年代流行的 HIV-1 型病毒最初是从中非的黑猩猩传播给人类的,而最早传播给人类的 HIV-2 型病毒则来自西非的白眉猴。

自 1981 年世界上发现第一例 HIV 感染者以来,AIDS 便以惊人的速度向全球蔓延,现已成为全球最大的公共卫生问题。据联合国艾滋病规划署和世界卫生组织 2018 年最新公布的数字,全球约有 3 950 多万人感染艾滋病病毒,其中 230 万是 15 岁以下的儿童,因艾滋病导致的死亡人数达 290 多万。撒哈拉以南的非洲 2008 年新增的 HIV 感染者约占全球总数的 71%,是全世界艾滋病流行最严重的地区。尽管近年无论是国内还是国外已加大力度控制和预防艾滋病的传播,而且人们对 HIV 分型及其体内特点已逐渐掌握,但是依旧无法彻底控制 HIV 的传播和流行。

1982 年由于使用被污染的进口凝血因子Ⅷ而被感染的 4 例血友病患者是我国最早发现的 HIV 感染者,1985 年我国在外籍游客中发现了首例 AIDS 患者。在我国,HIV/AIDS 的传播经历了三个阶段:传入期(1982—1989 年)、扩散期(1990—1994 年)和快速增长期(自1995 年至今)。HIV 感染者和 AIDS 患者的总人数逐年上升,疫情已呈现从少数高危人群(静脉注射吸毒人群、性工作者等)逐渐扩散到普通人群、从局部流行地区(云南、广西和四川等地)迅速扩散到全国的趋势。

第二节　病原体和感染史

1　病原体

1983 年,巴斯德研究所(法国巴黎)的 L. Montagnier 和美国国家癌症研究所的研究人员分离出一种逆转录病毒,随后将其命名为 HIV,并证明了它是导致 AIDS 的原因。1985 年,Montagnier 研究组的 F. Cvael 等人又分离出 AIDS 病毒的变异体并将其命名为 HIV-2。HIV-1容易变异,在全球范围内已经鉴定出 13 种不同的 HIV-1 亚型和 11 种重组形式。到 2005年,这些 HIV-1 型病毒被分类为 M 组、O 组和 N 组(非 M、非 O)。引起全球传播的 HIV 病毒几乎都来自 M 组。M 组由 9 种不同的亚型组成,在北美和西欧主要是亚型 B,南美洲主要是亚型 B 和 F,南部非洲主要是亚型 C,东非主要是亚型 A 和 D,西非为重组亚型 A/G,亚洲为亚型 B 和重组亚型 A/E。

HIV 是一直径约为 110 nm 的球状病毒,粒子外包被着由双层脂质构成的质膜,质膜主要源于寄主细胞的外膜。质膜表面有许多突起,它们是由病毒的结构基因之一 env 基因编码的前体蛋白修饰剪切后的产物 gp120(gp125)和 gp41(gp36)构成的。紧贴质膜内侧的是一层不规则的内膜蛋白(又称基质蛋白,matrix protein),中心是病毒的圆锥形核心部分,由一层衣壳蛋白包裹着病毒的基因组 RNA 构成。HIV 的基因组是 2 条单股正链 RNA,由氢键相连并与核衣壳蛋白结合,以核蛋白的形式稳定存在于衣壳蛋白内。与其他逆转录病毒相似,HIV 的 RNA 链上附着有反转录酶,在 RNA 的 5' 端有一帽子结构,3' 端有 Poly(A)尾。

2　感染史

HIV 可通过胃肠道或泌尿生殖道进入机体。病毒首先会感染树突状细胞等局部细胞,并在此复制,几天之后形成系统性感染。HIV 是一种 RNA 病毒,其 RNA 最初转录到宿主细胞的 DNA 中,然后转录成 RNA,借此自身复制多次,这使得细胞成了 HIV 的"复制工厂"。然后这些 HIV 病毒颗粒从 CD4 淋巴细胞释放到血流中。过去十几年,人们一直认为,慢性HIV 感染后,机体免疫功能发生缓慢损伤,并最终发展为 AIDS。然而,越来越多的证据显示,HIV 感染的致病过程并不是缓慢的,AIDS 的机制始动于感染后的最初数周至数月。从HIV 感染人和猴免疫缺陷病毒(SIV)感染恒河猴的研究发现,原发感染期大量的病毒复制将导致两个关键性的后果:① 淋巴外组织的 $CD4^+$ 效应记忆 T 细胞(TEM)严重缺失;② 建立了一种持续的机能亢进的状态,记忆 T 细胞增殖显著升高,但是细胞的平均寿命显著缩短。前者可以在感染初期削弱免疫系统,使这些细胞快速再生;后者则延缓了免疫崩溃。再生$CD4^+$TEM 细胞虽然阻止了免疫衰竭,但同时也不断地给病毒提供了感染所需的新的靶细胞,并且将进一步损害细胞的再生能力,直至最终打破脆弱的机体稳态。

HIV 在细胞内复制并破坏细胞的过程最终将导致宿主 CD4 细胞和总淋巴细胞计数降低,并引起进行性免疫缺陷。当免疫系统受损足够严重(定义为 CD4 细胞计数小于 200 个/

微升)时,HIV 感染者就易发生可能危及生命的机会性感染和疾病。虽然免疫系统具有极强的恢复力和再生能力,但 HIV 每天以 100 亿新病毒粒子的速度繁殖,而且与所有人类和动物逆转录病毒一样,HIV 感染是终身的。

3　艾滋病分期

从单纯 HIV 感染者发展成为出现特定并发症的 AIDS 患者,有一个完整的自然过程。临床上将这个过程分为三期:HIV 急性感染期、HIV 感染末期(无症状期,包括窗口期)、HIV 感染末期(艾滋病期)。三个时期的不同临床表现是一个渐进的和连贯的发展过程。需要说明的是,不是每个感染者都会完整地经历并出现全部的三期表现,但处于每个疾病阶段的患者在临床上都可以见到。

HIV 急性感染期是 HIV 侵袭人体后对机体刺激而引发的急性反应,40% ~ 60% 的 HIV 感染者在感染一周左右出现急性感染症状。临床症状多轻微、短暂,表现为发热、咽痛、淋巴结肿大、皮疹,偶发脑膜炎等。这一阶段属于 HIV 急性感染期,称为急性 HIV 感染综合征,或称为初期 HIV 感染(primary HIV-infection)。在 HIV 感染的最初期阶段,临床上只有一部分病人出现上述症状。

HIV 感染者经过急性期后进入无症状期,也可以无明显急性期症状而直接进入此期,还可历时数月至 10 年或更久。根据抗体产生的时间又将此期划分为两个阶段:窗口期和潜伏期。窗口期是指从感染 HIV 到机体产生抗体的这段时间,一般需要 3 ~ 12 周,这段时间在患者体内检测不到 HIV 抗体。尽管在窗口期检不出抗体,但在血液中可检出 HIV P24 抗原和 HIV RNA,即病毒筛查试验阳性。一旦确诊为 HIV 感染阳性,则说明已检测到抗体,患者已度过窗口期,步入无症状期的主要阶段——潜伏期。处于此阶段的患者尚未出现 AIDS 临床症状和体征,甚至没有任何症状,在外表和自身感觉上都与健康人一样。如果经血清学检验发现 HIV 抗体呈阳性,即确诊为 HIV 感染,患者才能被称为 HIV 感染者或 HIV 携带者。

当人体的免疫系统受到 HIV 的严重破坏后,机体会发生各种致命的机会性感染和恶性肿瘤,即出现 AIDS 特定的临床表现,进入发病期,从而发展成为 AIDS 患者,进入艾滋病病毒感染的最终阶段——典型艾滋病期。最终,患者由于严重的细胞免疫缺陷,免疫功能全面崩溃,出现各种严重的综合病症,直至死亡。

第三节　流行过程

1　传染源

AIDS 患者和 HIV 携带者是主要的传染源,尤其是临床无症状而血清 HIV 抗体阳性的感染者,HIV 检出率最高,其传染性也最强。无症状的感染者是 HIV 流行难以控制的重要原因。病毒阳性而抗体阴性的 HIV 感染者是更危险的传播者,早期和晚期 AIDS 患者比较多见。

2 传播途径

HIV 携带者的血液、精液、阴道分泌物、唾液、眼泪、骨髓液、尿、母乳等体液,以及脑、皮肤、淋巴结、骨髓等组织内均存在 HIV。因此,HIV 有三种主要传播方式,即通过直肠、阴道、口腔(较少出现)接触进行传播;通过注射、输血或意外接触被感染的血液或血液制品传播;以及分娩前、分娩期间或分娩后的围生期传播。没有证据表明 AIDS 病毒能够通过空气、水、食物、偶然接触或昆虫媒介传播。大量的研究对患有 AIDS 的成人和儿童的家庭接触进行了广泛的跟踪调查,均未发现 HIV 会通过共用生活空间、厨房或浴室,或者通过偶然接触传播。

(1)性接触传播

性接触传播包括同性恋、异性恋接触传播,占 70% ~ 80%。男性同性恋和两性恋是 HIV 性传播的主要方式,前者的传播风险是后者的 3 倍。研究报道,接受性口交感染 HIV 风险低,估计每 1 万次接触出现 1 例感染。在大多数亚洲国家和非洲国家,经异性接触是主要的传播途径。我国 HIV 感染者经性传播约占 6.6%。

(2)经注射、输血或血液制品传播

HIV 可通过人的体液传播,故携带病菌的任何载体在直接接触人体体液都将使接触者直接感染 HIV。例如,HIV 携带者的血液迸溅入他人眼球、与 HIV 携带者同用一支牙刷或剃须刀等直接接触并使用携带病毒的生活用品,也就相当于直接将自己暴露于病毒环境中。输血感染 HIV 的风险估计为每 1 万次输血出现 9 000 例感染,针头共用注射吸毒约为每 1 万次出现 67 例感染。目前,我国 HIV 感染以静脉吸毒传播为主要途径,其中经静脉注射毒品传播占 71.7%,经输血或血液制品传播占 0.3%。一些大中城市吸毒人群的 HIV 感染上升较快。通过对捐赠者进行教育,检测所有捐献血液和血浆中的 HIV-1 和 HIV-2 抗体、HIV-1 抗原、HIV RNA,以及开发安全凝血因子,可以很好地控制血友病和输血受者的被感染风险。

(3)围生期母婴传播

围生期母婴传播占 5% ~ 10%。携带 HIV 的母亲可以经胚胎(胎内感染)、产道感染及经母乳传播给孩子,导致新生儿一出生便是 HIV 携带者,且病死率较高。母婴传播在 HIV 流行的各国均存在,但不是主要传播途径。调查显示,目前我国 HIV 母婴传播只占 0.1% 左右。

3 高危人群

性病患者、吸毒者、暗娼及嫖客、同性恋尤其是男男同性恋者、与 HIV 感染者或 AIDS 患者密切接触者等均为 HIV 感染的高危人群。此外,卫生保健和实验室的工作人员因为接触 HIV 患者的血液或标本,也有感染 HIV 的风险。因此,卫生保健工作者在接触患者时应始终遵循标准的预防措施,以尽量减少对 HIV、乙型和丙型肝炎病毒以及其他血源性病原体的接触,包括在可能与血液或非完整组织接触时使用适当的保护措施(如手套、口罩、手术服和护目镜)。对于经皮肤或黏膜暴露于 HIV 感染物的工作人员,建议使用一个疗程的抗反转录病毒药物进行预防。

第四节　HIV/AIDS 的监测

在了解病因之前,AIDS 最初被定义为"从未患有免疫缺陷的人发生的严重机会性感染性疾病",例如卡氏肺孢子虫肺炎和卡波西氏肉瘤。后来确定了 HIV 是 AIDS 的病因,并且越来越多地了解了该病的流行病学特征和临床表现。为了更好地预防和控制 HIV 的传播和流行,各国均开展了 HIV 和性病的哨点监测工作,以便及时了解 HIV 流行动态。泰国从1967 年开始,共设立了 36 个 HIV 防治中心和 13 个性病防治中心;我国因为 HIV 输入较晚,于 1995 年才在世界卫生组织(WHO)的推荐和帮助下开始对部分高危人群进行哨点监测HIV。哨点监测不仅对高危人群非常有效,对一般人群更可以提前揭示艾滋病流行的潜在威胁。目前,最常用的 AIDS 病症报告的标准是 CD4 细胞计数小于 200 个/微升。

对于 HIV 预防方案是否可以遏制该病流行的实时评估表明,监测 HIV 感染的发生率至关重要。以美国为例,图 6-1 展示了从 1985 年至 2005 年期间,美国 AIDS 病例、AIDS 死亡人数和存活的 AIDS 患者的流行情况。由图可见,1985 年至 1993 年 AIDS 病例和死亡人数稳步增加,随后在 1993 年至 1997 年急剧下降。1993 年左右的急剧上升和下降是由于在 AIDS病例定义中增加了免疫标准。许多 CD4 细胞计数低于 200 个/微升的 HIV 感染者直到 1993年才被诊断出患有 AIDS。由于联合抗反转录病毒疗法的普及,1995 年至 1997 年期间 AIDS发病和病死率出现下降,这也可能与 1980 年代中后期发生的 HIV 感染率下降有关。随后在1997 年至 2004 年,AIDS 病例和死亡病例数大体不变,2005 年报告 AIDS 病例数有所增加。同期 AIDS 相关病死率不断降低,直至每年不到 2 万人,并且由于每年大约有 40 000 名新诊断患者,这使得在世的 HIV/AIDS 感染者人数不断增加。这也意味着要确保为这些人提供治疗和护理并采取干预措施,以防止 HIV/AIDS 的进一步传播。

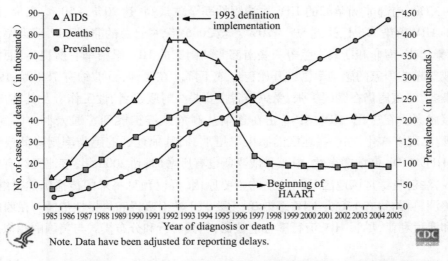

图 6-1　AIDS 年病例数、死于 AIDS 的人数与 AIDS 患者生存人数(美国,1985—2005 年)

在全球范围内,联合国 AIDS 规划署(UNAIDS)和世界卫生组织(WHO)每年都会发布

HIV/AIDS 的监测情况。在发展中国家,由于 AIDS 和 HIV 病例监测系统不够完备,只能通过对就诊的产前妇女进行多次横断面的 HIV 血清学调查来监测 HIV 趋势,并以此代表生育年龄内性活跃成年人群。据 UNAIDS/WHO 统计,截至 2006 年底,有 3 950 多万人感染 HIV,其中大多数(63%)生活在撒哈拉以南的非洲。2006 年,估计有 430 多万人新感染 HIV,290 多万人死于 AIDS(表 6-1)。

表 6-1　2006 年全球新感染 HIV 的成年人和儿童的估计数量、HIV 感染者数量以及 2006 年死于 HIV 感染的数量(根据地区划分)

	成人和儿童的预估数量		
	2006 年 HIV 感染新病例	至 2006 年底携带 HIV 者	2006 年死于艾滋病
撒哈拉以南的非洲	2 800 000	24 700 000	2 100 000
南亚和东南亚	860 000	7 800 000	590 000
拉丁美洲	140 000	1 700 000	65 000
欧洲东部及亚洲中部	270 000	1 700 000	84 000
北美	43 000	1 400 000	18 000
东亚	100 000	750 000	43 000
西欧	22 000	740 000	12 000
北非和中东	68 000	460 000	36 000
加勒比海	27 000	250 000	19 000
大洋洲	7 100	81 000	4 000
总计	4 337 100	39 581 000	2 971 000

目前,HIV 在全球范围内的传播模式有着显著的差异。在撒哈拉以南的非洲,估计有 2 470 万人感染 HIV,其中主要源于异性性传播。南部非洲成年人中 HIV 感染率最高,一般为 17% ~39%。南部非洲孕妇的 HIV 血清阳性率全球最高,达 20% ~50%,东部、西部和中部非洲的 HIV 感染率也已达到 5% ~20%。至 2006 年,尽管总的非洲 HIV 感染率已趋于稳定,但莫桑比克、南非和斯威士兰等一些南部非洲国家的 HIV 感染率有所提高,而肯尼亚和坦桑尼亚等东非国家的感染率已经开始稳定或下降。在亚洲,目前约有 780 万(19.7%)的 HIV 感染者,但该病仍在继续扩张,受感染者主要是注射吸毒者、性工作者及其客户,也包括男男性接触者。在中国,HIV/AIDS 正在逐渐从高危人群扩散到普通人群。印度的 HIV/AIDS 疫情出现多样化,在一些地区的感染率增加,而其他地区的感染率则降低或稳定。近些年来,HIV/AIDS 疫情在东欧、中亚和俄罗斯也有所增加,到 2006 年,该地区约有 170 万人感染 HIV,注射吸毒是该地区 HIV 传播的主要原因,可以预见将来的传播仍然会继续增加。在拉丁美洲,目前约有 170 万 HIV 感染者,主要源于注射吸毒和男男性传播。在西欧的工业化国家和澳大利亚,尽管 HIV 流行率普遍较低,但其流行和分布模式与美国的相似。

第五节　HIV/AIDS 的预防和控制

1　HIV/AIDS 的预防和控制现状

过去30年间,HIV感染者广布世界各地,影响着人类的健康、生活和工作,甚至涉及刑事犯罪案件如贩毒、吸毒等。随着经济全球化进程的加快,各国人民、各界人群交流日益增多,机会致病性性行为、危险行为增加,使HIV感染机会及形式逐渐增多,HIV感染人数及AIDS患病人数在20世纪末日益增多,HIV感染各职业人群、分布于世界各地。令人欣慰的是,自2011年"关艾计划"启动后,随着艾滋病宣传工作的逐步开展,世界各界人士渐渐了解艾滋病的传播方式,机会致病行为得到重视,艾滋病传播形势趋缓,但对于部分地区,由于艾滋病人群治疗问题以及层出不穷的社会歧视或不公平待遇等社会问题的出现,世界艾滋病防治、治疗、监控形势依旧充满挑战,不容乐观。最新统计结果显示,世界HIV感染者总数为3 670万人,较2015年增加60万人,增速较十年前放缓。非洲东部和南部依旧为HIV感染人数最多的地区,占全世界的53%;亚洲是HIV感染的第二战场。

艾滋病患病人群地区分布日渐明显,社会经济、文化、环境、地域特征等客观因素影响着艾滋病患者的地域分布局势。生活在非洲大陆的HIV携带者占世界HIV携带者的三分之二,非洲的新增感染数占世界新增感染的四分之三,且依旧呈失控状态增长,不具有明确的流行趋势特征。经济地位、社会地位等不平等因素导致非洲的女性,特别是年轻女性的艾滋病患病率极高,其中尼日利亚的艾滋病流行形势最为严峻。在亚洲,人口基数较大的印度和中国,艾滋病感染者人数相对较少,多数感染者因吸食毒品而感染HIV。柬埔寨、越南、泰国的新增感染者人数明显下降,而印度尼西亚、巴基斯坦、老挝存在迅速增长趋势。对于全亚洲来说,最活跃的艾滋病流行途径是吸毒引起的病毒传播,但不容乐观的是,不安全性行为(包括同性或异性)传播呈上升趋势。

在欧洲地区,东欧是新增艾滋病患者最多的国家,俄罗斯和乌克兰的女性和年轻人占新增感染者大多数;北欧和中欧地区的新增艾滋病患者人数趋于稳定,且大多数感染者因主动尝试危险行为而感染艾滋病;北欧地区新增艾滋病患者大多为危险性行为所致;北美地区也因为性行为中的不安全因素导致新增艾滋病患病及感染人数较多,流行速率极高。

目前全球在控制HIV感染的流行和传播方面已取得了重大的进步。例如,20世纪90年代末和21世纪初开始广泛实施的对献血者进行HIV抗原和核酸筛查,已将HIV的传播风险降低到每百万次输血不到一次。在非洲,通过输血传播HIV在HIV感染率高的地区司空见惯,但在建立中央血库系统和开展HIV筛查后,因输血而感染HIV的风险已开始逐渐减小。此外,对母婴进行抗反转录病毒治疗有效地减少了HIV在围生期的传播。在没有干预的情况下,非母乳喂养人群中母婴传播HIV的比例约为25%,母乳喂养人群的HIV传播率为35%~40%。通过适当的干预措施如抗反转录病毒治疗、产科干预(如避免长时间的胎膜破裂)以及分娩时选择剖宫产和避免母乳喂养,围生期的HIV传播率可降低到2%以下。WHO 已颁布了针对发展中国家的预防围生期 HIV 传播的指导方针和实施准则,许多国际机构已开始努力实施这些准则,但是,目前实施这些准则面临许多重大挑战。

针对注射吸毒者的 HIV 传播问题的创新方法已显出成效,其中包括宣教、减少或取消服务费用、多次咨询服务和后续联系以及针头和注射器交换计划。但是,减少因注射毒品而传播 HIV 一直是世界各地公共卫生机构面临的巨大挑战。21 世纪初期,美国注射吸毒者的 HIV 感染趋势有所下降,但在东欧、中亚、越南和中国没有观察到下降态势,在这些地区注射吸毒推动了 HIV 的流行。

大多数性传播 HIV 感染发生在男男性接触者(MSM)中,许多男男性接触者通过增加安全套的使用,并减少性伴侣的数量以避免感染,使潜伏期短的性传播疾病(STDs)的发病率急剧下降。然而,梅毒暴发以及男男性接触者 HIV 感染病例报告的增加趋势表明,预防工作可能无法在这一人群中发挥最佳作用。这可能由多种因素造成,包括抗反转录病毒治疗的普及导致媒体和公众对 HIV 预防关注的减少以及 HIV 相关疾病发病率和病死率下降导致年轻男男性接触者放松警惕,因此,在每一代性成熟时,都要进行预防 HIV 感染和传播的教育,而不能满足于过去的成功。

发展中国家的 HIV/AIDS 预防问题是一项巨大的挑战。一些国家已取得的成功经验是值得推广的。在泰国,一项包括"100% 安全套运动"的国家 HIV/AIDS 预防计划,通过着力于性接触阶段的预防大大减少了 HIV 感染的发生。在乌干达,政府大胆采取 HIV 防治措施,包括广泛提供咨询和检测、宣传可降低风险的禁欲、一夫一妻制以及性活跃人群正确和长期使用安全套等。发展中国家必须与发达国家一样,将 HIV 预防和治疗工作结合起来。值得注意的是,在非洲等地区,结核病是 HIV 感染者发病和死亡的主要原因,所以这些地区的国家应高度重视 HIV/AIDS 与结核病控制方案的整合。

2　HIV/AIDS 的预防研究进展

首先,全世界都在努力研制可以用于预防 HIV 感染的安全、有效的疫苗。目前正在开发的 HIV 疫苗包括活载体病毒、DNA 疫苗、多肽疫苗、活细菌载体疫苗和假病毒颗粒疫苗。VaxGen 公司赞助了基于 gp120 疫苗的两项Ⅲ期 HIV 疫苗效力试验,实验于 2003 年完成,实验对象是北美男男性接触者和高危异性恋女性以及泰国的注射吸毒者。尽管这两项试验都未能证明此疫苗的有效性,但它们证明在高危人群中进行高科学和伦理标准的 HIV 疫苗效力试验是完全可行的。2007 年,美洲、澳大利亚和南非进行了旨在刺激免疫细胞分化增殖的另一种疫苗的试验,许多其他新的候选疫苗也正在进行安全性和早期免疫原性测试。

HIV 消杀剂是可以在阴道或直肠使用的、防止 HIV 感染和传播的乳膏或凝胶。当使用避孕套不可行时,对于开发可以增强女性对 HIV 预防控制的消杀剂已引起了人们的关注。目前,多种消杀剂都在研究和开发中,包括破坏 HIV 膜、阻断 HIV 感染、抑制细胞内 HIV 复制和改变阴道环境(例如酸度)。然而迄今为止,所有 HIV 消杀剂的功效试验结果均令人失望,甚至在某些情况下还会增加 HIV 传播。

通过使用抗反转录病毒药物进行暴露前预防(PREP)来预防 HIV 感染是一个相对较新的研究领域。抗反转录病毒药物(如替诺福韦和恩曲他滨)已被广泛用于 HIV 感染的治疗,它们相对安全,耐受性良好,且半衰期长。此外,在猴体实验中也显示了利用抗反转录病毒药物进行暴露后预防感染的有效性。在西非的一项研究中,妇女每日预防性使用替诺福韦的初步研究结果证明这种方法具有很好的安全性,未来几年将会进行更大规模的效力试验。

<h1 style="text-align:center">第六节　展　望</h1>

艾滋病不仅仅是一种传染病,还是一个严重的社会问题,是包括文化、教育、人与人的交往等各种社会现象的综合反映。在世界范围内,贫困人口和弱势群体都是 HIV/AIDS 的易感人群。我们生活的时代正是面临 HIV/AIDS 挑战的重要时期。一方面,这种疾病的流行规模令人震惊,据估计,全球有 4 000 万人患有 AIDS,这些人大多生活在撒哈拉以南的非洲;另一方面,这也是全球抗击 HIV/AIDS 的前所未有的机会。因为我们有了强大的新工具,例如抗反转录病毒药物可以治疗 AIDS 以及预防 HIV 经母婴等途径的传播;还因为近年来国际捐助者每年捐助数十亿美元帮助发展中国家进行 HIV 感染的治疗和预防。在这样的疾病防控环境下,艾滋病的流行病学研究、调查将会为地区定点定位防控、精准帮扶提供重要依据,为艾滋病宣传工作提出有效的宣传方向,尽早实现有效干预,预防和控制艾滋病的流行。尽管艾滋病的全球流行趋势已逐渐得到控制,但是我们必须保持警惕。未来我们将共同见证全球公共卫生人员和政治领导人是否会直面这一挑战,实施有效的 HIV 预防战略,确保需要医疗服务的人能够获得抗反转录病毒药物的治疗,并在行为学和生物医学领域提供更加切实可行的干预措施。

第七章　性传播传染病

第一节　概　述

历史上把通过性活动传染的疾病统称为性病,主要是指梅毒、淋病、性病淋巴肉芽肿及软性下疳四种疾病。20世纪70年代以来,人们发现还有许多病原体也通过性生活传播,因此,性病的概念有了大幅度的更新,世界卫生组织(WHO)把"性病"这个疾病名称改为"性传播疾病"。性传播疾病(sexually transmitted disease,STD)主要是指以性行为(包括口交及肛交等)为传播途径的一组传染病。在我国,性传播疾病简称为性病,不仅包括淋病、梅毒、软性下疳等几种常见疾病,还包括由病毒感染引起的性传播疾病,如尖锐湿疣、生殖器疱疹、艾滋病(AIDS),以及沙眼衣原体、支原体感染等多种疾病。迄今为止已发现了20余种性传播疾病。

据WHO估计,每年有新的、可治愈的性传播疾病病例超过3亿,而且在大多数国家,性传播疾病的发病率仍在上升。目前,我国重点监测的性传播疾病主要有8种,包括梅毒、淋病、艾滋病、尖锐湿疣、软下疳、性病淋巴肉芽肿、生殖器疱疹和非淋菌性尿道炎,其中前3种为乙类传染病,其他5种为需要监测和疫情报告的疾病。

第二节　常见的性传播疾病

1　沙眼衣原体感染

沙眼衣原体在分类学上属于衣原体目衣原体科衣原体属,是专属细胞内寄生的微生物,革兰染色呈阴性。沙眼衣原体与人类疾病的关系密切,它不仅可引起沙眼,而且还可以引起泌尿生殖系统感染、性病淋巴肉芽肿等疾病。由于沙眼衣原体感染症状轻微,尤其是女性感染大多无症状而易被忽视,常常会引起严重的并发症和远期的不良预后,包括盆腔炎、异位妊娠和不孕等,而且还可以通过母婴传播引起新生儿结膜炎、肺炎等。此外,沙眼衣原体还是HIV感染的重要协同因素,能够促进HIV的感染和传播。因此,沙眼衣原体感染是全球面临的重要公共卫生问题之一。

患者和无症状感染者是沙眼衣原体的主要传染源。其传播途径包括性接触传播、母婴传播、非性接触传播和医源性传播等,其中性接触传播是生殖道沙眼衣原体感染的主要传播方式。研究发现,不同性别间的传播效率不同,男传女的传播效率高于女传男的传播效率。人群对沙眼衣原体普遍易感,由于感染后机体产生的抗体应答不持久,感染治愈后再次感染也比较常见。一般来说,处于性活跃年龄且长期有性行为者均为生殖道沙眼衣原体的易感人群,而多性伴者、从事性交易者和同性性行为者为高危人群。国内外的研究表明,生殖道沙眼衣原体感染与年龄、性别、社会经济地位、受教育程度、避孕方式、性病病史及机体的免疫力等多种因素有关。

无论是在发达国家还是发展中国家,生殖道衣原体感染都是严重流行的感染性性传播疾病,并且其报告病例数一直呈增长的趋势。自 20 世纪 90 年代至今,WHO 对全球 15～49 岁成年人 4 种可治愈的性病(淋病、梅毒、生殖道衣原体感染和阴道滴虫病)的发病与患病做了 5 次调查,生殖道衣原体感染均位居前列,仅次于阴道滴虫病。通常认为,沙眼衣原体在感染女性中更常见,但后来发现这种差异可能仅仅是因为对女性进行的监测更全面。例如在美国,2004 年女性的衣原体感染率为 485.0/10 万,而男性为 147.1/10 万。近年来,随着对男性病例的筛查和检测有所改善,从 2000 年到 2004 年,男性衣原体感染率从 99.6/10 万上升到 147.1/10 万,增长近 50%,而同期女性的增长率仅为 22.4%。

2 性病淋巴肉芽肿

性病淋巴肉芽肿是由 L1、L2 或 L3 血清型沙眼衣原体感染生殖器部位引起的以局部化脓性淋巴结病或出血性直肠炎为主要特征的一种慢性性传播疾病。性病淋巴肉芽肿又称第四性病,在全球分布广泛,主要分布于热带和亚热带地区,西方国家少见。但是,自 2003 年以来,性病淋巴肉芽肿在发达国家的男男同性恋人群中相继暴发,再次引起了人们的关注。

性病淋巴肉芽肿在人与人之间传播,其主要的传染源是性病淋巴肉芽肿患者,包括有症状和无症状患者。通常来说,有症状患者的传染性更强,但是无症状患者通常更容易被忽视,故其流行病学意义更大。性病淋巴肉芽肿主要经性接触传播,传染期不定,出现活动性皮损的数周甚至数年都具有传染性,病原体在性接触过程中通过受损的皮肤或黏膜感染性接触者。目前尚未发现经胎盘或宫内传播的案例,但是,新生儿可以通过已感染的产道而被感染。

性病淋巴肉芽肿的流行常年发生,无明显季节性。和大多数性传播疾病类似,人群对于性病淋巴肉芽肿普遍易感,各年龄组均可发病,但主要见于性活跃人群,以 20～29 岁年龄组最高,经济条件较差、教育程度低的单身人群感染风险更高。男性与女性病例数之比约为 5:1。近年来,在荷兰、英国、法国等发达国家,男性同性恋患者中性病淋巴肉芽肿的暴发流行引起了极大的关注。此外还有研究提示,性病淋巴肉芽肿患者中,合并 HIV 感染的比例可高达 67%～100%,因此,性病淋巴肉芽肿的预防和控制变得更为复杂。

我国政府通过采取强有力的控制措施,至 1964 年基本消灭了性病淋巴肉芽肿的传播和流行。但是,1991 年后,部分地区陆续有散发的病例报告,而且感染率逐年上升,至 2000 年,全国共报告病例 505 例,发病率为 0.04/10 万,比 1998 年增加了一倍。从 2005 年起,不再要求对该病在全国展开报告。由于缺乏该病可靠的实验室确诊手段,所报告的病例大多为疑似病例或临床诊断病例,因此需要开展相关方面的研究。

目前尚无有效疫苗用于性病淋巴肉芽肿的预防,通过以下策略和措施可以进行有效的防制:①加强性病淋巴肉芽肿的监测和实验室检测,加强关于该病的培训和继续教育医学工作,提高医务工作者的发现及诊断能力,以及早发现感染患者并进行规范的治疗。②由于性病淋巴肉芽肿主要通过性接触传播,因此加强性行为干预,促进安全的性行为非常重要,要针对高危人群进行行为干预工作和宣传教育工作。此外,提倡做好性伴侣就诊通知工作,并注意对恢复期患者使用的物品尤其是内衣、内裤、床单、马桶圈等物品进行消毒,防止感染的持续传播。③在医疗实践中要注意强调普遍性的防护原则,对医学检查时使用的器械、治疗用品、医疗垃圾等均要进行严格的消杀处理,防止医源性感染的发生。

3　淋病

淋病是一种古老的性传播疾病,在公元前 1500 年就已有记载。1879 年,Neisser 在 35 例急性尿道炎、阴道炎等患者的分泌物中首先发现并分离出致病菌,并命名为淋病奈瑟球菌。淋病奈瑟球菌是变形杆菌门贝塔变形杆菌纲奈瑟菌目奈瑟菌科奈瑟菌属的革兰阴性、专性细胞内寄生的双球菌,对人有致病性。淋病感染效率高,传播速度快,可在短期内迅速蔓延,如果得不到及时诊断和规范治疗,其后果非常严重。因此,淋病是我国重点防治的性传播疾病之一。

淋病奈瑟球菌抵抗力弱,不耐干燥和寒冷,在完全干燥的环境下只能存活 1～2 小时,超过 38℃ 或低于 30℃ 均无法生长。淋病奈瑟球菌对一般消毒剂也非常敏感,在 1:4 000 硝酸银溶液中 7 分钟即死亡,在 1% 的苯酚溶液中 3 分钟即完全死亡。

人是淋病奈瑟球菌的唯一天然宿主,所以淋病患者、淋球菌携带者和被污染的物品是淋病的主要传染源。性接触传播是淋病的主要传播方式,成人的淋球菌感染几乎都是由于不洁性行为所致。非性接触传播少见,主要是由于接触被污染的物品如毛巾、脚布、脚盆、马桶圈等所致。此外,新生儿经过淋病母亲的阴道时,也可被感染引起新生儿淋菌性眼炎。人类对淋病奈瑟球菌普遍易感,各年龄组均可染病,而且人体在感染后不会产生保护性抗体,因此,淋病患者在治愈后仍然可以再次感染淋病奈瑟球菌,并且会产生典型的临床症状。

淋病是目前世界上发病率最高的性传播疾病,主要在 20～44 岁的性活跃人群中流行。大多数的研究显示,男性的淋病患病风险高于女性,这主要与女性无症状淋病的发病率较高以及男男性接触者感染的发生率较高有关。与其他性传播疾病一样,淋病的传播和流行与当地的社会、经济和文化有着很大的关系。一个国家和地区对性的认识和接纳程度将直接导致性疾病传播的差异。据 WHO 调查显示,亚洲国家淋病的发病率增长迅速。在我国,淋病的发病率约为 8.1/10 万,经济发达地区仍然是淋病的高发区域,因为这些区域中集中了大量的流动人口,其中大多是性活跃人群。需要注意的是,目前大城市人口淋病的患病率逐渐下降,而中小城市的感染人数在增加。

加强宣传教育、加强病例管理、加强淋病检测、注意个人防护是预防和控制淋病传播和流行的重要措施。但是近年需要密切关注的问题是,病原体耐药性在提高。1991 年,人们首次发现了对氟喹诺酮类药物环丙沙星耐药的变异菌株;自 1998 年到 2004 年,环丙沙星的耐药性从0.1%逐渐提高到 6.8%;2004 年,淋病分离监测项目(GISP)的分离株中有 15.9% 对青霉素、四环素或两者都有耐药性。因此,为进一步控制淋病的传播和流行,对淋病奈瑟球菌的耐药监测非常重要。

4　梅毒

梅毒是由梅毒螺旋体(*Treponema pallidum*)引起的一种性传播疾病,在世界范围内广泛传播。梅毒螺旋体长 6~20 μm,直径 0.1~0.2 μm,无法通过普通显微镜直接观察,需要采用特殊的染色方法(如银染法)或通过相差显微镜或暗视野显微镜观察。梅毒螺旋体的细胞结构与革兰阴性菌类似,不同的是,梅毒螺旋体鞭毛位于周质和外膜中。由于这些部位不含脂多糖,因此梅毒螺旋体容易受到理化因素的影响,对各种环境(例如氧气、温度、pH 值)较敏感以及对宿主多种营养物质的依赖性较强。

梅毒螺旋体可长期潜伏在患者体内,表现出阶段性活跃伴随阶段性潜伏的特点。梅毒可分为先天梅毒和后天获得性梅毒,其中后天获得性梅毒又可分为四期,即一期、二期、潜伏期和三期。临床研究认为,一期和二期梅毒最具传染性,可重叠出现。这个阶段的特点是在病变局部(通常是生殖器、肛门或口腔黏膜)存在无痛的、坚硬的溃疡(如下疳)和中度肿大的淋巴结。数周后,体内抗体激活巨噬细胞对梅毒螺旋体进行清除,患者有关临床表现消失。然而,有些梅毒螺旋体由于 TROMPs 的抗原变异而躲避了巨噬细胞的吞噬并通过血液和淋巴传播到多个器官,引起慢性感染。二期梅毒阶段,梅毒螺旋体大量复制并广泛传播,机体虽产生了高水平的抗体,但无法消灭病原体。二期梅毒患者通常表现为头痛、低热、全身淋巴结肿大、局部或全身皮疹、口腔或生殖道内的黏膜疣状病变(尖锐湿疣)以及斑片状脱发。二期梅毒可持续数周或数月,从二期梅毒临床表现消失到三期梅毒开始出现临床特征的这段时间是梅毒的潜伏期阶段。潜伏期梅毒患者的临床症状不明显,但梅毒螺旋体仍存在于淋巴结和脾脏内,血清学检测可检测到抗体阳性。但由于患者没有皮损,因此该期梅毒螺旋体很难通过性接触途径感染其他人。一旦梅毒患者进入三期,梅毒螺旋体可入侵全身各个系统,引起心血管梅毒、晚期隐性梅毒、神经梅毒和梅毒树胶样肿等表现。

先天梅毒又称胎传梅毒,梅毒螺旋体经胎盘进入胎儿血液循环,引起胎儿的全身感染。梅毒螺旋体在胎儿的肝、脾、肾等多个脏器中大量繁殖,引起流产、死胎、新生儿先天梅毒,新生儿可出现皮肤梅毒瘤、梅毒性骨膜炎、神经性耳聋等表现。

人是梅毒的唯一传染源,主要包括早期潜伏性梅毒患者和早期活动性梅毒患者。此外,被梅毒螺旋体污染的物品也可以传播梅毒。梅毒主要通过性交直接传播。此外,梅毒也可以通过胎盘感染胎儿,可以通过产道感染和产后哺乳、生活密切接触等途径感染新生儿。与性传播方式相似,孕妇在感染梅毒的早期发生胎传梅毒的概率最大。迄今为止,关于不同人群、种族对梅毒的易感性是否存在差异还有争议。我国的流行病学调查显示,所有人群对梅毒均普遍易感,其流行与社会发展的各个方面如人口流动、行为方式、政策方针、教育水平、传统习俗等均有密切关系。

梅毒在世界范围内广泛流行。据 WHO 估计,全球每年约有 1 200 万新发病例,主要分布于人口密集的发展中国家。我国疫情总的地区分布特点是城市高于农村、沿海地区高于内地、经济发达地区高于经济落后地区。自 20 世纪 80 年代梅毒在我国重新出现以来,全国梅毒报告病例数迅速增加,流行呈快速上升的趋势。2012 年的流行病学调查显示,我国梅毒报告发病率为 33.30/10 万,比 2011 年增长了 3.93%。

梅毒主要发生于 15~49 岁的性活跃人群,20~49 岁年龄组患者占所有病例的 70% 以上。在梅毒开始流行时,男性感染发生率显著高于女性。但随着流行的不断扩散,目前男女报告发病率和报告病例数差距逐渐缩小。暗娼、男男同性恋者是梅毒感染的高危人群。我国 2009 年艾滋病哨点监测结果显示,暗娼人群中梅毒的感染率可高达 30.6%;男男同性恋者梅毒感染率平均为 9.1%,最高达 31.2%;吸毒人群中梅毒的感染率平均为 3.4%,最高达 27.9%;此外,孕产妇人群中梅毒抗体的阳性率最高可达 11.3%,平均为 0.5%。

梅毒的传播和流行是一个重要的公共卫生问题,梅毒的预防和控制需要强力的政府领导、多部门的协调合作和全社会的共同参与。通过广泛持久的宣传教育,使人们树立正确的人生观和道德观。此外,需要加强医疗干预,及时发现病例,并为患者提供规范化的梅毒诊疗服务。在此基础上,开展母婴阻断研究,减少和阻断梅毒的垂直传播。

5　阴道毛滴虫病

阴道毛滴虫是寄生在女性阴道及泌尿道的鞭毛虫,主要引起滴虫性阴道炎,也可感染男性泌尿和生殖系统造成炎症病变,是当今全球最常见的性传播寄生虫性原虫。阴道毛滴虫是由 Donne 等于 1836 年首次在女性阴道中发现的。1916 年,Hoehne 首次提出阴道毛滴虫是阴道炎的病因之一。阴道毛滴虫无色,呈梨状,有鞭毛,生活史简单,只有滋养体而无包囊,长约 15μm。迄今为止,阴道毛滴虫的具体致病机制尚不完全清楚。研究显示,阴道毛滴虫的致病力与虫体本身的毒力、局部菌群的种类、宿主的生理状态有关。其毒力与虫体分泌的毒素、黏附作用、机械作用和吞噬作用等因素有关,而黏附与吞噬是阴道毛滴虫获得营养的重要途径,也是其致病的关键。

滴虫性阴道炎患者、男性带虫者及被污染的衣物、毛巾、公共坐式马桶、公用脚盆、租用泳衣甚至肥皂等均可作为本病的传染源。阴道毛滴虫病主要通过直接和间接接触宿主而传播,其中直接性接触传播为其主要传播途径。阴道毛滴虫病患者与无症状的带虫者均可致配偶或有性关系者感染或重复感染。阴道毛滴虫常与淋病等性病感染同时存在,是性传播疾病合并感染的主要病原体。此外,患有阴道毛滴虫病的孕妇可通过产道将其传染给新生儿,新生儿感染主要见于呼吸道和眼结膜。但是,由于阴道毛滴虫病大多有自限性,因此常潜伏至青春期才发病。

人群对阴道毛滴虫普遍易感,各年龄组均可感染发病,以 30~40 岁年龄段的人群感染率最高。妇女感染一般在青春期后逐年增高,30~40 岁达到高峰,更年期后逐渐下降,提示阴道毛滴虫感染与激素水平和性功能有关。人体感染阴道毛滴虫后产生的抗体无保护作用,因此可重复感染。据 WHO 报道,全球每年约有 1.7 亿人感染阴道毛滴虫。不同地区、不同人群的阴道毛滴虫流行状况存在较大差异。在经济发达的国家和地区,阴道毛滴虫感染率较低,而在经济落后或欠发达地区其感染率则较高。研究发现,阴道毛滴虫病女性较男性易感。对于一般人群的女性,澳大利亚的流行率为25.3%,秘鲁农村的流行率为16.5%,非洲赞比亚的流行率为24.6%,坦桑尼亚的流行率为10.7%,美国的流行率为3.4%,印度的流行率为8.5%,韩国的流行率为10.4%。

阴道毛滴虫严重威胁着人类的生殖健康,其流行面广,容易传播且治疗后也容易复发。我国多次的调查研究表明,自20世纪90年代以来,随着社会经济的发展和人员流动的频繁,我国阴道毛滴虫病发病率出现快速升高的趋势。因此,预防工作非常重要。目前的预防对策与措施主要包括:①对高危人群进行定期普查,通过正规的健康体检途径及时发现感染者,并提供规范的治疗以消灭传染源。②对公共浴池、浴盆、游泳池等场所的公共浴巾、衣裤都要严格消毒,避免交叉感染。此外,通过广泛的宣传教育,改变个人不良卫生习惯和不安全性行为,有效地预防和控制其传播。③严厉打击、取缔卖淫嫖娼,倡导洁身自好、夫妻恩爱、家庭和睦和社会和谐。④开展研究,进一步明确阴道毛滴虫的致病机制,提高阴道毛滴虫病的早期诊断和防治水平。

6 生殖器疱疹

生殖器疱疹是最常见的性传播疾病之一,估计每5个成人中就有1人感染。单纯疱疹病毒(herpes simplex virus,HSV)是生殖器疱疹的病原体,属α疱疹病毒亚科单纯疱疹病毒属。HSV基因组为线性双链DNA病毒,全长约152.26 kb,由共价连接的长片段(L)和短片段(S)组成。根据其生物化学、生物学、流行病学特征的差异,HSV可以分为2个血清型,即HSV-1和HSV-2,两型间既有共同抗原,也有型特异性抗原。在HSV包膜表面,有12种包膜糖蛋白,即gB、gC、gD、gE、gG、gH、gI、gJ、gK、gL、gM、gN,它们在病毒复制和致病过程中均发挥重要的作用。生殖器疱疹主要由HSV-2型感染引起。HSV-2感染生殖器皮肤黏膜后,首先进入基底层上皮细胞并扩散到相邻细胞,然后通过感觉神经元的轴突运输到背根神经节的神经元胞体,潜伏于骶神经节。在一定的条件下它可被激活,引起复发感染。

HSV对外界的抵抗力较弱,56℃加热30分钟、紫外线照射5分钟、乙醚等一般消毒剂处理都可以将其灭活。HSV虽然对热较敏感,但经过1mol/L的Na_2SO_4处理后可耐50℃。在有蛋白质的溶液中,HSV比较稳定,因此可以用10%的马血清、兔血清或0.1%的蛋白质溶液保存。

尽管有研究证实HSV可以造成动物感染,但是人类是HSV唯一的自然宿主,因此HSV感染者和慢性带毒者是生殖器疱疹的主要传染源。HSV-2可以存在于患者的精液、前列腺分泌液、宫颈和阴道分泌液中。生殖器疱疹无症状感染者因其不典型损害极易被忽视而成为危险的传染源。HSV主要通过直接的性接触如性交、接吻传播,也可以通过间接接触传播。此外,新生儿可通过三种途径感染,包括宫内感染、产时感染和产后感染。

研究发现,经济水平、居住环境、地理环境等社会经济学因素与生殖器疱疹的流行相关。就HSV-2血清感染率而言,低经济收入、低文化程度者的感染率高;城市的感染率高于乡村;普通人群的感染率高于在校大学生。另外,性伴数量、初次性交年龄的提前、性活动年限的延长及性传播疾病病史均为生殖器疱疹的独立危险因素,有淋病史、梅毒史和衣原体感染史与HSV-2感染呈正相关。因此,卖淫、嫖娼及性乱等社会因素促进了生殖器疱疹的传播与流行。

15~35 岁为生殖器疱疹的高发年龄,且随着年龄的增长,HSV-2 血清感染率升高。15岁以下人群中,HSV-2 血清感染率 <1%;30~44 岁人群中为 20.2%。流行病学资料还表明,女性生殖器疱疹患者多于男性且女性患者临床症状较男性重,病程也较长。这可能与女性生殖器解剖结构和性激素水平有关,也可能与性伴侣的选择有关,因为青春期女性倾向于选择年龄较大的性伴侣,而这一人群患性传播疾病的风险更高。

生殖器疱疹的真实患病率难以评估。美国和欧洲的有关生殖器疱疹流行病学资料显示,在美国,自 20 世纪 60 年代到 70 年代每年新发病例以 2 倍于上一年的速度增长,总人群中 HSV-2 血清流行率达 23%。1992 年美国疾病预防与控制中心估计美国每年新发生殖器疱疹病例 30 万~50 万。在英国,1971 年有生殖器疱疹患者 7 547 例,而 1987 年增至 17 966例。到性传播疾病诊所就诊的男、女异性恋患者中,血清流行率分别为 27% 和 37%。在发展中国家,人群中 HSV-2 的血清流行率更高,如乌干达妇女保健诊所 HSV-2 的血清流行率高达 41%。值得注意的是,过去十多年,HSV-1 感染的比例持续上升,特别是在大学生、年轻异性恋女性和男男性接触者中。一项前瞻性研究显示,原发性 HSV-1 感染的比率是 HSV-2的两倍,并且生殖器感染很常见。这一结果对 HSV 的传统认知提出了挑战,因为传统的观点是 HSV-1 主要引起口腔疾病,而 HSV-2 主要引起原发性生殖器疱疹。

HSV 疫苗接种是预防生殖器疱疹的最佳方法。目前研究较多的 HSV 疫苗按其作用机制和特点可分为灭活疫苗、减毒活疫苗、亚单位疫苗、多肽疫苗、活载体基因工程疫苗以及 DNA 疫苗等。然而,尽管在动物模型中已获得 HSV 疫苗可预防病毒原发感染并能有效控制复发性生殖器疱疹的证据,但是目前尚无临床可应用的 HSV 疫苗。因此在安全、有效的疫苗被研制出来以前,提倡安全的性生活、加强对易感人群的保护、对生殖器疱疹患者进行医学和性行为教育并鼓励其正规使用避孕套仍然是目前预防生殖器疱疹的有效手段。

7　人乳头瘤病毒感染

20 世纪 70 年代,zur Hausen 等首次报道人乳头瘤病毒(human papilloma virus,HPV)感染是宫颈癌及癌前病变——宫颈上皮细胞癌变的必要条件。流行病学资料结合实验室证据已经明确显示,100% 的宫颈鳞状细胞癌和 70% 的宫颈腺癌中均可检出 HPV。HPV 是一种 DNA 病毒,内含 8 000 个碱基对,其基因组以双链环状 DNA 共价闭合的超螺旋结构、开放的环状结构及线性分子 3 种形式存在,共编码 9 个开放读码框架,分为 3 个功能区,即早期转录区、晚期转录区和非转录区(控制区)。早期转录区又称为 E 区,分别编码 E1、E2、E3、E4、E5、E6、E7、E8 共 8 个早期蛋白,其中 E6 和 E7 主要与病毒致癌性有关。当病毒感染上皮细胞后,病毒基因会整合入宿主的基因,导致 E6 和 E7 两个癌基因的持续表达。到目前为止,人们已发现超过 150 种 HPV 亚型,其中有 40 种亚型可感染宫颈。临床上根据 HPV 致癌危险性大小将其分为低危型 HPV(LR-HPV)和高危型 HPV(HR-HPV)。LR-HPV 主要引起肛门皮肤及外生殖器的外生性疣状病变和低度宫颈上皮内癌变,主要包括 HPV 6、11、40、42、43、44、54、61、70、72、81、89 等;HR-HPV 除可引起外生殖器疣外,更重要的是引起外生殖器癌、子宫颈癌及高度宫颈上皮内癌变,主要包括 HPV 16、18、31、33、35、39、45、51、52、53、56、

58、59、66、68、73 等。其中,HPV 16 和 18 型是公认的高危型,在宫颈癌中的检出率高达 99.7%。需要指出的是,HPV 感染是宫颈癌及癌前病变发生的必要条件,但不是唯一条件,还有其他因素发挥了重要作用,例如吸烟、多胎妊娠、性生活过早、多个性伴侣、机体免疫力下降等都是诱发宫颈恶性肿瘤的原因。

与其他大多数性传播疾病类似,HPV 感染者是主要传染源,其传播途径主要是性接触直接传播,也可通过污染的物品间接传播。大多数性活跃期的男女一生中至少都会有 1 次 HPV 感染。有证据表明,80% 的性活跃成年人会在 50 岁时患上生殖道 HPV 感染。在女性青少年和年轻成人中,HPV 感染尤为常见。以 HPV 阴性的大学女生为对象的前瞻性研究发现,随访 24 个月时的发病率为 32%,36 个月时为 43%。值得注意的是,没有插入式性交的生殖器接触依然可导致 HPV 感染,尽管这种传播方式极不常见。

HPV 在世界范围内广泛流行,但是全球各个地区的 HPV 感染率差别很大。其中,撒哈拉以南的非洲地区感染率最高(25.6%),是欧洲地区的 5 倍。然而,欧洲地区 HPV 感染者中 HPV16 感染者所占的比例约是撒哈拉以南非洲地区的 2.5 倍。WHO 在我国山西省阳城县、深圳市和沈阳市 3 个地区的调查显示,无宫颈病变的妇女 HPV 的感染率为 10% ~ 14%,仅次于撒哈拉以南的非洲地区,主要感染型别为 HPV16、52 和 58。国内外其他的一些研究表明,边远和较贫穷地区的 HPV 感染率较高,而且发生宫颈癌的风险也更高。

对于男性 HPV 感染的研究,尤其是型别特异性的 HPV 在男性中的流行情况研究相对较少。由于各国、各地区的生活习俗与卫生状况及检测水平的差异,各地报道的男性 HPV 感染率差异较大。在美国,性传播疾病门诊男性 HPV 感染率为 28.2%,在丹麦约为 47%,但是在瑞典仅为 13%。国际癌症研究机构多中心的数据表明,配偶患有宫颈癌的男性 HPV DNA 的阳性率为 12% ~ 36%。男性 HPV DNA 的检出与种族划分和受教育程度有相关性,而与年龄无相关性,这一点与女性不同。

HPV 主要通过性接触传播,因此良好的生活习惯在某种程度上可以减小 HPV 感染的危险性,进而降低宫颈癌变的发生率。自 2006 年 HPV 疫苗上市以来,全球已有 28 个国家和地区将其纳入国家免疫规划。现有两种市售疫苗,即美国 Merck 公司生产的四价 HPV 疫苗(包含 16、18、6、11 型)和 GSK 公司生产的二价 HPV 疫苗(包含 16 和 18 型)。两种疫苗的免疫策略相同。各国初免的目标人群主要集中在 9 ~ 12 岁的女性。研究发现,年龄 ≤18 岁的女性接受 HPV 疫苗接种后宫颈癌变的发生率较疫苗接种前下降了 0.38%,但是对于其他年龄段的妇女,未发现疫苗接种对宫颈癌变发生率有显著意义的下降。

第三节　性传播感染对健康的影响

性传播感染(sexually transmitted infections,STIs)对女性生殖系统的影响尤为严重,主要包括盆腔炎及其后遗症导致的女性生殖系统并发症、与 STIs 有关的肿瘤、不良围生期结局以及性传播疾病介导的 HIV 传播。

1　盆腔炎及其并发症

盆腔炎(pelvic inflammatory disease,PID)是常见的女性生殖道感染性疾病,可累及子宫、输卵管、卵巢或邻近的盆腔结构,这些结构的受累可导致子宫内膜炎、输卵管炎、卵巢炎、腹膜炎或输卵管卵巢脓肿。大多数盆腔炎是由淋病奈瑟菌和沙眼衣原体感染引起的。调查结果表明,如果没有得到及时的诊断和治疗,有10%~40%的衣原体或淋病奈瑟菌感染者会患上盆腔炎。盆腔炎的长期后遗症主要是由于受损组织愈合过程中的瘢痕形成和粘连形成所致。在有盆腔炎病史的女性中,输卵管瘢痕形成将可能导致20%的不孕、9%的异位妊娠和18%的慢性盆腔疼痛。

盆腔炎发病率与异位妊娠和不孕症发病率的增加密切相关。仅与衣原体相关的盆腔炎就与近一半的异位妊娠病例有关联,患有盆腔炎的女性异位妊娠的发病风险将升高7~10倍。临床研究表明,约有三分之一无盆腔炎病史的不孕症患者在生殖道中存在沙眼衣原体感染。

盆腔炎的发作次数和严重程度也与异位妊娠、不孕症和重度盆腔炎的发病风险关系密切。随着盆腔炎的反复发作,异位妊娠的发病率从一次发作的6%增加到三次或更多次发作的22%;不孕症的发病率从一次发作的8%到三次或更多次发作的40%。此外,与轻度和中度盆腔炎患者相比,重度盆腔炎患者异位妊娠的风险增加近50%,而之前接受过住院治疗的女性盆腔炎患者因腹痛或盆腔疼痛而需要再次入院治疗的风险增加4~10倍。

2　与STIs相关的肿瘤

有多种性传播疾病的病原体与某些癌症的发病有关,这些癌症包括卡波西肉瘤(艾滋病患者身上播散性多克隆肿瘤)、T细胞和B细胞淋巴瘤、肝细胞癌、宫颈癌、阴道癌、外阴癌、阴茎癌和肛门癌等。

宫颈癌是全球女性中第二常见的癌症。2002年,估计有493 000例新增宫颈癌病例和274 000例死亡病例,其中约83%的病例在发展中国家,病死率约为11.2/10万。大量的证据显示,HPV与宫颈上皮细胞的癌前病变和宫颈癌之间存在联系,其中,HPV16型和18型分别占宫颈癌病例的50%和15%~20%。持续感染高风险基因型HPV的女性患宫颈癌的风险将增加10~17倍,国际癌症研究机构和NIH都已经将这些高危基因型HPV归为人类致癌物。宫颈癌通常具有很长的浸润前状态,从癌前病变衍变为癌需要9~15年。因此,定期进行宫颈巴氏涂片筛查可以及早发现病变,并通过治疗浸润前病变来预防宫颈癌。

目前,全球肛门癌的发病率正在逐渐上升,尤其是男男性接触者。多个研究结果表明,46%~100%的原位和浸润性肛门癌患者的癌组织中可分离出HPV DNA,而且HPV16型是在肛门癌中最常分离的基因型,经常以单个或组合的形式出现在肛门癌病例中。此外,与宫颈上皮细胞癌前病变相似,肛门HPV感染也会发生癌前病变。因此,一些医生已经采用肛门巴氏涂片法对肛门癌高危人群如男男性接触者(MSM)和HIV携带者进行筛查。

慢性HBV感染和慢性HCV感染是世界范围内肝细胞癌(HCC)最重要的病因。在发展中国家和北美洲,分别有35%和6.2%的肝细胞癌病例是由HBV感染引起的。20世纪70

年代在我国台湾进行的一项前瞻性流行病学研究表明,在 HBV 慢性感染者中,患肝细胞癌的相对风险增加 233 倍。由于筛查肝细胞癌并不能降低慢性 HBV 感染者的病死率,因此美国国家癌症研究所目前不建议采用血清甲胎蛋白检测或肝脏超声检查方法对普通人群进行定期筛查。

3 不良围生期结局

所有的 STIs 都与孕妇及其婴儿的潜在并发症有关。母亲的 STIs 可通过多个环节影响胎儿,包括子宫(先天性感染)、产道(围生期感染)或产后母乳喂养(产后感染)。因此,母亲 STIs 的鉴定和早期治疗通常可有效预防胎儿和新生儿感染。例如,母亲感染梅毒的持续时间在很大程度上决定了将梅毒传染给胎儿的概率。在子宫内,尽管胎儿的发病和死亡最常见于孕早期和孕中期,但在妊娠任何阶段都可能发生传播。在一期和二期梅毒期间,胎儿感染的概率为 60% ~ 100%;在梅毒早期潜伏期,胎儿感染的概率为 40%;在梅毒晚期潜伏期,胎儿感染的概率为 8% ~ 10%。即使是使用推荐的青霉素方案,也有多达 14% 的梅毒孕妇会发生死胎或分娩先天性梅毒感染患儿。

第四节 性传播感染的传播动力学

对 STIs 流行特征的研究促进了 STIs 传播模型研究的发展。STIs 在人群中的传播模型(Ro)包括三个主要组成部分,它们决定了 STIs 在人群中的传播。这三个组成部分分别是病原体的感染性(B)、感染者与易感个体之间的接触率(C)和感染持续时间(D)。

1 病原体的感染性

病原体的感染性受许多变量的影响。不同病原体的感染性不同,因此很难证明一种常见的干预措施(即使用安全套)是否对某些疾病的传播产生了重大影响,特别是这些病原体感染在社区中的传播效率较低或者感染不普遍的情况下。此外,其他可能影响病原体感染性的因素包括避孕套的使用、包皮环切的现状以及预防性治疗的效果(如 HIV 感染)。

2 感染者与易感个体之间的暴露程度

大多数 STIs 的研究使用性伴侣的数量和性伴侣感染率这两个指标作为感染者与易感个体之间暴露程度的衡量标准。除了上述两个主要因素外,性伴侣关系持续的时间以及伴侣之间发生性关系的频率或性伴侣之间的短间隔也与 STIs 的传播和流行有关。另外,有多个性伴侣的人群中,核心成员在该人群中维持 STIs 传播的作用也可能影响这一变量。

3 感染持续时间

STIs 的感染持续时间因病原体不同而不同。细菌性病原体感染最好通过及时诊断(通过筛查或症状导向测试)和使用适当的抗生素进行规范的治疗;病毒性病原体感染的持续时间可受不同抗病毒治疗方法的影响,但这些治疗方法通常不能治愈感染。

因此,考虑到这些变量之间明显和微妙的相互作用,有效管理社区内的STIs传播和流行需要注意许多不同的问题。事实上,由于变量之间关联紧密,所以控制一个变量的有效策略可能会影响所有特定STIs的发病率,但也可能不产生影响。

第五节 性传播疾病的预防和控制

性传播疾病(STD)在很多国家已成为严重的公共卫生问题,艾滋病的出现给社会经济的发展带来了消极影响。据WHO估计,全球每年新发的、可治愈的性病患者约3.33亿,也就是说每天约有100万人受到感染。目前,居前四位的性传播疾病是梅毒、淋病、衣原体感染和毛滴虫病。WHO估计这四种疾病每年发病例数分别高达1 200万、6 200万、8 900万和1.7亿。在我国,性传播疾病也正在迅速蔓延,并已跃居为第二大常见传染病,而且流行波及地区广泛。患者多为青壮年,病种以淋病、非淋菌性尿道炎、尖锐湿疣、梅毒为主。性接触传播、血源传播、母婴传播、医源性传播、人工授精等途径均可造成性传播疾病的传播和流行。

影响STD发生、传播和流行的因素较多,因此,STD的防治工作是一项艰巨而复杂的社会系统工程。我国《性病防治管理办法》明确指出,我国对STD防治实行预防为主、防治结合、综合治理的方针。STD的预防包含两个层次的内容,即一级预防和二级预防。

STD的一级预防(又称初级预防)是保护健康人免受传染,其具体内容包括:① 普及性病预防知识;② 正确使用避孕套,避免高危性行为的发生;发生高危性行为后应及时就诊,排除其他性传播疾病(部分性传播疾病间有着相互促进发展的关系);③ 避免与不明来源的血液、唾液等各种分泌物接触,保护自身安全;④ 禁止静脉吸毒者共用注射器、针头;⑤ 确保安全的血液供应,防止医源性感染,严格执行消毒制度;⑥ 性传播疾病的治疗总原则是:坚持早期治疗、规律治疗、个性化治疗,性伴侣双方共同治疗,定期随访,治疗期间避免性行为。

STD的二级预防主要包括对STD患者及可疑患者进行追访,早发现、早诊断和规范治疗,以免疾病发展到晚期出现严重的并发症和后遗症,并防止其传染给周围健康人形成二代传染。性病患者要及时就诊,并接受规范的治疗,同时要对性伙伴进行追踪,双方同治。此外,性病患者在治愈前禁止性生活,以防止疾病进一步传染扩散。

无论是在发达国家还是发展中国家,性传播疾病的严重性和危害性均不容小觑。如果在预防和控制方面无法取得进一步突破并获取充足的工作经费,人类不可能在今后5～6年内实现在性传播疾病防制方面的许多目标。性传播疾病是一种社会性疾病,不仅会给患者造成不同程度的身体损伤,同时带来精神上的痛苦,而且还会给配偶、子女、家庭带来不幸,无疑会给社会和国家造成严重损失。

第八章 食源性和水源性传染病

尽管随着社会、经济的不断发展,食源性和水源性传染病在世界范围内的预防和控制取得了令人瞩目的进展,但是它们依然是公共卫生工作面临的巨大挑战。据估计,全世界每年仍有预计 250 万人死于由食物污染和水污染引起的相关性疾病。尤其值得注意的是,食源性和水源性传染病的致死案例不仅发生在经济较为落后的国家和地区,而且在发达国家同样不容忽视。本章以伤寒、霍乱、细菌性痢疾和诺如病毒感染这四种常见的重要食源性和水源性传染病为例,从公共卫生角度探讨其预防和控制策略。

第一节 伤 寒

伤寒是一种可能危及生命的、经消化道传播的急性传染性疾病,是全球尤其发展中国家的严重公共卫生问题。伤寒分布于世界各地,但因地理区域、季节性和感染媒介不同,发病率差异很大。全球每年发生伤寒病例约 2 100 万例,其中有 20 万例死亡。在南亚和东南亚等疾病负担较重的地区,估计每年每 10 万人中就有超过 100 例伤寒病例。在我国,伤寒为乙类传染病,属重点防控的传染病。

1 病原学

伤寒沙门菌是引起伤寒的病原菌,人类是其唯一已知天然宿主。和其他沙门菌一样,伤寒沙门菌长 1~3 μm,宽 0.4~0.9 μm,革兰染色阴性,有鞭毛,为非乳糖发酵杆菌。伤寒沙门菌不产生外毒素,菌体裂解时产生的内毒素在发病过程中发挥重要的作用。大多数新分离伤寒沙门菌菌株具有荚膜(Vi)抗原。可以根据生化特性、菌体(O)抗原和鞭毛(H)抗原对伤寒杆菌进行鉴别。根据抗原分类表,伤寒沙门菌属于沙门菌 D 组,特征为具有 O 抗原 9、12 和单一鞭毛抗原(H)。伤寒沙门菌在自然环境中抵抗力较强,耐低温,能在水和污水中存活 2~3 周,在粪便中可以存活 1~2 个月。但是伤寒沙门菌对光、热、干燥和一般消毒剂敏感,很容易被巴氏灭菌法灭活。

伤寒沙门菌感染患者后首先在肠腔内生长繁殖,然后入侵肠黏膜,经淋巴管进入肠淋巴组织和肠系膜淋巴组织,再由胸导管入血,引起第一次菌血症。随后进入肝脏、脾脏、骨髓等组织继续大量繁殖,并再次入血引起第二次菌血症,释放内毒素,产生临床症状。

2 临床表现

伤寒的潜伏期与感染的菌的数量有关。通常来说,食源性暴发流行可短至48小时,而水源性暴发流行可长达30天。伤寒起病隐匿,典型的临床经过可分为以下四期:①初期:相当于发病第1周,多起病缓慢,体温阶梯式上升,常伴有头痛、不适、发冷、食欲缺乏、全身乏力、轻度腹泻或便秘交替;②极期:相当于发病第2~3周,常伴有典型的伤寒症状,主要临床表现有持续高热、相对缓脉、肝脾肿大、玫瑰疹等,还可伴有肠出血、肠穿孔、神经系统中毒等症状;③缓解期:相当于病程第4周,患者抵抗力逐渐增强,病情出现好转,肝脾回缩正常;④恢复期:相当于病程第5周,患者的症状逐渐消失,体温恢复正常,食欲明显好转,一般情况下在1个月左右可完全恢复。值得注意的是,有1%~4%的伤寒患者会成为慢性带菌者,即患病后粪便中持续排出伤寒杆菌的时间超过一年。

3 流行过程

(1)传染源

伤寒患者和带菌者是伤寒的主要传染源,患者从潜伏期至整个患病期间均具有传染性,而且病程后期的传染性更强。患者被感染后,无论是否接受治疗,伤寒杆菌在粪便中均可持续存在1~2个月。带菌者是伤寒持续传播和流行的主要传染源,而且存在罹患胆囊癌的风险,因此从临床和公共卫生角度出发,建议通过抗生素疗法终止患者的带菌状态。

(2)传播途径

伤寒主要通过伤寒沙门菌污染的水、食物传播,粪-口途径是其常见的传播途径。大多数伤寒暴发都源于摄入被人类废弃物污染的食物或水。运作不良的市政供水系统是伤寒传播的有效工具,可能导致伤寒在市区大规模暴发。对地方性伤寒传播的研究表明,街头贩卖的食物和生的或未煮熟的贝类也是伤寒的传播途径之一。此外,伤寒沙门菌还可通过日常生活接触传播和生物媒介传播,散发病例大多是由日常接触传播所致。

(3)人群的易感性

人群对伤寒沙门菌普遍易感,发病以儿童、青壮年居多。散居儿童和流动人口是伤寒沙门菌的易感人群。患者感染后,对伤寒沙门菌再感染经常有短期的保护能力,但如果口服细菌剂量过多,仍可能出现再感染或疾病复发。

4 流行特征

随着社会经济的发展和卫生设施的改善,伤寒的发病率呈逐年下降的趋势,大规模的流行明显减少,但仍然可以引起局部流行或小规模流行。伤寒在全球各地分布不均匀,在美国及欧洲等发达国家和地区已经得到了很好的控制,但是在非洲、亚洲、拉丁美洲的疫情仍然严重。我国的伤寒疫情主要集中于东南沿海和西南的部分地区,在中小城市以暴发疫情为主,而在大城市则以散发为主。

伤寒全年均可发生,以夏秋季居多。我国的流行病学调查显示,伤寒疫情大约从3月份开始,至7月份达到高峰,之后逐渐下降,在11月份左右又会出现第二个发病高峰。此外,我国伤寒暴发病例中,5 岁以下儿童的发病率最高,发病数男性略多于女性,职业分布以农民、学生和散居儿童为主。

5 预防和控制

伤寒疫苗距今已有 80 多年的历史。研究表明,疫苗诱导的免疫对低至中等感染剂量的伤寒杆菌具有保护效应(有效率为 65% ~70%)。但与天然免疫一样,它对大剂量的伤寒杆菌攻击起不到保护作用。

早发现、早诊断、早隔离、早治疗是控制伤寒传染源的关键,隔离期应自发病之日起至临床症状完全消失后 15 日止。对于有发热的可疑患者,也要及早进行隔离和治疗。此外,对患者所使用的物品包括食具、衣物、生活用品、便器等,都要进行严格的消毒处理。为有效控制伤寒的传播和流行,还要对餐饮从业人员和儿童机构有关工作人员进行定期的体检和筛查。对于检出的带菌者,要调离相关岗位,并进行规范的管理和治疗。

做好"三管一灭"(管水、管饮食、管粪便、消灭苍蝇)工作,教育公众养成良好的个人卫生习惯与生活习惯,从而有效地切断伤寒传播途径,也是其防制的关键。正如 20 世纪初发达国家所指出的,实施和维护氯化市政供水以及污水收集和处理等环卫工作有助于降低伤寒的发病率。

6 副伤寒

副伤寒包括副伤寒甲、副伤寒乙和副伤寒丙三种,是分别由副伤寒甲、乙、丙三种沙门菌感染所致的急性传染病。通常情况下,副伤寒沙门菌只能感染人类,副伤寒甲、乙起病徐缓,而副伤寒丙起病急,常伴有严重的临床症状。

与伤寒类似,粪-口途径是副伤寒的主要传播途径,儿童尤其是散居儿童和流动人口是伤寒沙门菌的易感人群。在预防方面,及时发现和管理传染源、做好"三管一灭"工作以切断传播途径是预防和控制副伤寒传播和流行的关键所在。

第二节 霍 乱

霍乱是因摄入的食物或水受到霍乱弧菌污染而引起的一种急性腹泻性传染病。霍乱是一种古老而又活跃的疾病,它在世界范围内仍是导致人们发病和死亡的主要原因之一。由于霍乱经常引起大规模的传播和流行,且其病死率很高,因此该病一直为人所恐惧,并容易造成社会混乱。随着第 7 次霍乱大流行向西半球的扩展和新的霍乱弧菌 O139 的出现,霍乱的流行特征发生了变化,在流行病学方面也出现了新的发展趋势。

1 人类历史上的霍乱大流行

霍乱可能是一种自史前时代以来就一直困扰人类的疾病,至今已发生 7 次全球性大流行。其中 5 次大流行发生于 1900 年之前,分别为 1817—1823 年、1826—1837 年、1846—

1862年、1864—1875年、1887—1896年。约翰·斯诺(John Snow)的"霍乱是水源性传播疾病"的调查基于第3次和第4次大流行,罗伯特·科赫(Robert Koch)在第5次大流行时准确描述了霍乱弧菌。在霍乱蔓延的国家中,常常有数以千计的人被感染,病死率接近50%。总之,从全球范围来看,霍乱仍是发展中国家须积极防治的传染病之一。

1902—1923年的第6次霍乱大流行同样在全球大肆传播,尤其以亚洲最为严重,非洲和欧洲的疫情与之前几次大流行相比范围减小,西半球国家没有受到影响。第6次霍乱大流行与之前的几次都可能源于古典生物型霍乱弧菌。自20世纪60年代开始,古典生物型霍乱弧菌被分离的频率有所下降,除了孟加拉国以外,它在其他国家已基本消失,但1982年该生物型再次作为流行性毒株出现。

始于1961年的第7次全球霍乱大流行一直持续至今。此次大流行的病原体由戈茨利克(Gotschlich)于1905年首次在埃及埃尔托检疫营从于麦加返回的朝圣者体内分离出来。尽管该细菌起初被认定是非致病性的,但1937—1958年暴发的严重疾病证实了它能够引起大规模流行。第7次大流行过程可分成以下4个阶段:①第1阶段(1961—1969年):1961年霍乱弧菌埃尔托生物型在苏拉威西岛引起的疾病暴发是第7次大流行的开始,疫情从苏拉威西岛迅速蔓延至爪哇、婆罗洲、菲律宾和东南亚的大部分地区。24个国家报告霍乱病例419 968例。②第2阶段(1970—1977年):1970年,霍乱大流行继续西进,影响了中东和苏联,导致西班牙、葡萄牙和意大利暴发严重疫情,亚洲、非洲、欧洲、美洲共73个国家报告病例706 261例。③第3阶段(1978—1989年):83个国家报告病例586 828例。④第4阶段(自1990年至今):进入20世纪90年代后,该病仍保持着高发病率。1991年是第7次全球霍乱大流行以来情况最为严重的一年,拉丁美洲异乎寻常地首次发生了空前规模的霍乱暴发和流行;1992年10月印度马德拉斯发生了由O139群霍乱弧菌引起的霍乱,并在南亚、东南亚各国迅速流行;1994年,是迄今为止霍乱发病涉及国家和地区数量最多的一年;1995年报告病例降至108 507例,报告的国家和地区达78个;1996年报告病例数143 349例,报告的国家和地区为71个;1997—1999年全球霍乱继续流行,1999年有61个国家官方报告254 310例患者,但报告的总病死率仍稳定在3.6%左右;2000年南非霍乱流行加剧;2001年阿富汗、乍得、喀麦隆、印度、西非布基纳法索、科特迪瓦和尼日尔等国均出现霍乱暴发流行。

自1961年开始,我国霍乱时起时伏,从未终止。大致可分为5个阶段:1961—1965年为早期流行阶段;1966—1976年疫情报告较少,但可信度低;1977—1986年为严重流行阶段,无论在地区分布或发病规模上均较前明显增加;1987—1992年发病数逐年减少,发病范围逐年缩小;自1993年至今,疫情又有新的回升,在新疆局部地区发生O139血清群新型霍乱,且与埃尔托型霍乱并存。继新疆之后,从我国各地分离的霍乱菌株中O139群所占的比例呈逐年上升的趋势。

2 病原体和致病机制

霍乱弧菌菌体短小、弯曲,运动活泼,是革兰染色阴性的兼性厌氧微生物。将患者的粪便接种于硫代硫酸盐-柠檬酸盐-胆盐-蔗糖(TCBS)琼脂,在碱性蛋白胨水中增菌培养后,霍乱弧菌就会在TCBS琼脂上形成较易辨认的较大黄色菌落,在培养基上呈蓝绿色,中心轻微凸起。根据血清学、生物化学、血细胞凝集和溶血反应、噬菌体裂解和多黏菌素 B 测试,可以对分离株做进一步鉴定。除此之外,基于 DNA 分型的方法也开始广泛使用。

根据 O 抗原的不同,可以将霍乱弧菌分成不同的血清群。霍乱弧菌有 200 多个血清群,其中只有两个血清群(O1 和 O139)可以产生典型的霍乱毒素(CT),导致最严重的典型重型霍乱症状,并引发流行和大流行。其他霍乱弧菌血清型被称为非凝集性霍乱弧菌或非 O1 非 O139 群霍乱弧菌,可从散发性急性水泻甚至小型流行性腹泻的患者体内分离出来,但感染这些血清型很少会导致重型霍乱,它们不会产生 CT,也不会引起大流行。

O1 和 O139 群霍乱弧菌可进一步分为小川、稻叶和彦岛三个血清型。根据生物学特性,O1 血清群可分为古典和埃尔托两种生物型。O1 和 O139 群霍乱弧菌会产生 CT———一种高效的蛋白质肠毒素,可增加肠黏膜中腺苷酸环化酶的活性,导致 3′,5′型环磷酸腺苷(cAMP)水平升高,进而抑制绒毛细胞吸收氯化钠,阻止分泌氯离子,抑制利氏肠腺窝中的分泌细胞分泌碳酸氢盐,但该毒素不会侵入或破坏肠黏膜结构。

霍乱弧菌的生存力取决于多种因素。埃尔托型存活时间长,在河水、海水中可存活 1～3 周,并可在水生动植物中生存。例如霍乱弧菌在新鲜的鱼、贝类食物中可存活 1～2 周,加工过的食物受到霍乱弧菌的污染后也会长期保持传染性,因此水体是霍乱弧菌的重要贮存场所。霍乱弧菌对热、干燥、阳光直射均很敏感,100℃煮沸 1～2 分钟即可灭活。此外,常用的消毒剂如含氯消毒剂和含碘消毒剂均可使其丧失传染性。

3 临床表现

人体感染霍乱后,潜伏期为数小时至 5 天,1～2 天最为常见。霍乱的感染类型多样,临床表现可呈无症状感染、轻型感染直至重型霍乱,后者可能在数小时内导致患者死亡。由古典和埃尔托生物型霍乱弧菌引起的疾病严重程度差异很大。在由古典生物型引起的霍乱中,约 60% 的感染是不明显的,但 20% 的感染者有严重的霍乱症状,需要住院治疗;在由埃尔托生物型引起的霍乱中,80% 的感染是不明显的,症状严重的患者所占比例不到 3%。后者这种较轻微的疾病症状对公共卫生具有重要意义,因为这说明每发现一个重型病例,患者生活的社区中就可能存在更多未被检测到的感染病例。

霍乱的临床表现主要可分为四期:①潜伏期:为感染病原体至出现临床症状的这一段时期。国际检疫中规定最长的潜伏期是 5 天。②泻吐期:腹泻是该期的首发和常见症状。患者每日大便次数从数次至难以计数不等,量多,2 000～4 000 mL/d,甚至达 8 000 mL/d,初为黄水样,后为米泔水样便,但患者无明显腹痛,无里急后重感。腹泻过后患者可出现喷射样和持续性呕吐,呕吐物也呈米泔水样。由于短时间内大量丢失体液和电解质,患者可出现全身电解质紊乱和器官衰竭,表现为血压下降、脉搏微弱、尿量减少甚至无尿、全身肌张力下降、神志不清等。③脱水期:轻度脱水表现为口渴、皮肤干燥、舌干,中毒脱水可表现为眼窝内陷、面颊深凹、眼裂增大、声音嘶哑,甚至会出现呼吸、循环、泌尿系统衰竭。从 1831 年的一起病例描述中可以看出重型霍乱患者会出现严重脱水的症状。霍乱患者会突然倒地,外观像尸体而不像活人,眼球沉入眼窝,皮肤变黑,像被硝酸银腐蚀过,脚趾和手指萎缩,肌腱像刚性绳一样立在四肢上,呼出的气很冷,几乎感觉不到脉搏。④恢复期:也叫反应期。随着积极的治疗,水、电解质和酸碱紊乱均得到纠正,患者症状大多消失,表现为虚弱、全身乏力。从疾病中恢复的患者将细菌排出体外可能需要数天,有时甚至需要数周。值得注意的是,该期有些患者可发生继发感染,同样可能危及生命。

4 生态学

霍乱弧菌(包括引起流行病的 O1 群和 O139 群菌株)能够在咸水中繁殖并维持种群数量稳定,而且这些特征均与人类行为无关,因此从理论上来说霍乱不太可能被根除。

海水表面温度升高等生态变化与水样中霍乱弧菌的存在和霍乱的季节性暴发等密切相关。此外,生物膜对霍乱弧菌种群的环境稳定性和存在长久性也非常重要。在孟加拉国的一个有趣的研究发现是,霍乱弧菌 O1 和 O139 群及其噬菌体之间的平衡可以作为霍乱发病率变化的预测依据。在疾病流行期间,活细菌数量增加,噬菌体数量减少;而在传播期结束之前,噬菌体数量会增加,对噬菌体敏感的霍乱弧菌菌株减少。如果该研究得到证实,我们就可以预测霍乱的季节和时间变化,这对于减轻疾病负担具有重要价值。

5 流行过程

自 1892 年约翰·斯诺的调查以来,水一直被认为是霍乱弧菌的重要载体,也是霍乱流行地区的主要传播媒介。例如,有研究认为人类的交通运输促进了第 7 次大流行期间霍乱的大肆蔓延,比如某港口船只的压舱水中有携带霍乱弧菌的浮游生物和桡足类生物,然后该船只在远处的另一个港口放掉压舱水,给这个港口带来了霍乱弧菌。然而即使在霍乱流行地区,对病原菌的暴露也是形式多样且复杂的。

(1)传染源

霍乱是人类的传染病,患者和带菌者是霍乱的主要传染源。霍乱患者在发病期间连续排菌时长可达 2 周,尤其是中、重型患者,排毒量大,持续时间长,污染面广,是重要的传染源。轻型患者和无症状带菌者由于易被忽视,常常得不到及时的隔离和治疗。有研究报道,有些无症状的带菌者持续排菌可达 4 周以上,甚至多年,他们在流行过程中起着重要的作用。

(2)传播途径

霍乱的传播途径比较复杂,水、食物、生活接触和苍蝇等媒介均可介导霍乱的传播和流行。在新感染霍乱的地区,被污染的水或食物往往是暴发性疫情的根源。水在霍乱的传播中起主要作用,主要是因为水极易受到霍乱弧菌的污染,而且与霍乱弧菌在水中存活时间长有关。经水传播的特点是多为暴发流行,病例沿被污染的水体分布。而经食物传播的特点是发病数量与食物的供应方式、食用方式和食用量有关。需要注意的是,由于近年来国际上食品贸易往来的高速增长,经食物造成的航海、航空远距离传播的案例也时有发生。

经生活接触传播多发生于人员密集、卫生状况差的环境。对疫源地进行调查常可发现现场被霍乱弧菌严重污染,同时接触者中发病和健康带菌者持续出现。此外,从现有研究来看,苍蝇也是霍乱弧菌传播的重要媒介。在疫区捕获的苍蝇表面可以检测出霍乱弧菌的存在,而且霍乱弧菌在苍蝇的肠腔中也可存活数天,但是对于苍蝇等昆虫的带菌时长、过程及在传播过程中的实际价值目前还不太清楚,需要做进一步的流行病学研究。

(3)人群易感性

人群对霍乱弧菌普遍易感,没有年龄、性别、民族、职业等方面的差别。文化教育程度、社会经济地位等环境因素也可以影响霍乱的传播和流行,低收入地区、低收入家庭因为住宅区卫生条件较差、人口密度高,增加了霍乱弧菌的感染风险,并可能在感染后加快霍乱传播速度。此外,一旦患上该病,这些人群就更可能由于得不到很好的护理而面临更高的死亡风险。

机体的一些因素可以影响暴露于霍乱弧菌后疾病的发生率和严重程度。例如,胃酸具有强大的杀菌能力,在一定程度上可以保护机体免受霍乱弧菌的感染,因此有胃酸缺乏症(因胃切除手术或自身免疫性疾病引起)的患者比正常人群更易患霍乱,受到的影响较大。此外,尽管原因尚不明确,但一些研究提示 O 型血人群患严重霍乱的风险比其他血型人群高。此外,有研究提示,母乳喂养不能预防霍乱弧菌感染,但确实可以保护婴儿不出现临床感染症状。

人体感染霍乱弧菌后,可以产生抗菌和抗毒免疫,产生抗菌抗体和抗毒抗体。前者主要针对弧菌和凝集素,由弧菌抗原和细胞壁抗原引起;后者由肠毒素引起。但是这两种抗体免疫的持续时间较短,因此患者可再次感染。此外,有研究发现,稻叶和小川血清型霍乱弧菌之间存在明显的交叉保护。当患者感染的霍乱弧菌为稻叶血清型时,保护性最高;而最初感染的病原体为埃尔托生物型时,交叉保护力不强。霍乱的免疫可分为全身性和局部性两种,全身抗体主要有 IgG 和 IgM,肠道局部抗体主要为 IgA。全身抗体和肠道抗体在霍乱的免疫中均非常重要。

6　流行特征

霍乱在全球均有发病,无明显地区差异。以埃尔托生物型霍乱弧菌为致病因子的霍乱早年被认为是一种"局限""禁止""没有连续性"的"地方性腹泻病",但 1964 年之后,它不仅深入亚洲内陆,还进一步向西扩展,特别是 1970 年后相继侵入非洲撒哈拉大沙漠地区,说明霍乱在地理分布上虽以沿海为主,但可以向内陆扩展,甚至在山区和沙漠干旱地带也可引起流行。1994 年后,全球霍乱发病率虽有下降,但报告的国家和地区仍较多,感染呈现出点多面广的分布特点。

霍乱发病没有严格的季节性,其流行通常难以预测,但夏秋季发病明显升高,多以 7—9 月为发病高峰。在孟加拉国,雨季前后有 2 个流行高峰。有研究表明,季节性霍乱具有自限性的特征,即霍乱暴发的终止与其噬菌体的宿主调节有关。值得注意的是,从世界范围看,霍乱首发病例的日期有前移趋势。在我国,1995 年首发病例日期普遍较 1994 年前移,发病时间也较 1994 年增加 28 天。

气象流行病学是指运用气象学和流行病学的原理与方法,研究气候变化、自然灾害与疾病及健康的相互关系的学科。在全球范围内,霍乱流行可能与气候及气候事件有关,例如印度及周围潮湿的热带国家,受温度、湿度、雨量等自然条件的影响很普遍。20 世纪 90 年代后期最新发展的地理信息系统(GIS)和遥感技术(RS)已逐步在传染病的研究中广泛应用。通过应用 GIS 和 RS 技术监测分析气候变暖与霍乱发病的关系,将有助于预测霍乱流行态势,可为现场做出防制决策提供服务。

应用分子生物学方法能够确定霍乱的流行性质和菌株类型,分析传染来源,研究不同国家和地区、不同年代菌株的遗传关系。研究发现,目前引起霍乱暴发流行的主要菌株为 O1群的古典生物型 CVC、埃尔托流行株 ESEVC 和 O139 群,它们均具有较稳定的遗传结构和一定的分子遗传学特征。段广才等研究了霍乱弧菌的 15 个酶基因位点,认为 O1 群的古典生物型 CVC、埃尔托流行株 ESEVC 和 O139 群均为遗传学现状稳定、群体遗传结构紧密的群体。O1 群埃尔托流行株 ESEVC 和古典生物型 CVC 菌株各自具有较一致的酶切图谱,但两者间有一定的差别。此外,O139 霍乱弧菌作为一种新出现的霍乱病原体,有许多重要的分子特征,如含有溶原性噬菌体 CTXφ,具有生物特异性免疫机制,且有不依赖 TCP 菌毛的普遍性转导的感染方式;VP1 岛由噬菌体 VP1φ 携带,可以在菌株间水平转移;SXT 携带多种抗生素抗性基因,可以发生位点特异性重组。

7　预防和控制

提供安全饮用水和充分处理排泄物是降低发展中国家霍乱和其他腹泻类疾病高发病率的重要方法,也是预防霍乱的最有效措施。此外,疾病监测实践开始于霍乱,直至今天及时监测仍然在霍乱的预防和控制中发挥着重要的作用。霍乱暴发的控制需要大量的后勤支持,只有加强卫生保健系统的建设和提高公众对霍乱的认识,疾病控制和治疗的效果才会达到最大化。

（1）经常性预防措施

首先,要建立健全各级防病领导机构和各级医院的腹泻肠道门诊,一旦发现病例,及时做到"五早一就",即早发现、早诊断、早隔离、早治疗、早报告和就地处理。同时,对于密切接触者进行粪便检查和预防性服药。其次,加强卫生宣传,改善个人卫生习惯,提高群众的自我保健意识。同时,要因地制宜,从根本上解决群众的饮水问题,切实做好"三管一灭"工作,即管理水源、管理粪便、管理饮食和消灭苍蝇。最后,要坚持不懈地抓好疫情监测工作,掌握疫情动向。同时,随着国际交流往来的日益增多,重视、搞好国境卫生检验检疫工作也非常重要。

（2）发生疫情时的应急控制

接到疫情报告后,要按照有关规定认真处理,防止疫情扩散。首先,要核实诊断,确定疫点或疫区的范围,隔离患者和密切接触者,并及时对患者进行规范的治疗。在过去 20 年里,霍乱的治疗有了极大的改进,在医务人员接受过适当培训的地区,无论疾病严重程度如何,只要通过及时治疗,很少有人会死于霍乱。最佳的霍乱治疗方案包括积极的补液治疗、补充缺失的电解质和使用敏感抗生素。其次,要加强饮食、饮水和粪便管理,并对疫点或疫区和可疑污染区进行消毒,清除垃圾污物,改善环境卫生。最后,要登记和管理患者、接触者。对于采取过各项处理措施的疫点或疫区,必须是在患者隔离或进行终末消毒后,经过 5 整天再未发生新病例、可疑病例或带菌者时,方可解除隔离。

（3）疫苗接种

目前获得许可的霍乱疫苗有三种。第一种是注射用全细胞灭活疫苗,它可以为50%的人群提供短期保护,持续5个月,具有明显的副作用,并且不能预防无症状带菌,几乎不能预防和控制霍乱。第二种疫苗是B亚单位全细胞灭活疫苗（BS/WCV：Dukoral）,间隔1～6周口服两次。该疫苗对有症状带菌可提供58%的保护效力,在5年的随访中,疫苗效力仍可达50%。但该疫苗对于5岁以下的儿童不能提供保护,世界卫生组织建议对非洲难民接种此类疫苗。第三种疫苗是单剂次口服CVD103-HgR（Orochol）疫苗。这种疫苗是通过对活的O1群稻叶型霍乱弧菌菌株进行基因改造来使霍乱毒素的活性部分失效后制备而成的。其他候选疫苗包括秘鲁-15,是一种对O1群埃尔托型稻叶型霍乱弧菌菌株进行基因改造开发出的疫苗。依照目前的经验,接种BS/WCV疫苗是最佳选择。该疫苗每剂次价格低于1美元,它在霍乱快速流行期有助于控制疾病。

第三节　细菌性痢疾

细菌性痢疾简称菌痢,是由志贺菌属细菌引起的一种急性肠道传染病,我国古代多部医学著作如《黄帝内经》《伤寒论》等均对菌痢的传染性及其特征进行了描述。1898年,日本学者志贺首次发现了菌痢的致病菌,故命名为志贺菌。目前,菌痢在世界范围内都是一种重要的传染病。饮食卫生、水源污染等环境因素都与菌痢的传播和流行密切相关,只有不懈地做好防制工作,才能更好地控制其发生和流行,降低疾病负担。

1　病原学

志贺属细菌归属变形杆菌门,也称痢疾杆菌,是人和灵长类动物菌痢的病原体。该菌为革兰阴性杆菌,无荚膜,有菌毛和鞭毛,能运动,可分解葡糖糖,产酸但不产气。根据生化反应和抗原结构,志贺菌属可分为4群47个血清型,其中A群痢疾志贺菌有12个血清型,B群福氏志贺菌有6个血清型和2个变种,C群鲍氏志贺菌有18个血清型,D群宋内志贺菌有1个血清型。不同时期、不同地区的志贺菌属不同。在发达国家和地区,如美国、欧洲,痢疾杆菌以D群多见,而在发展中国家以B群多见。在我国,志贺菌属以B群为主,但在局部地区或某些时段也会出现以D群为主的情况。

抗生素的发现和使用在菌痢的预防和控制中发挥了重要作用。然而随着抗生素的广泛使用甚至滥用,自20世纪80年代以来不断出现志贺菌属细菌的耐药菌株,而且多耐药菌株在全球各地日趋多见。我国主要流行的福氏志贺菌2a对常见一线抗生素的耐药性发生率很高,对喹诺酮类药物的耐药性发生率也可高达20%以上,而且不同地区的耐药性毒株的流行情况差异很大。研究表明,耐药相关基因的变异和耐药相关可移动基因元件改变均与志贺菌属细菌的耐药关系密切,但其具体机制尚不完全清楚。

2 临床表现

菌痢的潜伏期为数小时至 7 天不等,平均为 1～2 天。临床上急性菌痢可以分为三型:①普通型菌痢:主要临床表现为起病急,伴有高热或寒战,腹痛、腹泻和里急后重,大便次数明显增多,每日可达 10 次以上,为黏液脓血便,病程一般为 1 周左右。②轻型菌痢:全身症状和中毒症状均较轻,腹泻,稀便,有黏液但无脓血,病程 3～7 天,治疗不及时会转为慢性。③中毒型菌痢:多见于儿童,高热,起病急,病情重,伴有严重的全身中毒症状,常常迅速进展为循环衰竭和呼吸衰竭,但肠道症状较轻。可进一步划分为休克型、脑型和混合型。

急性菌痢病程超过 2 个月未愈就会发展为慢性菌痢,主要表现为长期反复出现的腹痛、腹泻,大便有黏液,有时伴有脓血,并可出现营养不良和贫血等全身症状。根据患者的临床表现,可将慢性菌痢分为慢性迁延型、慢性菌痢急性发作型和慢性隐匿型三种类型。

3 流行过程

(1)传染源

菌痢的传染源包括急性患者、慢性患者以及细菌携带者,其中以急性菌痢患者为主。但是,由于典型患者容易受到关注并及时得到治疗,所以危害性较小;而不典型病例、轻症患者以及隐匿性感染者常因为被忽略而成为危险的传染源。

(2)传播途径

与其他食源性和水源性疾病相似,粪-口途径是菌痢的主要传播途径。细菌随患者的粪便排出体外,通过不同的方式污染水源或食物,导致其传播和流行。痢疾杆菌感染剂量极小,10～100 个活菌就能使健康人发病。此外,日常生活密切接触也可以传播痢疾杆菌。菌痢又有"脏手病"之称,在卫生条件较差的地区或卫生条件较差的人群,经生活接触传播也比较常见。

实际上,菌痢的传播途径比较复杂,痢疾杆菌还可以通过苍蝇、蟑螂等媒介进行传播。研究发现,痢疾杆菌可在苍蝇体内存活数天,因此,苍蝇等昆虫作为媒介在菌痢的传播中起到一定的作用。

(3)人群易感性

人群对痢疾杆菌普遍易感,劳累、不洁饮食等都是引起菌痢发生和传播的危险因素。机体感染菌痢后产生的抗体在短时间内具有一定的保护作用,但是这种起保护作用的抗体是局部抗体而不是血清抗体。此外,细胞免疫在痢疾杆菌感染的预防中也具有一定的作用,这种免疫持续时间长,但是在不同菌型之间无交叉免疫。

4 流行特征

菌痢感染呈全球分布。从地理分布看,菌痢主要分布于温带和亚热带地区,寒带和热带地区少见。此外,与发达国家相比,发展中国家发病率较高。我国属北温带和亚热带,菌痢流行情况比较严重,但是各地发病率有较大差异。边远地区、经济不发达地区的发病率和报告病例数均较高,且容易发生流行,病死率也较高。

菌痢发病有明显的季节性。在我国南方地区,发病高峰集中在 6—7 月份;在北方地区,发病高峰集中在 7 月份和 8 月份,其主要原因是炎热的气候更有利于细菌的生长繁殖。此外,夏秋季人们日常生活中饮水量大,吃生冷食物多,容易导致肠道菌群失调,也为菌痢的传播创造了有利的条件。

流行病学调查表明,我国的菌痢以 0～4 岁和 5～10 岁两个年龄组发病数和病例数最多,其主要原因是婴幼儿的生活不能自理,而且其肠道免疫功能差,感染后容易发病。此外,菌痢发病人群以散居儿童和农民为主,其主要原因可能是:越来越多的农民外出务工,人口流动性增强,而且其居住和饮食卫生条件通常较差,容易引起感染和发病。

5 预防和控制

尽管近年来世界各国在菌痢的预防和控制方面取得了长足的进展,但是它仍然是全球范围内的多发病,而且耐药菌株的流行情况日趋严重。坚持不懈地加强、改善疫情监测和耐药菌株的流行变迁,不断研究流行性痢疾杆菌菌株基因型的分布和变迁,对于菌痢的更有效防控均具有重要的现实意义。

由于志贺菌属菌型繁多,免疫力不能持久,疫苗研制非常困难,因此,针对菌痢的防控措施还应该包括:①加强卫生知识宣传,讲究个人卫生,增强自我防病意识和卫生防病能力,使菌痢的防制工作成为民众的自觉行动。②对感染病例早诊断、早治疗、早报告,防止急性菌痢转为慢性。此外,应加强卫生环境的治理,尤其是餐饮场所管理和饮用水管理,对于餐饮服务人员,每年都要进行带菌检查,进一步降低食物性菌痢暴发的潜在威胁。③做好日托机构、学校、厂矿、工地的饮食与饮水管理工作,关注散居儿童和流动人口的卫生环境状况,做好垃圾、粪便的无害化处理,进一步减小苍蝇、蟑螂等的传播风险。相信随着我国经济水平的不断提高,卫生保健工作的不断完善,菌痢的疫情一定能够得到很好的控制。

第四节 诺如病毒感染

诺如病毒是一种分布广泛的肠道病毒。目前已被欧美公认为是导致成人病毒性胃肠炎的首要病原体,也是儿童病毒性胃肠炎的第二位病因。近年来,全球诺如病毒感染呈上升趋势,美国每年约发生诺如病毒感染 2 300 万例,在美国发生的急性胃肠炎暴发事件中,约 80% 由诺如病毒引起。诺如病毒是一种食源性的胃肠道病原体,其地位已经超越轮状病毒,正成为公共卫生领域新的挑战,越来越受到重视。

1 病原学

诺如病毒属于杯状病毒科(Caliciviridae)中的诺如病毒属,为直径 27～35 nm、无包膜的病毒颗粒。1968 年,因其导致美国俄亥俄州诺瓦克镇的一所小学腹泻暴发而引起了人们的注意。诺如病毒是单股正链 RNA 病毒,基因组全长约 7.5 kb,包括三个开放阅读框架(ORFs):ORF1、ORF2 和 ORF3,其中 ORF1 和 ORF2 有大约 20 bp 的重叠区,不同毒株易在此重叠区的上游或下游发生重组,这对诺如病毒的进化具有重要意义。ORF1 编码非结构蛋白,其中包括 RNA 依赖的 RNA 聚合酶(RdRp);ORF2 和 ORF3 分别编码大衣壳蛋白(VP1)和小衣壳蛋白(VP2)。诺如病毒可以分为五个基因组(Genogroup):GⅠ~GⅤ。其中感染人类的只有 GⅠ、GⅡ和 GⅣ组诺如病毒。

诺如病毒具有较强的耐受性,对各种理化因子有较强的抵抗力。即使是在 60℃下孵育30 分钟、4℃下 20% 的乙醚处理 18 小时,或在室温、pH2.7 的环境中暴露 3 小时,它仍然具有一定的传染性。此外,诺如病毒可以在冰冻存储的条件下长期生存。vertrel 和 freon 等有机溶剂都不能灭活诺如病毒。诺如病毒在含有 0.5~1.0 mg/L 游离氯离子的水溶液或 3.75~6.25 mg/L 氯离子浓度的普通饮用水中仍能存活,但可被 10 mg/L 高浓度氯离子的水溶液灭活,因此地下水和娱乐用水常由于氯离子浓度不足而导致诺如病毒胃肠炎暴发。

2　临床表现

人感染诺如病毒后,首先会引发肠黏膜的特异性组织变化以及黏膜固有层的炎症反应,十二指肠的上皮细胞毒性 T 细胞有所增加。同时,该病毒可穿过肠黏膜,也可通过树突状细胞的感染进入引流淋巴结,导致肠系膜淋巴结和周边组织被感染。诺如病毒感染所引起的主要临床表现为恶心、呕吐、腹痛,症状轻微。然而,伴随恶心、呕吐及腹泻的患者也可以表现为严重的形式,比如严重脱水甚至死亡。诺如病毒感染的潜伏期一般为 24~48 小时,伴随症状持续 12~60 小时。有时感染后可表现为低热和腹痛,因此也常常用"胃肠感冒"这一术语来描述此病。大约 30% 的病毒感染者是无症状的,然而这样的患者仍可能传播病毒。

3　诊断

电镜检测病毒颗粒是诊断诺如病毒感染的金标准,但其灵敏度低,要求样品中病毒含量 $\geqslant 10^6$/mL,而且这种检测法的检测设备昂贵,操作繁杂,不适合用于临床研究和大规模流行病学调查。免疫检测法是利用抗原抗体的反应对病原体进行检测,这种检测法虽然比较经济,且诊断迅速,但特异度和灵敏度不够理想,只能作为初步筛查。目前分子生物学检测方法越来越流行,已成为实验室检测诺如病毒的主要方法:逆转录聚合酶链式反应(RT-PCR)通过"mRNA→cDNA→PCR 扩增→目的基因或检测基因表达"的反转录方式,使 RNA 检测的灵敏度大大提高。其中多重荧光 RT-PCR 技术还能同时诊断诺如病毒、肠道腺病毒和轮状病毒,均无交叉反应,且重复性好,从而为诺如病毒的进一步研究节省了人力和物力。

4　流行过程

诺如病毒感染呈全球分布。国外的研究显示,北半球的主要高发季节是冬季,而南半球主要在暖季发病。在我国,诺如病毒感染发病率在冬季会出现上升趋势,因此,又被称为"冬季呕吐病",由南向北发病率表现为升高趋势,并且具有发病季节后延的特点。

(1)传染源

人类是诺如病毒的唯一宿主,诺如病毒感染的患者、隐性感染者及健康携带者均可成为传染源。患者发病后 1~3 天,每克粪便中含有的病毒量可达 10^5~10^{11} 个病毒颗粒,传播危险性极高。2000—2004 年,美国疾病预防与控制中心接报 348 起诺如病毒感染暴发事件,其中 136 起发生在饭店,101 起发生在疗养院和医院,42 起发生在学校和托幼机构,69 起发生在度假场所和游船上。

（2）传播途径

粪-口途径是诺如病毒传播的主要途径,其次是直接接触传播,可发生于所有年龄段人群。常在社区、学校、餐馆、医院、托儿所、孤老院及军队等场所因含有病毒的排泄物污染水源、食物、物品而造成流行。此外,暴发期间空气和污染物也是不容忽视的传播媒介。诺如病毒的数项特征促进了它的传播。首先,低感染剂量使得病毒可通过飞沫、污染物、个人接触和环境污染传播;其次,病毒排出常发生于疾病出现之前,在暴露的人群中高达 30%,在疾病发生之后可持续很长一段时间,从而增加了二次播散的潜在危险,这一点在食品工作者和家人中尤其值得注意;最后,该病毒抵抗力强,能忍受较大范围的温度变化(0℃ ~ 60℃),可持续存在于环境表面、娱乐设施、饮用水和各种食物中。

（3）易感人群

诺如病毒可以感染各年龄组人群。相对于成年人来说,诺如病毒更容易在老年人、患者和学生群体中导致腹泻暴发。由于诺如病毒株的高度变异性,且人类缺乏完全的交叉保护和长期的免疫力,因此人的一生当中可发生重复感染。此外,由于诺如病毒基因很易发生突变,因此特别容易发生抗原转换和重组,后者反过来导致新病毒株的进化进而感染易感宿主。

5　分子流行病学

诺如病毒家族庞大复杂,基因型多样,GⅡ基因组最常见,占 90% 以上,优势株是 GⅡ-4 基因型,占 GⅡ组的 67%。1995 年 GⅡ-4 型在世界范围内流行,此后 20 年来一直是优势株,暴发和流行大都与 GⅡ-4 变异株有关。GⅡ型诺如病毒每 2 ~ 4 年可出现新的变异株,2002、2004、2006a/b、2012 变种的出现主导了同一时期的暴发流行。我国诺如病毒的相关研究起步较晚。多项研究显示,GⅡ-4 基因型诺如病毒为我国流行的优势毒株,但是也存在较大的变异。例如,GⅡ型病毒是引起广东省诺如病毒暴发的唯一病毒。2004 年广东省出现了与 GⅡ-4 型同源性较高的 GⅡ-12 型,2005 年却以 GⅡ-3 型为主,从 2006 年开始 GⅡ-4 型变异株 2006b 成为优势株;自 2014 年冬季以来,GⅡ-17 型变异株所致的暴发疫情有大幅增加的趋势。

6　预防和控制

迄今尚无稳定、有效的可供大规模接种的诺如病毒疫苗,也没有安全、稳定的抗毒血清用于紧急防护高危暴露人群。目前研究认为,人类在感染诺如病毒后可以产生短期的免疫力,而是否存在长期免疫力尚无定论。

因此,在有效的疫苗被发明以前,积极采取下列防控措施非常重要:首先,诺如病毒主要通过污染食物和水源引起疫情暴发,并通过人与人的接触而快速传播,因此跟踪和调查暴发时,必须将一代病例和二代病例分开。预防二代病例增加的关键是制止暴发的持续,一定要调查清楚首发病例以及疫情传播和流行的先后次序。其次,开展诺如病毒监测工作,将获得的毒株与单次暴发相联系,暴发蔓延时应对诺如病毒毒株的特殊可变区域进行测序,以监测毒株的进化以及识别与长期传播相关的单个毒株,并在筛查中对流行株做出评估。此外,加强医院及疾控机构实验室建设,提高实验室检测能力。再次,提高人群防病意识和防病知识,养成良好的个人卫生习惯。对可疑的食品污染途径设法进行阻断,定期对食堂工作人员等相关人员进行健康体检和卫生知识培训,落实每天的健康报告制度,不允许患病的食品加工或餐饮服务者留在接触食品的工作岗位,强调每个人都应"洗净手、堵住口"。最后,要增强个人卫生和自我保护意识,采取与消化道传染病相应的预防措施,搞好净化环境表面的群众性卫生运动。

7 展望

尽管近十年来诺如病毒的预防和控制研究取得了显著的进步,但是仍然有许多问题有待解决。首先,目前食品质量监控多以细菌污染为基准,所以亟须研究和开发简单、方便且易于推广的诺如病毒监测系统;其次,疫苗是预防传染性疾病的最有效手段,因此如何在现有的基础上,设计、研发安全有效的诺如病毒预防用疫苗,并进一步优化疫苗策略,也是研究者面临的重要问题;最后,通过研究肠道微生物群落与黏膜免疫、环境因子和宿主遗传的复杂关系,探索其对诺如病毒感染的影响,从而进一步明确重症诺如病毒感染的发病机制及风险,这对诺如病毒的防控也具有非常重要的意义。

第九章 人畜共患病

　　人畜共患病是指脊椎动物与人类之间自然传播和感染的疾病。据有关文献记载,动物传染病有 200 余种,其中半数以上可以传染给人类,另有 100 种以上的寄生虫病也可以感染人畜。根据病原体种类的不同,可以将人畜共患病分为由细菌引起的人畜共患病,如布鲁菌病、鼠疫、鼻疽、炭疽等;由病毒引起的人畜共患病,如流行性狂犬病、口蹄疫等;由衣原体引起的人畜共患病,如鹦鹉热等;由立克次体引起的人畜共患病,如恙虫病、Q 热等;由真菌引起的人畜共患病,如念珠菌病等;以及由寄生虫引起的人畜共患病,如弓形体病、旋毛虫病、绦虫病等。由于篇幅限制,本书以狂犬病、布鲁菌病和钩端螺旋体病为例,介绍人畜共患病的预防和控制策略。

第一节 狂犬病

1 病原体

　　狂犬病毒是狂犬病的病原体,它感染人类或脊椎动物后主要影响中枢神经系统。狂犬病毒是单股、负链、不分节段的 RNA 病毒,全长约 12 kb,基因组从 3' 端到 5' 端依次排列 N-P-M-G-L 5 个结构基因,依次编码 5 个结构蛋白:核蛋白、磷蛋白、基质蛋白、糖蛋白和病毒依赖的 RNA 聚合酶蛋白。病毒基因组 RNA 和 N、P、L 蛋白构成核糖核蛋白复合物(ribonucleoprotein,RNP),RNP 被病毒囊膜蛋白 M、G 和脂质膜包裹。

　　狂犬病毒属于弹状病毒科中的狂犬病毒属。弹状病毒科病毒种类繁多,包括许多能感染脊椎动物、无脊椎动物和植物的其他病毒。根据病毒的基因组特点,狂犬病病毒属成员可分为 3 个群:Ⅰ群包括 RABV、DUVV、EBLV1-2、ABLV、ARAV、IRKV、BBLV 和 KHUV,Ⅱ群包括 LBV、MOKV 和 SHIBV,Ⅲ群包括 WCBV、IKOV 和 LLEBV。研究发现,现有的狂犬病疫苗对狂犬病病毒属 RABV、DUVV、EBLV1-2、ABLV、ARAV、IRKV 和 KHUV 均能产生交叉保护作用。

　　狂犬病毒在 4℃ 下可以存活数周,低温下可以存活数月,冻干条件下可长期保存,反复冻融可以使病毒失活。狂犬病毒能够抵抗自溶及腐烂,在自溶的脑组织中可以存活数天。但是,狂犬病毒对热、紫外线、酸、碱均非常敏感。56℃ 下作用 15～30 分钟、100℃ 下煮沸 2 分钟即可杀灭病毒;此外,紫外线照射、蛋白酶、甲醛、乙醚、pH < 3.0 或 pH > 11.0 的溶液等均可迅速降低病毒毒力;60%以上的乙醇也可杀灭病毒。

2 临床表现

2.1 动物狂犬病

动物狂犬病的潜伏期很长且高度可变,可能在两周或更短的时间内出现狂犬病症状,狗和猫的潜伏期通常为 20~60 天。动物暴露于狂犬病毒不一定都会引起感染或致命,而且有些实验动物在出现狂犬病临床症状后明显开始恢复。

动物狂犬病临床表现的重要特点就是症状各异,通常有以下一种或两种形式:"狂躁"型狂犬病和"哑巴"或麻痹型狂犬病。狂犬病的临床表现部分取决于病毒的载量、病毒变异株、宿主因素和病毒侵入中枢神经系统的顺序。在患病早期,动物可能看起来比平时更具攻击性或更亲近人,但容易发怒,会小小地挑衅式地咬人。此外,动物可能变得躁动,看到任何事物都会猛咬上去。在"哑巴"型狂犬病中,动物不会明显发怒,可能会藏起来,变得昏昏欲睡。一旦病毒损害颅神经,动物会迅速出现全身性麻痹和瘫痪,并在 1~3 天后死亡。狂犬病的临床表现可以为诊断提供支持依据,但确诊需要进行病原体的分离。

2.2 人类狂犬病

人类狂犬病可分为潜伏期、前驱期、急性神经症状期(兴奋期)、昏迷和死亡几个阶段,极少情况下会包括恢复期。①潜伏期:与动物狂犬病一样,人类的狂犬病潜伏期也高度可变,部分取决于被咬的部位、咬伤严重程度和病毒入侵部位与大脑之间的距离。通常面部被咬伤后的潜伏期很短,四肢被咬伤后潜伏期可能会更长一点。常规的潜伏期为 4~6 周,但也出现过少至 10 天多至 1 年以上的极端病例。②前驱期和兴奋期:表现为高度兴奋,体温升高(38℃~40℃),极度的恐怖表情、恐水、怕风。恐水为本病的特征,但并非所有患者都有该症状。典型患者虽极渴而不敢饮,见水、闻水声、饮水或仅提及饮水就可以引起咽喉肌严重痉挛,外界刺激如风、光、声也可引起咽肌痉挛。可有声音嘶哑、说话吐词不清等临床表现。呼吸肌痉挛时可出现呼吸困难和发绀。此外,还常伴有大汗淋漓、心率加快、血压升高。患者大多神志清楚,但也可出现精神失常及幻觉等。③昏迷期:如果患者能够度过兴奋期而侥幸活下来,就会进入昏迷期。本期患者处于深度昏迷,狂犬病的各种症状均不再明显。大多数进入此期的患者常常因咽喉部痉挛而窒息身亡。

3 流行过程

3.1 传染源

尽管理论上几乎所有的温血动物均对本病易感,但犬科和猫科动物为狂犬病的主要易感动物,因此,狂犬病病犬和病猫以及健康带毒的动物为狂犬病的最主要传染源。此外,翼手类(蝙蝠等)、啮齿类尤其是野生啮齿类物种(鼬鼠、野鼠和松鼠等)也对狂犬病毒易感,它们以危险疫源的形式存在于自然界中,当其进入食肉动物的食物链后就会传播此病。研究发现,在非洲南部,家畜中牛狂犬病的严重程度仅次于犬,也可能成为传染源。

3.2 传播途径

通常患狂犬病的动物唾液内均有病毒携带,将狂犬病毒传播给人的最主要途径和方式是动物咬伤。除动物咬伤这种典型的传播方式外,还有其他经皮肤或黏膜等非咬合暴露引起的人类病例,如灭活不当的疫苗和病毒气溶胶。但是,非咬合传播在实际工作中的重要性,特别是能否作为病毒持续传播的方式,现在还不清楚。需要提出的是,在前南斯拉夫和美国,有些狂犬病患者并无明确的咬伤史,也无和狂犬病人的任何接触史,因此狂犬病毒的传播方式需要进一步研究。

人与人的狂犬病传播案例比较罕见,曾经报道的传播方式有:①胎盘传播。迄今仅有1例报道。②人被人咬伤或感染性唾液污染黏膜从而患病的情况。埃塞俄比亚曾经有过2例报道。③器官移植传播。美国曾报道5名受体在接受来自同一供体的移植器官时,有3名感染了狂犬病,在患者的咽拭子、尿的沉积物、脑脊液中均成功分离出狂犬病毒。

3.3 易感人群

所有哺乳动物都可能感染狂犬病毒,但只有某些主要的动物群体会发病。狂犬病有两种主要的流行病学形式,即家养犬引起的城市狂犬病和野生动物狂犬病。城市狂犬病是许多发展中国家和地区更常见的狂犬病流行方式,通常也是造成人类感染的主要危险因素。野生动物狂犬病主要由野生犬科(狐狸、狸猫等)、獴科(獴、猫鼬等)、臭鼬科(臭鼬)、浣熊科(浣熊)和翼手目(蝙蝠)动物引起。

在有狂犬病疫苗可以使用以前,人被狗咬伤暴露后的狂犬病发生率为30%~35%,而目前暴露后如果及时接种疫苗,狂犬病发生率可降低到0.2%~0.3%。

3.4 影响发病的因素

易感者的暴露部位会影响狂犬病的发生率。通常四肢、躯干暴露比头面部暴露发病率低,因为四肢躯干的外周神经分布相对较疏松,这样病毒较难借助神经通路入侵。同理,伤口愈多愈深,狂犬病发生率则愈高。气候温暖的时节狂犬病的发生率比较高,原因可能是:人们在温暖的时节较多参与室外活动,穿着暴露较多,因此在和犬等接触时,被犬咬伤而感染的概率也加大。

4 流行特征

动物狂犬病分布于世界各地。在每个地区,不同的病毒变异株在蝙蝠或食肉动物宿主体内能够被区分开来。狂犬病毒可以在相同物种(例如狗与狗)之间的某种封闭循环中持续存在,如果是在不同物种(例如狗与猫)之间传播,可能发生溢出感染。虽然溢出感染可能致命,但是也可能在其他哺乳动物宿主群体中存在数十年或更长时间。例如在东南亚部分地区,其他非储存宿主(如郊狼)可能会成为犬科狂犬病毒的暂时宿主。

全球上,除南极洲外,其他地区都存在狂犬病,但许多岛屿地区(例如加勒比海或太平洋地区的岛屿)从未出现过狂犬病例,或已经通过控制和检疫措施消除了这种疾病。欧洲、加拿大和美国人类狂犬病的发病率从历史上的每年二十多例减少至每年数例。与发达国家相比,亚洲、非洲和拉丁美洲的许多欠发达国家和地区及发展中国家的狂犬病死亡率要高得多。尤其是亚洲和非洲,狂犬病死亡人数每年约为55 000。例如,印度狂犬病死亡人数每年维持在20 000左右;而在非洲地区,每年因狂犬病而死亡的人数也达到24 000余例。

狂犬病的发病形式不同,时空差别也很大。例如在20世纪早期至20世纪中叶,狐狸狂犬病在欧洲蔓延,并导致大范围的动物流行病,迄今为止欧洲东部狂犬病仍然很多。第二次世界大战爆发之前,犬科狂犬病在北美是首要威胁,此后传染源明显转向野生动物,主要是红色狐狸(赤狐)、灰色狐狸(灰狐)和北极的狐狸(北极狐)。北极狐是极地的病毒储存宿主。在非洲和亚洲,胡狼可能是其他物种的主要传染源。从历史上看,狼在中东和西亚部分地区都是狂犬病毒的危险储存宿主。几种獴科动物(灰獴、*Cyntillis* 等)是南非、亚洲部分地区(如印度)和加勒比的几个岛屿地区(波多黎各、古巴、多米尼加共和国和格林纳达)狂犬病毒的主要宿主,这几种动物在 19 世纪被引入这些国家。在中美洲和南美洲,吸血蝙蝠(吸血蝠)是人类和家养动物狂犬病毒的主要储存宿主。

虽然狂犬病的易感人群没有年龄组的差异,但 15 岁以下的儿童是狂犬病的主要受害者。狂犬病暴露后接种者中,5~14 岁年龄段人群占 40% 左右,且以男性儿童居多。

我国在世界上属于狂犬病高发国家,发病与死亡人数仅次于印度,居世界第二。目前全国几乎所有省份都有狂犬病发病报告,形势严峻,不容乐观。在各种法定传染病死亡病例中,狂犬病也一直位于前列。自中华人民共和国成立以来,我国狂犬病疫情先后出现过 3 次高峰。第一次高峰出现在 20 世纪 50 年代,年报告最高死亡人数 1 942 人;第二次高峰出现在 20 世纪 80 年代,年最高死亡人数 7 037 人;第三次高峰出现在 21 世纪初,年最高死亡人数3 300 人。在 2000—2005 年间,狂犬病发病率持续上升。从地理分布看,狂犬病流行在我国以长江为界,呈现南高北低分布并逐步向北方蔓延扩大的态势。疫情主要分布在人口稠密的华南、西南、华东地区,农村地区儿童是主要的狂犬病患病人群,因此,农村人口特别是农村儿童应该作为防控的首要目标人群。

5　预防和控制

避免病毒暴露是预防狂犬病的最有效手段。此外,可以在病毒暴露后进行特异性预防,或者在暴露前对特定的高危人群接种疫苗。急救时,及时清理受狂犬病毒污染的所有伤口至关重要。局部清理咬伤伤口和划痕应包括用肥皂水清洁和彻底冲洗伤口,如果可能,不应立即缝合伤口,以避免病毒进一步污染其他组织。对于动物咬伤造成的伤口,可以使用抗生素和狂犬病免疫球蛋白预防。

5.1　动物狂犬病的控制

作为人畜共患病,现代狂犬病控制应该重点关注作为宿主的动物种群。给狗接种预防性疫苗是控制狂犬病最重要的方法之一。此外,需要加强对宠物饲养者责任的公共教育,给狗发许可证、早期做好卵巢摘除和绝育,以及将流浪、无主或被遗弃的动物集中起来。特别是在有犬科狂犬病的发病风险时,应对城市地区的狗和猫进行监管。如果被动物咬伤,应及时向公共卫生机构报告情况。如果社区中出现狂犬病例,出现咬人的狗或猫时,也应向当地卫生或动物管理部门报告。

彻底解决影响人类和家畜的狂犬病问题需要适当控制野生动物狂犬病。有效控制野生动物狂犬病代价昂贵,且经常引起争议(特别是在动物保护协会、生态学家和环保人士中),效果往往不能持久。与捕获和杀死捕食者的成本相比,疫苗接种是更有成效的狂犬病控制工具。通过分发含有减毒狂犬病毒或重组病毒疫苗的诱饵对野生动物进行口服疫苗接种的方法已在欧洲和北美广泛使用。

在我国,85%~95%的狂犬病患者是由于被狂犬病病犬或带毒犬咬伤、挠伤所致。因此,采取合理的防控政策,积极开展动物狂犬病免疫,对于狂犬病的预防和控制非常重要。在狂犬病防控工作中,必须坚持以犬为主要对象,采取管、检、免、灭等综合防控措施。首先,要从国家层面出台狂犬病防治工作规划,将动物狂犬病列入强制免疫计划并开展检测和监测工作,出台切实可行的城市和农村养犬管理办法。其次,各级动物疫病预防控制机构应定期对犬群开展免疫率和病原学检测。对检测抗体不达标和未进行免疫的动物,要立即开展加免和补免;对检测到的阳性带毒犬,立即进行捕杀,以消灭隐患。最后,必须大力开展防疫工作者和医务工作者狂犬病专业知识培训,对普通老百姓开展持久、全面的狂犬病科普宣传教育。

5.2 人狂犬病的控制

(1)人用疫苗

19世纪80年代,巴斯德使用在实验中感染病毒的兔的干燥神经组织,利用其中残留的活病毒发明了狂犬病疫苗,但是由于这种疫苗效价低,因此需要多次注射。20世纪早期,科学家对疫苗的制备方法加以改进,更多使用了经紫外线、苯酚、甲醛溶液和其他化学物质灭活的神经组织中的病毒制备疫苗。但是由于用神经组织制作的疫苗中存在致敏的髓鞘蛋白,因此这种疫苗可以导致过多的过敏反应和其他更严重的神经系统并发症,包括脑炎、周围神经炎和各种瘫痪性疾病。

20世纪后半叶,人们进一步改进了狂犬病疫苗的制备方法,研制出更加安全的可供人类使用的疫苗,即用恒河猴细胞制备的吸附狂犬病疫苗(RVA)和纯化的鸡胚细胞疫苗(PCECV)。目前推荐的暴露后疫苗接种程序是在第0、3、7、14、28天各注射一剂疫苗,一般情况下,接种后体内抗体水平可维持1年以上。在全程免疫后半年内再次暴露者一般不需再次免疫;免疫后半年到一年内再次暴露者,在第0、3天各注射一剂;免疫后1~3年内再次暴露者,在第0、3、7天各接种一剂;超过3年再次暴露者应当全程接种。需要注意的是,所有注射均要在三角肌区进行肌内注射,幼儿可在大腿前外侧区肌内注射。因为疫苗有可能造成意外的神经损伤,所以不能经臀部肌肉注射。与以前的神经组织疫苗相比,这些新型疫苗的抗体转化率更高,不良反应更少且不太严重,仅部分接种者会出现注射部位疼痛、红斑、肿胀或瘙痒等局部反应。

(2)人狂犬病免疫球蛋白

为避免病毒对疫苗诱导的抗体中和作用,应该为所有首次狂犬病毒暴露者注射人狂犬病免疫球蛋白,之前接种过狂犬病疫苗的人可以不注射狂犬病免疫球蛋白。如果因开始接种狂犬病疫苗而未注射狂犬病免疫球蛋白,可在第一次注射疫苗后7天注射人狂犬病免疫球蛋白。注射时,应当使尽可能多的人狂犬病免疫球蛋白彻底渗透到伤口内和伤口周围,剩余剂量进行肌内注射。如果在注射狂犬病免疫球蛋白的同时接种第一剂狂犬病疫苗,应在不同的部位注射。

(3)暴露前疫苗接种

暴露前免疫主要针对狂犬病呈地方性流行地区和狂犬病高危人群如兽医、研究狂犬病毒的实验室工作人员、驯兽师和在狂犬病疫情严重的地区工作的人等,建议在第 0、7、21 天各注射一剂疫苗,这样做的优点是可以避免使用狂犬病免疫球蛋白和减少免疫针次数。一般不建议在接种疫苗后进行常规血清学检查,除非接种程序改变或患者伴有免疫抑制情况下。暴露前接种疫苗并不代表不需要暴露后预防,但它可以减少暴露的治疗。持续存在狂犬病暴露风险的人应定期(每 6 个月至两年,取决于风险程度)进行抗体测试,如果经过快速荧光灶抑制试验(RFFIT)方法测出抗体滴度低于 1∶5 的中和标准,则推荐加强接种疫苗一次。

是否消除人和犬的狂犬病是一个国家综合国力的反映,同时也是一个国家治理能力与文明水平的具体体现。随着我国社会经济的发展,各级政府管理和防控水平不断提高,人员培训和科普宣传不断加强,狂犬病的发生和流行一定会得到有效的控制。

第二节　布鲁菌病

布鲁菌病(又称布病)是由布鲁菌属细菌侵入机体、引起传染的变态反应性人畜共患病。布鲁菌病有许多其他的称谓,如马耳他热、地中海弛张热和波浪热。作为人畜共患病,布鲁菌病造成的损失是双重的,即人、畜两个方面都有损失。一是影响人体的健康,人患布鲁菌病常因误诊而转变为慢性,反复发作,长期不愈,少数患者会导致死亡;二是影响畜牧业的发展。据推算,全球因布鲁菌病造成的直接经济损失每年可达数十亿美元。尽管经过长期的努力,一些国家已经消除了动物布鲁菌病,但是目前该病在许多地区仍然广泛流行。

1　病原体

1887 年,Bruce 在马耳他发现当地有人喝羊奶后感染新型疾病(Bruce 称之为 Malta fever,马耳他热),并从 5 名死者脾脏中分离出致病微生物。为了纪念 Bruce 在这方面的贡献,美国科学家 Alice Evans 将这类细菌属以 Bruce 的名字命名为"Brucella"。1905 年,Themistocles Zammit 从受感染的羊奶内分离出这一类细菌,证实了人感染布鲁菌病可以通过消费奶制品而不是媒介传播。布鲁菌为细胞内寄生小球杆状菌,革兰染色阴性,无鞭毛,不形成芽孢,一般无荚膜,毒力菌株可有菲薄的荚膜。布鲁菌初次分离时多呈球状、球杆状和卵圆形,该菌传代培养后渐呈短小杆状。布鲁菌生长缓慢,对环境要求苛刻,可能需要长时间孵育(长达 6 周)才能进行分离。

布鲁菌的主要抗原是脂多糖(LPS)。LPS 是布鲁菌的毒力因子,因 LPS 侧链长度和形态的不同,布鲁菌菌株被分为光滑型和粗糙型两种。光滑型菌株通常是致病性的,粗糙型菌株是减毒的或对人类不致病。其他革兰阴性菌,如霍乱弧菌、小肠结肠炎耶尔森菌和土伦病法兰西斯式菌的 LPS 与布鲁菌非常相似,针对这些细菌的抗体可能在布鲁菌抗体测定中发生交叉反应。

根据宿主偏好性不同,布鲁菌可分为不同的物种型和生物变种型,包括牛种、羊种、猪种、犬种、绵羊附睾种、沙林鼠种等。后来发现的 3 个新种包括田鼠型、鳍型和鲸型。虽然犬种和海洋哺乳动物种也曾引起人类患病,但大多数人类病例是由牛种、羊种和猪种布鲁菌感染导致的,其中羊种布鲁菌的致病力最强。

布鲁菌生长环境的温度范围为 20℃ ~40℃(最佳温度为 37℃),pH 为 6.6 ~7.4。布鲁菌对外界的抵抗力较强,耐干燥,可长时间在低温下生长,在土壤、毛皮、病畜脏器、肉和乳制品中可生存数周至数月。但是布鲁菌对热、光照敏感,60℃湿热 20 分钟即可将其灭活,常用的消毒剂(包括次氯酸盐、碘附、苯酚和甲醛等)也可杀灭布鲁菌。

2 临床表现

布鲁菌病的潜伏期与感染量、暴露途径和细菌的毒力有关,为 5 天至数月,平均 1 ~3 周,最长可达 1 年。布病的发作可能是急性的,也可能是隐匿性感染。根据其疾病进程,布病的临床分期可分为四期:急性期、亚急性期、慢性期和残余期。急性期是指发病 3 个月以内;亚急性期是指发病 3 ~6 个月期间;慢性期是指发病 6 个月以上;残余期是指体温、症状和体征较稳定,但因气候变化、劳累过度导致病情加重。

与许多其他发热性疾病相似,布鲁菌病的临床症状和体征是非特异性的,最常见的临床表现包括间歇性发热、盗汗、不适、关节痛和肌肉痛。发热多在午后和晚上开始,可见于各期患者,热型不一,多为低热和不规则热型,也有典型的波状热热型。其他的临床表现有体虚、厌食、体重减轻、腹痛和头痛。最常见的体征是关节炎,有高达 70% 的患者会出现该体征。此外,出现肝脾大的患者占 20% ~30%,有 10% ~20% 的病例还会出现淋巴结肿大。布病严重的并发症很少见,主要包括脑膜炎、心内膜炎和骨髓炎等。死亡病例罕见,大多是由羊种布鲁菌引起的心内膜炎或神经细胞病所致。

3 流行过程

3.1 传染源

布鲁菌的宿主很多,已知有 60 多种动物(家禽、家畜、野生动物、驯化动物)可以作为布鲁菌的贮存宿主。所有的布鲁菌种都既有首选宿主,也可以感染其他物种。例如,牛种布鲁菌主要感染家牛,也可能感染野牛、水牛、麋鹿、骆驼和牦牛;羊种布鲁菌的主要储存宿主是山羊和绵羊,但它也可能感染其他大型反刍动物;猪种布鲁菌主要感染猪,不管是家养的还是野生的,也能感染驯鹿和北美驯鹿,还可能感染家牛和野牛;犬种、绵羊附睾种和沙林鼠种布鲁菌的主要储存宿主分别是狗、绵羊和沙林鼠。

布鲁菌病往往先在家畜或野生动物中传播,随后波及人类。羊(山羊和绵羊)、牛、猪在布鲁菌病流行病学上最为重要,既是动物布鲁菌病的主要传染源,也是人类布鲁菌病的主要传染源。鹿、犬和其他家畜居次要地位。在我国大部分地区,患病的羊和牛是主要传染源。

布鲁菌病患者或生病动物可以从乳汁、脓汁、尿液、阴道分泌物中排出布鲁菌,这已得到细菌学证实,因此感染布鲁菌的患者也可能成为传染源。国内外均报道了一些感染人的实例:有的在家中护理病人而被感染,有的通过性生活而被感染。然而,大量的病例调查分析发现,绝大多数患者为非病人传染所引起,在病人家和医院内的交叉感染也很少见。因此,就人类布鲁菌病而言,因动物传染而发病多见,而在人与人之间发生传播罕见。

3.2 传播途径

布鲁菌可以通过体表皮肤黏膜、消化道、呼吸道侵入机体。病菌会集中在动物生殖器官内，从乳头、生殖器和其他途径大量排出，人类可能通过摄入被感染的食物、切口和皮肤擦伤处直接接触被感染的食物、吸入气溶胶或被感染食物进入结膜囊而导致感染。最常见的感染布鲁菌的途径是食用未经高温消毒的被感染的牛奶或乳制品，包括软干酪。采用巴氏杀菌、煮沸、发酵和令奶酪老化（增加了酸度）等方法均可以杀死细菌。由于布鲁菌通常不会集中在肌肉组织中，并且正常的烹饪温度可以杀死病菌，因此将被感染动物的肉煮熟食用不会造成布鲁菌感染。

3.3 人群易感性

所有人群都对布鲁菌普遍易感，感染后是否发病取决于感染的细菌量、接触的机会和机体的免疫功能状态。患病后机体可获得对布鲁菌一定的免疫力，但免疫力不牢固，一般能持续 2 年左右，之后可发生再次感染。

4 流行特征

4.1 地区分布

布鲁菌病分布于世界各地，人类和动物布鲁菌病疫情在全球各地一直处于增长态势，疫情较严重的国家集中在亚洲、非洲和南美洲等，包括沙特阿拉伯、伊朗、巴勒斯坦、叙利亚、约旦及阿曼等。在动物饲养以及人的卫生条件较差的地区，该病尤为常见。欧洲疫情较轻，人、畜发病率较高的欧洲国家有希腊、西班牙、马耳他、意大利和英格兰等。而在北美，几乎已经消灭了布鲁菌病。

布鲁菌存在多种不同的生物变种，例如马耳他布鲁菌有 3 个生物变种。在利比亚、阿曼、以色列分离出的马耳他布鲁菌为 1 型；在土耳其以及沙特阿拉伯分离出的为 2 型；3 型是马耳他布鲁菌最常分离到的生物变种，主要存在于埃及、约旦、以色列、突尼斯以及土耳其等国。此外，埃及、伊朗、土耳其以及苏丹先后报道了流行布鲁菌生物变种 1、2、3、6 型。

布鲁菌病在我国被列为乙类法定报告传染病管理。我国人布鲁菌病从 20 世纪 50 年代中期到 70 年代流行趋势严重，直到 20 世纪 90 年代中期，发病率才开始下降。然而，自 1995 年以来，我国畜间布鲁菌病新发病例急剧增加，疫情形势非常严峻。有 8 个省（区）发病率超过 1/10 万，报告例数居前 10 位的为内蒙古自治区、山西、黑龙江、河北、陕西、吉林、辽宁、新疆维吾尔自治区、河南和山东。上述 10 个省（区）报告的布鲁菌病病例占全国的 99% 以上，是影响我国布鲁菌病疫情上升的主要原因。

4.2 时间分布

布鲁菌病一年四季均可发生，但与羊、牛的流产关联性强，因此布病流行季节的高峰期通常在 2 月份至 7 月份间。人类布病的高发季节也与动物繁殖及流产相关，如我国北方牧区的发病高峰多在 3—4 月份；此外，在西方如意大利，由于人在复活节有食用羊肉的习惯，复活节（通常在 3 月份）前屠宰场会屠宰很多羊，屠宰过程中，人很容易接触到布鲁菌。因为布病的潜伏期为 2~4 周，所以，意大利人患布病的高峰通常在 4—7 月份。

4.3 人群分布

布病感染以男性青壮年居多,尤其是 40~50 岁年龄组。然而,在一些特殊的职业如农场的挤奶工中,女性的感染率可高于男性。此外,有报道称,布鲁菌病患的抗体水平与年龄有关,幼畜的抗体水平比成年畜要低。但也有报道称,布病在 4 岁以上的动物中的流行率要明显高于幼龄动物,因此还需要进一步研究。

5 布病的发展趋势

从布病的流行情况来看,人畜间布病除少数地区疫情稳定外,大部分地区疫情明显回升,局部地区疫情活跃,甚至出现布病暴发。我国布病流行的主要特点是:①牧区老疫区的病畜未能彻底清除,病畜长期保菌排菌,蕴藏着布病暴发流行的极大危险,严重威胁着健康畜群和人类;②随着我国市场经济的高速发展,牲畜交易日趋频繁,传染源转移和输入路线复杂,导致布病的传播和扩散风险增加;③尽管我国目前新发病例多是老疫区从事牧业生产的工作人员,但疫情有向半农半牧区和农区转移的趋势。

6 预防和控制

根除动物尤其是家畜中的布鲁菌病是预防人类布鲁菌病的最有效方法,对牛奶和乳制品进行巴氏灭菌可以防止食源性感染,同时也有助于预防经牛奶传播的其他疾病,包括沙门菌病和肺结核。但仅依靠巴氏杀菌显然不能预防所有的人类布鲁菌病,还需要安全正确地处理危险材料及使用适当的个人防护设备,减少职业和实验室暴露。同时,应让高危人群了解疾病的临床症状、体征和早期诊断与治疗的必要性。因实验室事故或没有遵循建议的生物安全预防措施操作而暴露于布鲁菌污染物的工作人员,应采取暴露后预防措施(包括服用多西环素和利福平 3~6 周)进行处理。在此期间,暴露人员出现任何与布鲁菌病相关的发热性疾病都应及时就医诊疗。

家畜布鲁菌病控制计划包括疫苗接种、检测和屠宰受感染的动物,这些方案可以单独或组合施行。尽管布鲁菌病控制计划成本高昂且难以维持,但从长远来看,充分控制布鲁菌病是具有成本效益的。瑞典、丹麦、挪威和瑞士等国家均已成功根除布鲁菌病。

通过对布鲁菌病进行监测,能够及时掌握该病的流行动态,了解传播来源,调查各方面的影响因素,考察防治效果,从而为制定有效的防制措施提供依据。监测内容主要有以下几个方面:①根据全国的疫情形势,选择合适的监测点;②确定监测的范围、对象及数量,进行相关资料的采集,包括人口学资料、地理气象资料、人和家畜的疫情资料、血清学监测资料、病原学监测资料;③指导、培训监测人员,进行监测的质量控制。相信通过进一步加强流行病学监测和防控,我国的布鲁菌病疫情一定能够得到有效的控制。

第三节 钩端螺旋体病

钩端螺旋体病是由钩端螺旋体所引起的一种人畜共患病。该病历史悠久,分布极为广泛,感染方式及临床表现多种多样。钩端螺旋体病在我国大部分地区都有散发或流行,人通过接触带菌动物或受污染的疫水而感染发病。1955 年,我国将钩端螺旋体病列入法定传染病报告病种,全国累计报告 240 多万例,死亡 2 万多例,其中以长江流域及其以南各省(市)区最为常见。进入 20 世纪 90 年代后,钩端螺旋体病的流行呈下降趋势,但每年仍会在不同地区出现暴发疫点,并给畜牧业造成了极大危害。

1 病原体

1913、1915、1917—1926 年,日本人稻田、野口、小岛等分别从鼠类和患者体内分离出病原体(钩端螺旋体);同时期,德国人(Hubner,Reider)自德国士兵体内也分离出钩端螺旋体。根据 1984 年《细菌学鉴定手册》(第 8 版),可将螺旋体目螺旋体科分为两个属:钩端螺旋体属(*Leptospira*)和细丝体属(*Leptonema*)。钩端螺旋体属又分为问号钩端螺旋体(*Leptospira interrogans*)和双曲钩端螺旋体(*Leptospira biflexa*)两种。前者是致病性钩端螺旋体,可使人和动物引起钩端螺旋体病(简称钩体病);后者为腐生性钩端螺旋体,通常对人和动物不具有致病性。

钩端螺旋体的菌体呈规则而又紧密的螺旋盘绕成细丝状的圆柱形。一端或两端弯曲如钩,一般长 4 ~ 20 μm,中央有一根轴丝。致病性钩端螺旋体为细长丝状,圆柱形,并呈螺旋盘绕,能做活跃的旋转式运动,具有较强的穿透力。钩端螺旋体革兰染色阴性;用吉姆萨染色法在暗视野中观察,可见呈细小的珠链状,不易着染;用 Fontana 镀银染色呈棕褐色。目前,全世界已发现的钩端螺旋体共有 23 个血清群 200 多个血清型。我国已知的有 19 群 161型,是世界上发现血清型最多的国家。

钩端螺旋体对于干燥、热、日光直射的抵抗力较弱,45℃下 30 分钟、50℃下 10 分钟、60℃下 10 秒钟、70℃下只需几秒钟即可将其杀死;直射日光下照射 2 小时、紫外线在 33 cm远处照射 1 分钟,即可使其死亡。钩端螺旋体对多种消毒剂和化学药品均无抵抗力,0.5%的来苏、0.1% 的苯酚、1% 的漂白粉、0.1% 的各种酸类(盐酸、硫酸、醋酸等)作用 10 ~ 15 分钟即可将其杀死,超过 0.3 ~ 0.5 ppm 的氯 1 ~ 3 分钟便可使其死亡,甘油、乙醚、氯仿和 0.1% 的甲醛也可迅速使其死亡。但是钩端螺旋体对低温的抵抗力较强,在 4℃冰箱中可生存14 天。此外,钩端螺旋体在水田、池塘、沼泽及淤泥中可存活数周至数月。

2 临床表现

根据疾病的进程,钩端螺旋体病可分为潜伏期、早期、中期和后期四个阶段。该病潜伏期最短 1 天,最长约 20 天,平均为 7 ~ 14 天。早期又称菌血症期,本期患者血液中的钩端螺旋体大量繁殖,表现为全身感染中毒症状,主要体征为"三症三征",即寒热、酸痛、一身乏、眼红、腿痛、淋巴结肿大,次要体征包括胃肠道、呼吸道、神经系统受累表现。中期又称器官损伤期,患者在早期感染中毒败血症的基础上,出现器官损伤,依损伤的器官不同而表现为肺出血型、肾型、黄疸出血型、脑膜炎型等体征。后期又称恢复期或后发症期,大多数患者此期表现为迅速康复,也有些患者如黄疸出血型重症患者恢复缓慢,可超过 3 个月。

此外,根据疾病的临床表现,可将钩端螺旋体病分为流感伤寒型、肺出血型、黄疸出血型、肾型和脑膜炎型五种类型。临床上可根据患者流行病学资料和临床表现做出临床诊断,但是确诊需要钩端螺旋体病原分离结果或其特异性抗体的检测结果。

3 流行过程

3.1 疫源地

钩端螺旋体病曾是野生啮齿动物的一种传染病,其病原体在野生动物间广泛传播,在这些储存宿主动物的世代交替过程中,钩端螺旋体进化过程特征均能被保存下来,而不取决于人类的存在与否。钩端螺旋体病与一般的虫媒性疾病不同的地方是不需要特异媒介动物,病原体可以直接侵入宿主体内生长繁殖,并不断地通过尿液向外排出,进入水源或潮湿土壤中暂时生存,条件适宜时还能继续繁殖。当新的宿主动物到达这种场所活动时,又被感染。如此反复,保证种族不断延续,始终在自然界循环着,形成自然疫源地,但这个过程也会受到人类活动、洪水等各种因素的影响。钩端螺旋体从鼠类扩散到家畜,在家畜中相互适应,结果变成了以家畜为主要储存宿主,家畜感染钩端螺旋体后,大多数为无症状感染,并能长期带菌、排菌,而且容易相互传,因此就具备了保持疫源地的条件,形成了家畜型疫源地。许多事实已经证明,家畜作为钩端螺旋体主要储存宿主的疫源地可以独立存在,形成了续发疫源地,即所谓的经济疫源地。由此可见,钩端螺旋体病的疫源地不仅可存在于未开发区,而且在城镇及其周围的经济开发区均有可能存在钩端螺旋体病。

我国钩端螺旋体病的疫源地包括自然疫源地和经济疫源地两种,前者主要位于四川、云南、贵州、浙江、广西、湖北、湖南、江西等地区,根据不同的生物群落和地理景观,又可分为田鼠型、峡谷山隆型、山林沼泽型三类;后者以家畜特别是猪感染为主,我国大部分地区均存在这种疫源地。此外,在长江流域及其以南广大地区,两种疫源地常常同时存在,也称为混合型疫源地。

3.2 传染源

钩端螺旋体的动物宿主相当广泛,在我国证实的就有 80 多种动物,鼠类和猪是主要的储存宿主和传染源。其中,鼠类中的黑线姬鼠、黄胸鼠、褐家鼠和黄毛鼠是我国南方稻田型钩端螺旋体病的主要传染源。鼠类所带菌群主要为黄疸出血群,其次为波摩那群、犬群和流感伤寒群。猪是我国北方钩端螺旋体病的主要传染源。猪带菌率高,排菌时间长,排菌量大,与人接触密切,引起洪水型或雨水型流行为主。犬所带菌群主要是犬群,其毒力较低,所致钩端螺旋体病较轻。牛、羊、马等亦能长期带菌,但其传染源作用远不如猪和犬重要。人带菌时间短,排菌量小。因人的尿液呈酸性,不适宜钩端螺旋体生存,故一般认为人作为传染源的意义不大。

3.3 传播途径

钩端螺旋体病的传播方式为直接接触传播。各种携带钩端螺旋体的动物可以通过尿液、乳汁、唾液和精液等向体外排出病菌,其中以尿液为主,排菌量大、时间长。农民赤足下田劳作时,钩端螺旋体即可侵入手足皮肤细微破损处引起感染。此外,在雨季和洪水季节,因猪粪便外溢而污染环境,人类接触疫水后,常引起感染流行。其他传播途径包括渔民捕鱼时接触疫水、涉水、游泳、矿工及下水道工人作业时与污水接触等。人类感染除极个别来自实验室感染外,均因接触受感染动物排到环境中的钩端螺旋体所致。

尽管感染钩端螺旋体的途径和方式多种多样,但是侵入机体的部位主要是皮肤。如果皮肤有损伤,病菌可在数秒钟内侵入并进入血液。其次是黏膜。钩端螺旋体可通过消化道、呼吸道、生殖道黏膜进行传播。在动物中,性接触传播是钩端螺旋体传播的重要途径之一,在人类也有过相关的研究报道。

3.4 人群易感性

人类对钩端螺旋体缺乏先天的免疫保护,因此,人对钩端螺旋体普遍易感,感染发病后患者可产生对同群病菌的免疫保护能力,并对某些其他群病菌有一定的交叉保护作用。但是也有报道发现,有些患者可有二次感染发病。通常来说,在钩端螺旋体流行的疫区,农民大多经常反复接触疫水,都会具有一定的免疫保护能力,表现为新入疫区人口的发病率往往高于疫区居民,病情也较重。

4 流行特征

4.1 流行形式

我国钩端螺旋体病的发生形式通常以散发和流行两种形式为主。流行方式主要有稻田型、雨水型、洪水型:①稻田型。稻田型的钩端螺旋体病发病年龄偏高,主要是指由于参加劳动(如开荒、积肥)过程中受到钩端螺旋体感染所致。该型在我国南方常见,多呈散发或小规模流行,传染源以田野鼠类为主,流行菌群亦比较复杂,病情一般较重,病死率也高。②雨水型。该型主要发生于平原低洼区,由于雨水过后地面水增加,扩大了疫区范围,容易引起人群成批感染发病,流行持续时间较长,青壮年患者居多,流行菌群以波摩那型为主,病情较稻田型轻。③洪水型。该型是指因洪水泛滥造成的钩端螺旋体病流行,多发生在6—9月份的洪水季节,表现为疫情上升快、流行时间短。洪水型主要影响青壮年,流行菌群与雨水型相同,也以波摩那型为主。此外,也有因犬群引起的,临床症状轻,以流感伤寒性为主,病死率低。

4.2 地区分布

钩端螺旋体病几乎遍及世界各地,在热带、亚热带地区尤为严重,在北极圈附近甚至永久冻土带也发现了该病。无论什么地带,不管是在草原和平原丘陵地带,还是在森林高山,只要有各种水面,包括湖泊、沼泽、河流、溪泉等,往往就会有可能存在钩端螺旋体病。我国不同地区的流行分布有差异,主要是由各疫源地特征不同造成的。除新疆、甘肃、宁夏、青海外,已有28个省、市、自治区发现该病,并以盛产水稻的中南、西南、华东等地区流行较重。

4.3　时间分布

钩端螺旋体病全年均可发生,但有明显的流行季节,主要流行于夏秋季,冬春季发病较少。钩端螺旋体病以 7—10 月份发病最多,可占总病例数的 90% 以上。其中,通常又以 9 月份发病最多,可占全部病例的 50% 左右。但是,不同年代的发病高峰也会发生演变。例如,我国在 20 世纪 50 年代的发病高峰为 8 月份;到 20 世纪 70 年代,发病高峰提前至 7 月份。据推测,这可能与环境、气候等的改变有关。

从历史上来看,我国 20 世纪 50 年代钩端螺旋体病发病率低,为 0.03/10 万 ~ 2.21/10 万;60—70 年代发病率有所升高,为 10.74/10 万 ~ 11.31/10 万;80 年代后疫情相对平稳,发病率在 5.04/10 万左右,但是在 1987 年曾经出现过一次大流行;20 世纪 90 年代以来,我国钩端螺旋体病发病率呈稳中有降的趋势,在 0.05/10 万至 2.59/10 万之间波动,尤其是近年来,全国每年的报告病例不超过 1 000 例。

4.4　人群分布

钩端螺旋体在不同年龄组人群中均可引起感染,以 15 ~ 34 岁青壮年为主,约占全部病例的 70%。在流行的疫区,儿童亦可感染。年龄分布在不同地区有一定的差异,南方以 15 ~ 19 岁为主,北方以 10 ~ 14 岁居多。男性发病率显著高于女性,男、女病例数之比约为 2∶1。其主要原因是,农村地区男性是主要劳动力,接触疫水的机会多于女性。职业分布方面,钩端螺旋体感染多发生于农民、渔民、屠宰工人、野外工作者及矿工等。其中,以农民的感染率最高,可占全部病例的 80% 以上。

5　预防和控制

钩端螺旋体病的预防和控制应采取综合控制的措施,开展水利建设、家畜管理、灭鼠保粮和爱国卫生运动,提高菌苗预防接种率,加强疾病的监测。目前,我国钩端螺旋体病的防治效果良好,已经基本控制了该病的大流行。

5.1　控制传染源

钩端螺旋体的动物宿主很多,控制传染源的措施主要包括以下两个方面:①灭鼠是消灭钩端螺旋体自然疫源地的根本措施。其中,田鼠类与钩端螺旋体病的关系最为密切,应作为重点消灭对象。②加强家畜的管理工作,主要是猪的管理,包括病猪的隔离、治疗和火化以及猪的免疫接种。猪感染钩端螺旋体后终身带菌,成为重要的传染源,如果将猪管理好,可达到事半功倍的效果。

5.2　切断传播途径

钩端螺旋体病是人畜共患病,因此,阻断钩端螺旋体传播的首要措施是减少和消灭疫源地内的储存宿主,从而减少人群的接触风险。具体的方法有:开沟排水、变死水为活水,清除田旁的杂草灌木,减少鼠类的生存场所,改善土质和水质,使之不适合病菌的生长和繁殖;在经常发生洪水和内涝的地区,要积极兴修水利,防止洪水型钩端螺旋体病的发生;注意对稻田等田地进行消毒,防止稻田型钩端螺旋体病的流行。此外,采用乌桕叶、桉树叶等植物处理田间的疫水,也可降低钩端螺旋体病的流行。

5.3 保护易感人群

疫苗接种可以有效控制钩端螺旋体病的传播。然而,由于各地流行的钩端螺旋体血清型别各不相同,因此,应该以各地的流行病学调查结果为依据,在不同地区选择不同的流行菌株用于疫苗研制,以提高免疫效果。我国从 1958 年开始研制并生产钩端螺旋体全菌体疫苗,应用结果显示该疫苗对同型钩端螺旋体感染有一定的免疫保护作用,但对其他血清型无交叉免疫,同时还会有发热和接种部位红肿等不良反应,因此限制了其应用。1980 年,国内开始研制外膜疫苗。上海生物制品研究所研制成功的疫苗应用结果显示,该产品接种反应较全菌体疫苗轻微,对同型钩端螺旋体保护率较高,但是其免疫力不够持久,因此,每年都须在钩端螺旋体病流行地区重复注射疫苗,而且仍然没有解决交叉保护的问题。

良好的生产工作规范和个人卫生习惯在钩端螺旋体病的预防中同样重要。为避免钩端螺旋体感染,建议有高感染风险的人群(如田间劳动工作者、动物饲养工作者、屠宰场工作人员、兽医工作人员、下水道和污物处理工)在工作中要采取保护性措施,穿戴好防护工作服、手套、靴子等,避免与疫水、污染物直接接触。

5.4 疾病监测

疾病监测的目的是:①及时发现钩端螺旋体病病例,进行治疗和处理;②及时发现疫情并防止其蔓延;③及时掌握钩端螺旋体病的流行特征,掌握钩端螺旋体病流行的主要血清型分布及其变迁情况,并了解不同地区疾病疫情的动态变化。监测的主要内容包括疫情报告、重点人群监测、病原学监测、血清学监测等。我国大部分钩端螺旋体病流行地区都在当地卫生行政部门的领导下,由疾病预防控制中心、医疗机构等单位共同合作,根据疾病的流行情况设立了一定数量的监测点,开展疫情和危险因素的综合监测。这些卓有成效的监测措施的开展,为我国更好地预防和控制钩端螺旋体病的传播和流行奠定了坚实的基础。

第十章 通过疫苗接种控制的传染病

疫苗是指用各类病原微生物(如细菌、立克次体、病毒等)制作的用于预防接种的生物制品。疫苗保留了病原菌刺激机体免疫系统的特性,当机体接种疫苗后,免疫系统便会产生保护性抗体。如果机体再次感染这种病原微生物,免疫系统便会产生更多的抗体来阻止病原微生物对机体的伤害。目前上市的疫苗主要分为减毒活疫苗、灭活疫苗和基因工程重组疫苗。常用的减毒活疫苗有卡介苗、脊髓灰质炎疫苗、麻疹疫苗、鼠疫菌苗等;常用的死疫苗有百日咳菌苗、伤寒菌苗、流脑菌苗、霍乱菌苗等。本章以脊髓灰质炎、麻疹、流行性脑脊髓膜炎为例,介绍疫苗接种在传染病预防和控制中的作用。

第一节 脊髓灰质炎

脊髓灰质炎是由脊髓灰质炎病毒引起的急性传染病。由于脊髓灰质炎病毒最常侵犯脊髓的前角灰白质区,造成该处运动神经细胞发生不可逆的炎性坏死,故脊髓灰质炎也称脊髓前角灰白质炎。因其在婴幼儿中多见,故俗称"小儿麻痹症"。早在公元前 3700 年,医学上就有关于脊髓灰质炎的记载。自 20 世纪以来,脊髓灰质炎的发病率逐渐上升。1954 年,Salk 等研制了脊髓灰质炎灭活疫苗。随后,Sabin 等又发明了口服脊髓灰质炎减毒活疫苗,为人类控制该病提供了有力的武器。

1 病原学

脊髓灰质炎病毒是正链 RNA 病毒,属小核糖核酸病毒科家族,现在与许多柯萨奇 A 型病毒一起被划分到人肠道病毒 C 组。脊髓灰质炎病毒呈球形,为直径约 30 nm 的二十面体对称结构。其基因组全长约 7 500 bp,含有一个开放阅读框。该开放阅读框可划分为 3 个区域:P1、P2 和 P3。VP1、VP2、VP3 和 VP4 四个结构蛋白由 P1 区编码,非结构蛋白由 P2 和 P3 区编码。脊髓灰质炎病毒共有 3 个血清型,分别命名为 1、2 和 3 型。目前尚未发现其他血清型。在 3 种血清型病毒株中,1 型是主要的致病病毒株,约占总瘫痪病例的 80%,其次是 3型,致病率最低的为 2 型。

与大多数其他肠道病毒的生物化学和生物物理学特性相似,脊髓灰质炎病毒能抵抗许多常见的去污剂和消毒剂(包括肥皂)的灭活,但紫外线照射可将其迅速灭活。在 4℃ 和30℃ 条件下,病毒的感染性可分别稳定数月和数天。

2 临床表现

脊髓灰质炎的潜伏期为 3～35 天,平均 5～14 天。根据其临床症状可将脊髓灰质炎分为隐性、顿挫型、无麻痹型和麻痹型感染。隐性感染者占全部病例的 90% 以上,患者无任何临床症状,循环中也无病毒出现,但是从咽部和粪便中可以分离出病毒,机体可产生特异性抗体;顿挫型又被称为轻型感染,其特征是病毒不侵犯神经组织,患者无特异性临床症状,仅伴有发热、咽部不适、充血、扁桃体肿大等上呼吸道感染症状,有时还出现恶心、呕吐、腹部不适等消化道症状,病情一般持续 1～3 天后自行恢复;无麻痹型脊髓灰质炎患者由于病毒侵入神经系统,出现体温升高,头痛加剧,烦躁不安或嗜睡,全身肌肉酸痛,颈背酸痛强直、不能屈伸,凯尔尼体征和布鲁津斯体征阳性,脑脊液检查提示压力、蛋白、细胞数升高;麻痹型脊髓灰质炎根据其临床特征,可以分为 5 期,即前驱期、麻痹前期、麻痹期、恢复期和后遗症期。尽管麻痹型患者仅占全部病例的 1%～2%,但其后果非常严重。患者可出现肢体麻痹、脑神经麻痹、呼吸中枢受损、血管运动中枢损害等典型的临床表现,而且有些受损肌群由于神经损伤严重可致其功能无法恢复,出现持久性瘫痪和肌肉萎缩,骨骼发育也会因此受损,进而严重影响患儿的生长发育。

3 流行过程

3.1 传染源

脊髓灰质炎患者和带毒者是其主要传染源。其中,无症状的隐性感染者和无麻痹型感染者的传播风险可以是有症状者的 50～500 倍,而且因其发病隐匿,容易漏诊,传播疾病的风险更高。脊髓灰质炎患者自疾病的潜伏期至整个病程都具有传染性。一般来说,发病前一周就可以从咽部分离出病毒,但粪便中排毒较少。随着病程的进展,患者发病后 1～2 周粪便排毒量可达到高峰,以后逐渐减少。个别患者排毒时间可超过 4 个月。

3.2 传播途径

脊髓灰质炎病毒主要通过粪－口途径传播。易感者在与患者或带毒者的日常生活密切接触中,通过被粪便污染的手、食物、用品、衣物、用具或玩具等传播本病。在发病早期,少数情况下脊髓灰质炎病毒也可通过空气飞沫传播。

3.3 易感人群

人群对脊髓灰质炎病毒普遍易感。在其流行地区,人群免疫水平随着年龄的增大而升高,成人几乎都可检测出抗体。一般情况下,新生儿自母体内可获得自然被动免疫力,因此,4 个月以下的婴儿很少患病,但之后发病率逐渐上升,1～5 岁的儿童发病者最多。近年来,由于儿童普遍服用疫苗,发病年龄有增大的趋势。机体感染脊髓灰质炎病毒后,血清中最早出现的是特异性 IgM 抗体,2 周后出现具有保护作用的中和抗体 IgG 和 IgA,可维持终身。患者病愈后对同型病毒有持久免疫力,二次发病者罕见。

4 流行特征

4.1 地区分布

脊髓灰质炎遍及全世界,其流行特征受气候、地理条件及居住状况等多方面环境因素的影响。其流行往往发生于温热带地区,而热带、亚热带地区一般以散发病例为主,寒带地区报道非常少见,也很少从人体中分离出病毒。随着疫苗的普遍接种,与城市地区相比,农村地区的发病率下降幅度较小,有时在局部地区甚至可出现小规模的流行。

4.2 人群分布

脊髓灰质炎病毒主要感染 5 岁以下儿童,但是,不同地区、不同年龄段的发病率有差别,主要受人群免疫状况的影响。例如,在一些脊髓灰质炎疫苗覆盖率高的国家,该病几乎被完全消灭,报告病例多为 10 岁以上的少年儿童和成人。调查显示,年龄与病情的严重程度关系密切。与儿童相比,成人感染脊髓灰质炎病毒后,症状一般较重,病死率也较高。此外,有研究表明男性发病多于女性,其具体原因尚不清楚。

4.3 时间分布

脊髓灰质炎全年 12 个月均可发病,不同季节间无显著差别,但在散发流行中,夏秋季节的发病率最高。我国的调查显示,脊髓灰质炎 7—9 月份病例最多,南方稍早于北方。但是,随着我国脊髓灰质炎疫苗接种计划的广泛实施,脊髓灰质炎流行的季节分布趋势也正在发生改变。在疫苗覆盖率高的地区,由于病例数的显著减少,甚至出现了季节性高峰消失的现象。

5 预防和控制

5.1 常规预防措施

做好日常个人卫生、保持环境卫生、消灭苍蝇、培养良好的卫生习惯等对于脊髓灰质炎的常规预防非常重要。本病流行期间,儿童应少去人群众多的场所,避免过分疲劳和受凉。对于感染了脊髓灰质炎病毒的患者,应该自发病日起至少隔离 40 天,排泄物以 20% 的漂白粉拌和消毒,食具浸泡于 0.1% 的漂白粉澄清液内或煮沸消毒,或置于日光下曝晒,地面用石灰水消毒,接触者双手浸泡于 0.1% 的漂白粉澄清液内或用 0.1% 的过氧乙酸消毒。此外,密切接触的易感者也需要隔离观察 20 天。

5.2 疫苗接种

提高疫苗的接种率是预防和控制脊髓灰质炎传播的关键措施。活细胞培养脊髓灰质炎病毒的技术极大地加快了疫苗的研发,现在常用的是灭活型脊髓灰质炎病毒疫苗(inactivated poliovirus vaccine, IPV)和口服型脊髓灰质炎病毒疫苗(oral poliovirus vaccine, OPV)。注射用脊髓灰质炎灭活疫苗首先得到研制并于 1955 年获准使用,含有 3 个病毒血清型(脊髓灰质炎病毒 1、2、3 型)。口服脊髓灰质炎疫苗最早于 1961 年作为单价 OPV(mOPV)获准使用,随后三价 OPV(tOPV)于 1963 年获准使用,二价 OPV(bOPV,含 Sabin 病毒 1 型和 3 型)自 2009 年 12 月以来在一些国家获准使用。自 2016 年 4 月,tOPV 停止使用,由 bOPV 取代。大量的实践证明,IPV 和 OPV 均能诱导机体产生足够的免疫抗体。与 IPV

仅能产生体液免疫相比,OPV 不仅能产生体液免疫,还能产生细胞免疫,能更长时间地保持体内的抗体处于高水平,同时能阻断野生型病毒株的传播。

OPV 中的减毒活脊髓灰质炎病毒是由其亲本脊髓灰质炎野病毒(wild poliovirus,WPV)通过在非人类细胞中传代获得的 3 个疫苗株(Sabin 病毒 1、2 和 3 型)组成的。细胞培养极大地降低了病毒的神经毒力和传染性。鉴于 1999 年 WPV2 已经基本消灭,且神经毒性循环(c)疫苗衍生脊髓灰质炎病毒(VDPV)2 型(即 cVDPV2)以及疫苗相关麻痹型脊髓灰质炎(VAPP)持续出现,WHO 免疫策略咨询专家组于 2016 年 4 月提出协调全球停止使用 OPV 的 2 型成分,将 tOPV 转换为 bOPV,疫苗转换后,唯一含脊髓灰质炎病毒 2 型的抗 2 型脊髓灰质炎的 mOPV2 只是作为供应急使用而贮存。

在绝大多数无免疫力的疫苗接种者中,接种 OPV 4~6 周后,接种者可通过鼻咽部分泌物和粪便排出 Sabin 病毒。在未接种人群中,这些疫苗病毒容易在家庭内或较小范围地在家庭外传播,从而使免疫规划未直接涉及的人群间接接种疫苗并产生免疫力。研究发现,尽管第 1 剂 OPV 接种后无免疫力者会排出 Sabin 病毒,但是当接种过 OPV 者再次接种疫苗时,排毒明显减少。

疫苗接种或接触脊髓灰质炎病毒后,机体产生主动免疫(通常测定循环抗体滴度)后的保护作用可持续终身。但是,由于抗体滴度随时间的延长而降低,并可能降至可检出水平以下,所以血清阳转率不能反映某一特定人群的真实免疫状态。尽管血清阳转率是判断是否具有麻痹型脊髓灰质炎免疫力的可靠标志物,但是,目前没有证据表明在抗体消失后,免疫功能正常者具有罹患麻痹型脊髓灰质炎的危险性。

发达国家和发展中国家使用 OPV 后,脊髓灰质炎发病率明显下降,充分证实了 OPV 在控制脊髓灰质炎和消灭 WPV 流行方面的效果。我国 1988 年以省、1990 年以县、1995 年以乡为单位实施的常规免疫疫苗(包括 OPV 在内)接种率达 85%。自 1994 年以来,通过每年连续以省为单位实施 OPV 补充免疫活动(SIA),覆盖了 1/3 以上的儿童,显著提高了 OPV 的覆盖率,但我国部分偏远地区 OPV 接种率仍较低。

OPV 对热高度敏感,必须长期冰冻贮存,或解冻后于 2℃~8℃下保存(最长 6 个月)。口服疫苗后很少引起不良反应,偶有轻度发热、腹泻。患活动性结核病、严重佝偻病、慢性心肝肾病者以及急性发热者暂不宜服疫苗。与 OPV 相关的严重不良反应是在疫苗接种者或其接触者中发生了极罕见的疫苗相关麻痹型脊髓灰质炎和疫苗衍生性脊髓灰质炎,大多见于免疫功能低下者。故目前认为减毒活疫苗禁用于免疫功能低下者,无论是先天免疫缺陷者还是因服药、感染、肿瘤引起的继发免疫功能低下者,均不可用。

5.3 脊髓灰质炎疫苗的免疫终止

在脊髓灰质炎消灭和终止免疫后重新出现脊髓灰质炎的原因有多种,包括免疫缺陷者长期排毒、病毒学研究和临床实验室使用的脊髓灰质炎标准毒株逸出、脊髓灰质炎流行区采集的临床样本被脊髓灰质炎病毒污染、制备灭活疫苗密切接触者不致病但病毒被带出厂外等均有可能造成脊髓灰质炎的重现。在一些低免疫球蛋白血症患者中,有些病例排泄病毒 1~2 年后自然停止,而有的则长达 10 年以上。此外,在野毒株消灭后,仍有一些散在的小规模脊髓灰质炎暴发。经研究发现,致病病毒与疫苗株密切相关。由于所有疫苗株都来自流行的病毒株,因此原则上都有重新获得传播性的可能。

由于这些已知的危险性,终止脊髓灰质炎疫苗接种策略仍未确定。只要还有活疫苗使用或慢性感染存在,就会不断产生疫苗衍生性脊髓灰质炎。采取大规模人群免疫后突然停止疫苗接种是个可能的策略,因为此法产生传播病毒的可能性比长期部分免疫覆盖率小。毫无疑问,脊髓灰质炎的消灭将是人类医学史上最伟大的成就之一,但是要提出保证该病绝迹、终止免疫的策略,尚需要更多的研究。

5.4 消灭脊髓灰质炎的策略

全球所有儿童都应完整地接种脊髓灰质炎疫苗,每个国家都应努力达到并维持高水平的脊髓灰质炎疫苗接种覆盖率以支持全球消灭脊髓灰质炎的承诺。由于世界卫生组织(WHO)、美国疾病预防和控制中心、联合国儿童基金会等国际组织的共同努力,全球脊髓灰质炎已接近消灭。中国政府在 1991 年 3 月世界儿童问题首脑会议上做出了政治承诺。国务院在 1992 年 2 月正式颁布了《90 年代中国儿童发展规划纲要》,提出在 1995 年时通过消灭脊髓灰质炎进一步巩固和发展计划免疫成果,从而保护儿童健康。《全国 1996 年—2000 年消灭脊髓灰质炎行动规划》由原卫生部 1996 年制定并下发,规划要求通过常规免疫接种率的提高、急性弛缓性麻痹(AFP)病例监测系统的建立和加强等策略使各省如期实现全国消灭脊髓灰质炎。2000 年 10 月,包括我国在内的西太平洋地区(WPR)在日本京都由 WHO WPR 宣布实现了无脊髓灰质炎的目标。

第二节 麻 疹

麻疹是由麻疹病毒引起的急性全身发疹性传染病。100 多年来,麻疹一直被认为是一种独特的临床疾病,与发展中国家幼儿的高死亡率有关。麻疹的流行状况受到人口规模、密度、流动性和社会行为的显著影响。在麻疹疫苗引进和广泛使用之前,这种疾病人人易感,通常每 2~3 年出现一次发病高峰,该现象有明显的季节性,在春末的几个月内达到峰值,其中,5 岁至 9 岁年龄段儿童的发病率最高。在 1950 年至 1959 年的十年中,平均每年报告的病例超过 50 万例,而真正的感染人数几乎是这个数字的 10 倍。同期,每年有近 500 人死于麻疹。从 1963 年开始,麻疹减毒活疫苗的使用和普种有效地控制了麻疹的传播和流行。

麻疹是传染性最强的传染病之一。数学模型研究表明,在完全易感人群中,平均 1 个感染者可能会导致 12~18 人感染麻疹。因此,据估计,中断麻疹传播所需的免疫水平应达到 94% 及以上。虽然较高的免疫水平大大降低了易感人群感染疾病的可能性,但没有高达 100% 的免疫水平难以保证疾病绝对不会传播。

1 病原学

麻疹病毒在分类学上属副黏液病毒科麻疹病毒属,与其他副黏液病毒的不同之处是,麻疹病毒无特殊的神经氨酸酶活力。麻疹病毒是一单股负链 RNA 病毒,不分节段,不易发生基因重组,病毒中心由核糖核酸和堆成的螺旋形衣壳组成。麻疹病毒三种膜蛋白在其致病机制中起关键作用,其中血凝素蛋白(H)是病毒粒子的表面突起,附着在细胞表面;融合蛋白(F)允许病毒细胞间的扩散;与病毒包膜内表面相关的基质蛋白(M)对完整的病毒粒子的装配至关重要。

麻疹病毒的抵抗力较弱,易失活,不耐热,对紫外线及脂溶剂等均非常敏感,因此,煮沸、日照和一般消毒剂均可将其灭活。但是,麻疹病毒可以在雾化的飞沫中存活,随患者飞沫排出的麻疹病毒在室温下其活力可维持30多个小时。如果麻疹病毒悬存于含有蛋白质的黏液中,则其存活时间更长。

2 临床表现

麻疹潜伏期平均10~12天(8~16天)。麻疹的典型病程可分为前驱期、出疹期和恢复期。在前驱期,主要临床表现有发热、咽痛、咳嗽、鼻炎和结膜炎,并伴有不同程度的全身不适。发病后2~3天,可在患者颊黏膜上见灰白色小点,外周有红色晕圈,为麻疹前驱期的特征性麻疹黏膜斑,具有早期诊断价值。在出疹期,开始出现红色皮疹,首先从耳后、发际边缘出现淡红色的斑丘疹,渐及头部、面部,随后自上而下遍及躯干及四肢,2~3天即可波及全身。随着出疹达到高峰,患者的体温进一步升高,全身中毒症状加重,出现剧烈咳嗽、唇舌干燥、声音嘶哑、结膜红肿等表现,可伴有精神萎靡、烦躁不安。若无并发症发生,出疹3~4天后进入恢复期,患者体温下降,全身症状改善,皮疹也逐渐消退,消退顺序与出疹顺序相同,消退期通常持续5~7天。临床上很少出现隐性原发性感染。

3 流行过程

3.1 传染源

人类是麻疹病毒的唯一宿主,因此,麻疹患者是麻疹的唯一传染源。从潜伏期末至出疹后5日,患者呼吸道分泌物、眼结膜分泌物、鼻部分泌物、血液、尿液等均含有大量病毒,具有很强的传染性。

3.2 传播途径

麻疹主要经呼吸道传播。患者在感染病毒后,通过呼吸、咳嗽、打喷嚏等方式将病毒排出体外,而后形成病毒气溶胶,进入受染者鼻部或眼结膜部而引发感染。气溶胶颗粒的沉降速度与环境通风强度有直接关系。随着门窗开启通风,气溶胶颗粒被迅速稀释,传染能力可快速下降。此外,在日托机构或小学等机构,儿童之间也可经污染的双手直接传播,但是经衣服、玩具、食具传播较为少见。

3.3 易感人群

人群对麻疹普遍易感,未患过麻疹、未接种过疫苗或多年前接种疫苗后抗体水平已经下降者,均无抵抗麻疹的能力。易感者密切接触麻疹患者后,90%以上发病,病后可获得持久的保护力,第二次感染非常少见。然而,对于幼年时虽然接种过疫苗但未加强接种者,有再感染麻疹的风险。在推广麻疹疫苗接种之前,交通发达、人口密集的大城市中常发生麻疹流行;在推广疫苗接种后,这一现象得到显著改善。需要指出的是,当孕妇体内抗体含量较低,新生儿从母亲体内不能获得足够的抗体时,婴儿也有感染麻疹的风险。

4 流行特征

4.1 地区分布

麻疹呈世界性流行。世界各地麻疹流行的差异与麻疹疫苗常规免疫的覆盖率有着密切的关系。据 WHO 估计,2001 年发达国家、发展中国家和最不发达国家的麻疹疫苗覆盖率分别达到91%、71%和63%。而且在疫苗接种覆盖率高的国家,麻疹发病率和死亡率均显著下降,有些国家和地区麻疹的发病率下降了99%。因此,要消灭麻疹的公共卫生威胁,扩大麻疹疫苗的免疫覆盖率是非常有效的手段。

4.2 人群分布

麻疹在世界各国广泛流行,无明显的种族差异,也无明显的性别差异,但居住在经济落后、卫生条件差、环境恶劣地区的人群麻疹发病率相对较高。在实施广泛的免疫接种之前,麻疹是儿童的常见病,90%以上的人在 20 岁之前受到过麻疹病毒的感染。而在普种麻疹疫苗后,麻疹的发病年龄高峰普遍延迟,现阶段主要以 5~15 岁的少年儿童为主,而且青、中年患者也逐渐增多。其原因可能与麻疹疫苗诱导的抗体随着年龄的增长而逐年减弱有关。

4.3 时间分布

在广泛实施疫苗接种以前和目前疫苗接种计划仍不完善的地区,麻疹在任何季节都可以发生。在温热带地区,麻疹主要在晚冬、早春季节高发;而热带地区主要在旱季高发。我国麻疹流行高峰季节比较稳定,但也有所变化。在疫苗计划免疫实施以前,麻疹多从每年 12 月份开始出现,至次年 2—3 月份达到高峰。自将麻疹疫苗纳入计划免疫范围后,麻疹发病的季节高峰稍有延迟,一般在 3—5 月份达到高峰。随着计划免疫覆盖范围的逐渐扩大,2009 年、2010 年的全国调查显示,12 月份均无麻疹报告病例上升的趋势,表明我国免疫实施效果符合预期,全国的麻疹疫情得到了有效的控制。

5 预防和控制

和其他传染病一样,控制传染源、切断传播途径、保护易感人群以及加强疾病的监测在麻疹的预防和控制中具有重要的作用。其中,实施免疫规划、提高人群免疫力、减少麻疹易感人群是控制乃至消灭麻疹的关键策略。目前,WHO 已经将麻疹列为继天花、脊髓灰质炎后下一个拟被消灭的传染病。世界其他国家的众多经验表明,消除麻疹在理论上和技术上均是可行的。但是,要实现消除麻疹的目标,人群免疫水平应保持在 95% 以上。

5.1 被动免疫

几乎所有婴儿都通过经胎盘转移的母体抗体获得对麻疹的被动免疫力,因此 6 月龄以下的婴儿均对麻疹有免疫力。此后随着抗体滴度的下降,婴儿的免疫保护能力逐渐下降,到 12~15 月龄时,几乎 100% 的婴儿易受麻疹病毒感染。通过接种疫苗获得抗体的母亲所生的孩子往往比有麻疹感染史的母亲所生的孩子更早出现抗体转阴性,提示麻疹感染引起的抗体水平要高于麻疹疫苗接种产生的抗体水平。

此外,通过注射商业制备的、针对麻疹病毒的免疫球蛋白(IgG)可以获得针对麻疹病毒的被动免疫,从而改善或防止麻疹接触者病情的发生和发展。免疫球蛋白特别适用于易受感染的家庭接触者,尤其是那些免疫功能低下的人,在接触麻疹病毒后的 6 天内给药有效。

5.2 主动免疫

自 20 世纪 60 年代起,国际上就开始研制麻疹疫苗用于预防麻疹病毒的感染和传播。1965 年以前,有两种麻疹疫苗获得许可:一种是由生长在鸡胚组织培养物中的减毒活病毒制备而成的疫苗,由于这种疫苗的不良反应发生率很高,包括发热、皮疹和卡他症状,因此建议同时注射麻疹免疫球蛋白;另一种疫苗使用的是同一种病毒,但该病毒已被甲醛灭活。研究发现,接种灭活的麻疹疫苗(KMV)诱导的抗体是短暂的,而且对某些人甚至会引起对麻疹病毒的过敏,导致非典型的麻疹综合征。因此,从 1965 年开始,疫苗使用进一步减毒的麻疹病毒株制备,并且不需要同时注射麻疹免疫球蛋白。

接种麻疹疫苗后,几乎所有受种者都会产生保护性抗体,1 个月后抗体水平达到高峰。由于部分受种者产生的抗体会在 5 年左右消失,因此接种一次疫苗并不能获得终身免疫,应当及时复种。接种麻疹疫苗的年龄代表了接种者对疫苗的应答能力与麻疹感染风险之间的平衡。产生麻疹病毒抗体的疫苗接种者的比例随着给药年龄的增大而增加。对 12 ~ 15 月龄或更大的儿童接种进一步减毒的活麻疹疫苗,预期 95% 或更多的接种者中产生可测量的循环抗体。在麻疹暴发期间,可以给 6 月龄的儿童接种疫苗,随后再接种一次,尽管少数血清转换者会出现保护力下降,但绝大多数血清转换者具有长期甚至可能是终身的免疫力,接种疫苗后发生不良事件的风险在先前接种过疫苗的人中不会增加。

1989 年,美国儿科学会传染病委员会(AAP)和美国计划免疫咨询委员会(ACIP)都建议将麻疹疫苗接种从单剂改成两剂接种计划。两剂接种建议主要针对在校儿童,除了在进入幼儿园或一年级时进行常规再接种外,所有儿童应在 11 ~ 12 岁时接受检查,以确保他们已进行了第二次接种。两种推荐剂量都应结合使用麻疹、腮腺炎和风疹(MMR)联合疫苗,第二剂接种的主要目的是诱导未能对第一次接种产生足够抗体的人产生更好的免疫应答。研究证实,在第二次接种后,第一次接种未产生有效免疫应答的人中,大约有 95% 的人产生以 IgM 抗体为主的初次免疫应答。

除了学龄儿童之外,其他人群包括在医疗机构工作的人、高中及高等院校的学生和国际旅行者也有感染麻疹的风险。因此,这些群体中的人如果没有麻疹免疫的证据,均应接种两剂麻疹疫苗。此外,6 ~ 11 月龄的国际旅行婴儿应在出发前接种一剂麻疹疫苗,13 月龄以上的幼儿应在出发前接种第二剂麻疹疫苗,第二次接种须在第一次接种至少 28 天后进行。

麻疹疫苗安全性好。据报告,5% ~ 15% 的麻疹疫苗接种者会出现超过 39.4℃ 的发热,或出现短暂的皮疹、咳嗽、流鼻涕和柯氏斑等症状,持续 1 ~ 2 天,偶尔还有在使用麻疹疫苗后出现脑炎的报告(约百万分之一)。但大量的分析认为,现有的证据不足以证明接种疫苗会导致脑病或脑炎,即使偶有报告显示有麻疹疫苗接种者出现亚急性硬化性全脑炎(SSPE),但其发病率仅约为自然疾病发病率的 5%,而且从 SSPE 患者标本中分离的病毒株均为野生型病毒,而不是疫苗株病毒,甚至在有麻疹疫苗接种史但没有麻疹疾病史的人中也不例外。近年来,随着疫苗接种的普及,麻疹的发病率不断下降,SSPE 的发生风险也在逐渐下降。

为了避免对血清转换的潜在干扰,使用免疫球蛋白、全血或其他含抗体血液产品的人应推迟3~7个月或更长时间才能进行疫苗接种,延长多少时间取决于所接受的产品和剂量,严重发热患者也应推迟疫苗的接种,患有轻微疾病(如上呼吸道感染)的人可接种疫苗。

5.3 疫苗接种对疾病的影响

从1963年开始,减毒麻疹疫苗的许可和广泛使用既大幅度降低了报告的麻疹发病率,又使其流行病学特征发生了重大改变。到1968年,美国报告的麻疹发病率下降了95%,达到了每年22 231例的低水平(图10-1),但不同种族以及少数民族群体和生活在内城的儿童中流行状况存在差异,其主要原因是未能在两岁儿童中实现较高水平的免疫接种覆盖率,一些城市的两岁儿童麻疹疫苗接种率低至52%。1991年后,美国的麻疹发病率显著下降。自1993年起,每年少于1 000例;自1998年起,每年只有120例或更少;2004年甚至创下了37例的最低纪录。进一步分析自1993年以来在美国分离出的麻疹病毒血凝素(H)和核蛋白(N)基因的基因序列后,发现它们与1989年至1992年间流行的菌株有显著差异,但与世界其他地方分离出的菌株有关,而且最近检测到的基因型没有以重复形式出现,这表明新的地方性基因型已经建立,也就意味着消除麻疹需要持续的高疫苗接种率。

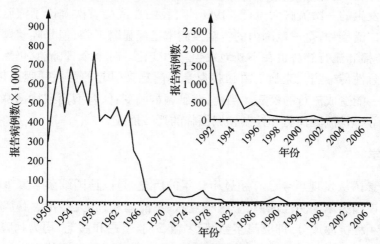

图10-1 1950—2003年美国年报告麻疹病例数变化情况

6 麻疹的全球控制与消除

麻疹在发展中国家和发达国家都是威胁健康的严重问题。年龄小、人口密集、营养不良、人类免疫缺陷病毒的感染以及并发呼吸道或胃肠道疾病是感染者发生并发症和死亡的危险因素。2000年,全世界估计每年有777 000例麻疹死亡病例,其中58%的病例发生在撒哈拉以南的非洲。在发达国家,一般建议使用两剂麻疹疫苗;相比之下,在发展中国家,麻疹疫苗一般在9月龄时一次注射。自20世纪90年代中期以来,越来越多的发展中国家开始通过定期疫苗补种活动为麻疹免疫提供第二次机会,这些措施有助于保护9月龄时未接种疫苗或接种疫苗后未获得免疫保护的儿童。

1994年,第24届泛美卫生会议确定了到2000年在西半球消除本土麻疹的目标。现有的流行病学和病毒学证据表明,这一目标可能在2002年底已经实现并维持到2005年末。泛美卫生组织(PAHO)成员国用于阻止麻疹地方性传播的策略是不论先前的接种情况如何,在全国范围内对 9 月龄至 14 岁的儿童进行一次大规模接种,以及针对 1～4 岁儿童的定期(每 3～4 年一次)大规模接种,并进行监测。PAHO 消除麻疹的成功经验使得其他国家和地区纷纷实施该战略。例如,七个南部非洲国家实施了这一战略,到 2000 年这些国家报告的麻疹死亡率为零。2003 年,WHO 决定到 2005 年将麻疹死亡率比 1999 年降低 50%。1999 年至 2005 年期间,全球麻疹死亡率估计降低了 60%,表明这一目标已经如期实现。

虽然麻疹符合可消除疾病的标准,但全球消除麻疹的目标和日期尚未确定。政治承诺的缺乏、常规免疫接种系统的薄弱、大城市人口的密集等问题的存在仍然是消除麻疹的重大障碍。

第三节　流行性脑脊髓膜炎

流行性脑脊髓膜炎(以下简称"流脑")是一种古老的疾病。1805 年,Vieusseux 第一次描述了在瑞士发生的一次流脑大流行。1986 年,我国在武昌首次确诊了流脑病例。目前虽然随着疫苗的广泛接种,全球范围内的流脑发病率已经显著下降,但是随着国际交往的日趋增多,流脑的传播和流行趋势也在不断地发生新的变化。时至今日,流脑仍然是一种严重威胁儿童健康的急性传染病。流脑是由脑膜炎奈瑟菌感染引起的急性呼吸道传染病,是细菌性脑膜炎中唯一能造成流行的疾病。当前,流脑菌群的变迁、新型高致病菌株的出现以及耐药菌株的出现等都是流脑预防和控制领域面临的严峻挑战。

1　病原学

脑膜炎奈瑟菌从发现至今已有超过 100 年的历史,是以德国细菌学家 Albert Neisser 的名字命名的。该菌为革兰阴性球菌,呈咖啡豆状,不能运动,亦无芽孢。脑膜炎奈瑟菌外层结构主要包括 4 种抗原成分,即荚膜多糖、脂多糖、外膜蛋白和菌毛,均为脑膜炎奈瑟菌的毒力因子,与其致病性关系密切。根据荚膜多糖的抗原性和免疫反应的不同,可以将脑膜炎奈瑟菌分为 13 个血清群,其中,血清型 A、B、C、Y 和 W135 群是主要的致病菌群,所引起病例占总病例数的 90%以上。A 群脑膜炎奈瑟菌流行最广,主要集中在亚洲和非洲的发展中国家和地区;B 群菌株主要流行于欧美等发达国家。

2　临床表现

流脑的潜伏期为数小时至 10 天以上,平均 2～3 天。流脑的临床表现与菌血症的严重程度、细菌累及的部位、菌株自身的生物学特性以及宿主的免疫状态密切相关。大多数患者开始表现为全身乏力,随后很快出现高热、头痛、畏光、恶心、呕吐、肌肉酸痛、颈项强直和抽搐等症状。有 5%～20% 的患者会发生严重的败血症,出现大面积的紫癜性皮肤损伤,并常在出现后 2～8 小时内死亡。

根据临床表现不同,通常可将流脑病例分为普通型、暴发性和轻型 3 种。普通型最为多见,约占全部病例的 90%,可分为上呼吸道感染期、败血症期和脑膜炎期。暴发性流脑病情凶险,进展迅速,发病后 24 小时内即可危及生命,可进一步分为休克型、脑膜炎型和混合型三类。轻型患者临床表现轻微,皮肤黏膜可有少量出血点,脑脊液可有轻度的炎症反应。流脑常见的并发症有化脓性中耳炎、化脓性关节炎、眼神经麻痹、失明、瘫痪、精神异常等。

3　流行过程

3.1　传染源

人类是脑膜炎奈瑟菌的唯一宿主,被脑膜炎奈瑟菌感染后的流脑患者和带菌感染者是流脑的传染源。健康人群中,鼻咽部带菌的无症状脑膜炎奈瑟菌隐性感染者的比例可高达 40% 左右,其发病数量在流行期与典型病例的数量呈正比关系,因此,如果对这些人群进行预防,可显著减少典型病例的发生,并有效地控制流脑的传播和流行。此外,流脑在某一地区流行以后,一部分患者将成为恢复期带菌者或长期带菌者,作为人群中的潜在传染源或储存宿主长期存在。

3.2　传播途径

脑膜炎奈瑟菌主要经呼吸道传播。患者在感染病菌后,借助呼吸、咳嗽、打喷嚏等方式将病毒排出体外,形成飞沫或飞沫核侵入受染者呼吸道而引发感染。有研究认为,主动或被动吸烟,或者同时伴有上呼吸道感染的情况下,会更有利于飞沫或飞沫核的形成,从而增加传播的风险。此外,在日托机构或学校中,健康儿童可以通过与患儿密切接触感染,甚至可形成聚集性暴发。与普通人群相比,在流脑流行期间,与患儿密切接触者感染脑膜炎奈瑟菌的风险将升高 2~3 倍。

3.3　易感人群

人群对脑膜炎奈瑟菌普遍易感,许多病例均是由无症状携带者传播致病。在有流脑患者的家庭中,脑膜炎奈瑟菌感染的风险可增加 400~800 倍。通常来说,6 月龄至 2 岁的儿童是高危人群,随着年龄的增长感染风险逐渐降低。此外,居住环境以及卫生状况等也与脑膜炎奈瑟菌的感染关系密切。因此,居住在卫生状况不良环境中的人群更容易感染病菌。

流脑感染谱以隐性感染为主,显性发病只占感染者的 1% 左右;临床表现差异也很大,可以从一般的菌血症到严重的中毒性休克。研究者通过研究宿主对流脑的易感性发现,脑膜炎球菌侵入血流后,会引起机体三种主要的级联反应:补体反应、炎症反应、凝结和纤维蛋白溶解途径。研究证实,涉及这些途径的基因多态性与人体对流脑的易感性、疾病严重程度及预后相关。

4　流行现状

流脑是一个全球性的公共卫生问题,全球范围内都有流行或散发,每年发病人数达 30 万~50 万,平均发病率为 1/10 万~10/10 万。欧洲地区的脑膜炎奈瑟菌的感染率较低,流脑总的发病率为 1.8/10 万,病死率为 6.7%。其中爱尔兰共和国发病率最高,为 10.5/10 万;流脑的病死率以斯洛伐克最高,达到 30.1%。在大洋洲,疾病监测结果表明,新西兰流脑的发病率为 12.2/10 万,澳大利亚为 1.8/10 万。

非洲流脑流行带(东起 Ethiopia、西至 SerlegaJ 的亚撒哈拉非洲地区)是全球流脑的高发地区,被称为"脑膜炎地带",发病率可高达 1 000/10 万。据 WHO 提供的资料显示,1987—2006 年该区域脑膜炎暴发引起了 100 万人以上发病和近 9 万例死亡。在 2006 年流行季节,15 个国家报告了 37 885 例病例,死亡 3 215 例,有 11 个国家报告了脑膜炎暴发。流脑在非洲脑膜炎带每 8～10 年就出现 1 次周期性流行。进入 20 世纪 90 年代以后,流行周期的间隔时间似乎有所缩短,而且流行带从东边埃塞俄比亚已扩大到西边的塞内加尔,可能还有向中非与南非扩散的趋势。

我国过去是流脑发病率高的国家之一,1938 年、1949 年、1959 年、1967 年、1977 年曾出现过 5 次全国性流脑大流行。发病率最高时达 403/10 万,病死率为 5.5%。在历次流行中,以华中、华南各省发病率最高,东北、华北次之,且每次流行基本上是从北方向南方扩散。自1985 年为儿童普遍接种 A 群脑膜炎球菌多糖疫苗以后,我国流脑未出现周期性的暴发流行,发病率也已降到 0.2/10 万以下。我国流脑发病的季节性十分明显,约 70% 以上的病例发生在 1—5 月份。此外,近年发病地区分布有明显变化,相对高发地区有由华中、华东、华南地区向西北、西南地区转变的趋势。

5 流脑流行菌群的变迁

20 世纪 50 年代之前,A 群是全球流脑的主要菌群。随着流脑疫苗的广泛应用,全球各地区出现脑膜炎奈瑟菌群的变迁现象。例如,目前在欧洲及大洋洲如英国、法国以及澳大利亚、新西兰等国家和地区,B 群是引起局部流行的主要菌群;在美国,1964 年后转为 B 群占优势,而 1967 年后 C 群增多,A 群少见;在加拿大、巴西等国,流行的主要菌群为 C 群;在非洲及中东,A 群仍为优势菌群,但 20 世纪 70 年代非洲流脑流行带也发生了 C 群的流行以及 80年代后出现 W135 和 X 群的流行。我国流行的脑膜炎奈瑟菌虽然一直以 A 群为主,但是进入 21 世纪以后,逐渐出现向 C 群的变迁现象。此外,我国目前各地分离出的 W135 群菌株逐渐增多,提示需要密切关注 W135 群在我国的变迁趋势。

6 预防和控制

6.1 流行病学调查与监测

流脑发生与流行的两个决定性因素是有流脑传染源和易感人群的存在,因此,为了更有效地控制流脑流行,必须加强流脑的流行病学调查和监测。监测内容包括流行病学监测、病原学监测及健康人群的带菌率和抗体水平监测。通过监测可以及时了解发病的趋势、流行病学特征的变化以及流行菌群的变迁规律,并能够根据监测结果制定合理的防制措施,从而使流脑的防控水平得到进一步提高。

6.2 疫苗预防

针对脑膜炎奈瑟菌的预防用多糖疫苗一直到 20 世纪 60 年代才取得了突破,自从脑膜炎奈瑟菌疫苗问世以后,流脑的疫苗预防取得了重要进展。目前常用菌苗是脑膜炎奈瑟菌A 群、(A＋C)群双价、(A＋C＋Y＋W135)群 4 价脑膜炎球菌多糖疫苗(MPV)以及 C 群荚膜多糖与蛋白质结合的结合菌苗,我国只有 1 种 A 群脑膜炎奈瑟菌多糖疫苗制品。A 群脑膜炎奈瑟菌多糖疫苗的免疫程序是:对 6 月龄儿童首先进行基础免疫,间隔 3 个月后再注射第

2 针。但是流行病学调查显示,受种者在 18 个月内抗体水平将降至对照水平,即使增加注射次数也不能增强 A 群脑膜炎球菌多糖疫苗对幼儿的免疫效果。

WHO 关于 MPV 的意见是:①无论是 2 价(A、C 群)还是 4 价(A、C、Y、W135 群) MPV,都证明对 2 岁及以上的个体是安全的,而且具有令人满意的免疫原性。②A 群 MPV 虽可对幼儿诱生抗体和免疫记忆,但婴儿须重复接种才能诱生足够的抗体,而 C 群 MPV 对 2 岁以下儿童无可靠的免疫原性,如果给幼儿接种这种疫苗,可导致在以后几年对 C 群抗原的耐受性。③建议用 A 群、C 群或多价 MPV 作为应急免疫接种来控制流脑暴发。因大多数情况下的流行是由 A 群暴发引起的,所以多糖疫苗也可提供给 2 岁以下的儿童;如果证明是 C 群所致的暴发,在可能的情况下,应考虑用 C 群脑膜炎球菌结合疫苗保护该年龄组。④鼓励在不同的流行地区开展优化现行脑膜炎球菌多糖疫苗使用的研究。

多糖属于胸腺非依赖性抗原,因此仅能刺激机体内成熟的 B2 细胞产生抗体,并不能刺激 B1 细胞的免疫应答。同时,属于多糖成分的 T1 抗原不能诱导免疫球蛋白类别的转换,也不能在原发性免疫应答过程中诱导产生高亲和力的抗体,所以目前的多糖疫苗的免疫效果不能令人满意。为了提高脑膜炎球菌多糖疫苗对幼儿的免疫效果,研究者借助化学连接剂将脑膜炎奈瑟菌的荚膜多糖与其中一种蛋白载体(白喉类毒素、破伤风类毒素、白喉 CRM197 蛋白、脑膜炎奈瑟菌的 OMP)连接构成结合疫苗,尽管荚膜多糖为 T1 抗原,免疫效果差,但将其与一种蛋白载体连接,可使其转换为胸腺依赖性抗原,从而获得良好的免疫效果。如今国外已经在研制或开始使用脑膜炎奈瑟菌 C 群或 A + C 群的结合疫苗。

对易感人群进行免疫接种是预防脑膜炎奈瑟菌感染的最安全、有效的措施。相信随着政府的重视及流脑疫苗纳入国家免疫规划等防控策略的实施,流脑将会得到彻底、有效的控制,不再成为危害大众健康的重要疾病。

第十一章 传染病现场流行病学调查

虽然目前传染病已不是人类的主要死因,但随着新发传染病的不断出现、旧传染病的死灰复燃,传染病的防制工作依然面临很大的挑战,而人类社会经济的不断发展,国内外交流日益频繁,为传染病的传播提供了极大的便利,也增加了人类防御传染病的难度。如何及时、有效地应对突发传染病成为我们急需解决的问题,因此现场流行病学调查的重要性越来越凸显出来。现场流行病学调查主要是指针对疾病流行、暴发等突发公共卫生事件展开的调查,它是传染病预防控制工作的重要环节,也是流行病学工作者不可忽视的观念和方法。它通过调查收集数据,对结果进行分析,从而为控制措施的实施提供依据,达到最终控制疾病的目的。同时,通过评价控制措施的效果在一定程度上可以用来反映调查分析结果的准确性,并为进一步深入调查提供方向。

第一节 概 述

1 现场流行病学的定义

流行病学起源于现场,并在现场研究中得到发展与提高,现场流行病学要适应疾病控制和突发公共卫生事件应急反应的需要,在现场调查实践中促进整个学科的发展。

现场流行病学(field epidemiology)至今尚无明确的定义。美国疾病预防控制中心的Gregg在他主编的《现场流行病学》一书中做出这样的定义:“现场流行病学就是流行病学在下列情况的应用:要解决的问题总是出乎预料,必须立即对出现的问题做出反应,流行病学工作者必须亲赴现场解决问题,调查的深度与质量因必须及时采取控制措施而可能受到限制。”Last编写的新版《流行病学词典》中结合Gregg的论述指出,现场流行病学是流行病学在公共卫生服务和社区人群等现场工作中的实践,主要解决如何进行流行和暴发调查、如何采取措施保护和增进公众健康问题。面对应急性问题必须立即做出反应,还要结合应急性问题的解决对公共卫生措施做出评价。曾光教授根据我国开展现场流行病学培训实践的体会,从更宏观的角度对现场流行病学做出了定义:“现场流行病学是用于调查解决现场实际发生的各种公共卫生问题的方法学。”根据这一定义可知:从方法学的角度,现场流行病学强调的是流行病学方法和其他学科的组合,而不是流行病学方法的一统天下;从系统的角度,现场流行病学提倡的是公共卫生大团队,而不仅仅是流行病学调查小组;从培训的角度,现场流行病学强调的是"干中学",而不是课堂教学或研究生培养式的以课题研究为主;从产出的角度,现行流行病学强调的是疾病控制的效果和提出防治对策,而不仅仅是调查报告或学术论文。

2 传染病现场流行病学的特点

现场流行病学以传统流行病学的理论和方法为基础,如疾病的三间分布理论、病因概念、描述性研究、病例对照研究和队列研究等。现场流行病学侧重对现场的应对处理,除具有流行病学的特征外,还有其他一些方面的特征。

(1)具有鲜明的时效性。传染病现场流行病学主要解决突发传染病的流行以及暴发等事件,这类问题来势凶猛,事先不可预知,一旦发现,应尽快给予回应解决,时效性极强。

(2)调查呈现一定的复杂性。调查的问题总是以原因不明疾病和事件的面貌出现,表现为不确定性,可能是新发传染病,也可能是古老的疾病;调查会涉及责任追究、法律诉讼、多部门配合、国内外合作等问题,要科学、公正地得出调查结论,必然面对复杂性的挑战。

(3)突出双管性,即调查的同时就必须采取处理措施。现场流行病学调查从一开始就不仅要收集和分析资料,寻求科学的调查结果,而且还应采取公共卫生措施。所采取的措施既不能影响调查结论,又要有助于平息突发传染病事件。

(4)具有社会性,即必须面对公众和传媒。现场流行病学研究的问题是疾病暴发或突发公共卫生事件,这本身就是新闻热点和公众焦点。现场流行病学工作者需要媒体传播有利于自身、人群和社会的重要信息,媒体却需要公共卫生轶事去炒作新闻,两者的目的有所不同。现场流行病学调查结果如果不能清楚、有效地传播给公众,便失去价值;疾病暴发和突发公共卫生事件的预防和控制如得不到人群和社会的良好配合,就可能事倍功半。因此,现场流行病学工作者有责任正确引导媒体和公众,防止传媒误导产生公众认识偏差。

(5)遵循合法性,即在依法调查过程中受到法律的制约。现场流行病学调查既有法律依据和支持,也受到法律的制约和限制。我国制定的法律和法规赋予了现场流行病学工作者调查和处理疾病暴发与突发公共卫生事件的权利以及公众合作的义务。如果调查遇到阻力,卫生行政部门可依法采取措施,或请求法庭传唤当事人,强制性接受调查并提供必要的资料。然而,被调查的有关机构和个人也享有司法保护和豁免权。

(6)注重证据性,即要充分依靠实验室支持。突发传染病的病原体、暴露因子、传播机制等的最终判定,特异性实验室检测必不可少。现场流行病学工作者与实验室工作人员必须通力合作、互通有无,才能尽快阐明传染病的发病机制。

(7)面临跨地域性,需要国内地区间和国外同行的支持与合作。当今,由于世界经济一体化,国内外交往日趋频繁,传染病暴发与突发公共卫生事件的危害更加广泛,使得现场流行病学工作者不仅要应对国内地区间和国外同行的合作,还常常需要对下级机构的报告和请求做出回应,亲赴异地他乡开展疾病和突发公共卫生事件调查。无论是上下级间、地区间合作或国际合作,现场流行病学工作者首先要摆正位置,必须把自己看作当地同行的一员,热情帮助他们,充分依靠当地力量,与他们建立融洽的关系,这样才能确保调查按设计逐步推进。

3　传染病现场流行病学的应用

现场流行病学的研究范围包括所有健康问题,而不仅是生物学意义上的疾病。传染病现场流行病学研究的应用,就是通过调查及时找到原因并采取有效的措施,防止突发传染病事件的发展。具体的应用主要体现在以下几个方面。

(1)首先进行流行病学探查。流行病学探查就是通过现场流行病学调查活动,查明所在地区的卫生学、疾病流行情况、影响疾病发生和健康的危险因素以及可利用的卫生防病条件,对当地居民可能遭受的危害进行评估和判断,尽快提出应采取的预防对策和措施,以保障居民的健康。

(2)控制和预防传染病的进一步蔓延。边调查边采取预防控制措施是现场流行病学的一大特点。在突发传染病事件处理现场,现场流行病学调查一开始就要采取措施,这些措施多是一般性或非特异性的。一旦调查假设形成并被验证,则应采取特异性措施,以及早控制疾病的发生和蔓延。控制和预防疾病的进一步蔓延是现场流行病学的根本目的。

(3)查明病因。只有寻找和发现疾病的病因以及造成疾病流行的原因,才能采取有效的措施控制和预防疾病。在临床诊断和实验室检测的基础上,进行流行病学现场调查,采用描述流行病学方法,查明分布特点并筛选危险因素,从而形成假设。然后通过分析流行病学研究技术来验证假设,综合分析,找到流行病学病因,从而采取有针对性的控制措施,同时防止类似事件的再次发生。

(4)加强监测或建立新的监测系统,提高监测-应急反应能力。现场流行病学通过对疾病监测系统进行评价,提出完善监测系统的建议,改善监测系统,以提高对突发传染病事件的监测-应急反应能力。

(5)提供现场流行病学培训机会和促进现场流行病学发展。开展现场流行病学研究的目的还应该包括提供现场流行病学培训机会。在工作中学习、培训人才是现场流行病学得以持续发展的基础。

第二节　个案调查和暴发调查

1　个案调查

1.1　定义

个案调查(case investigation)是指对个别发生的病例、病例的家庭及周围环境所进行的流行病学调查。

1.2　调查目的

(1)调查患者发病的"来龙去脉"。查明患者或疑似患者的基本信息、发病原因和条件,明确传染源和传播途径,追踪传染源的密切接触者,搜索疑似病例,判断疫点及可能蔓延的范围,从而采取紧急措施,防止或减少类似病例的发生。

（2）总结传染病的分布特征。通过多次的传染病个案调查，可总结该疾病在人群中的分布特征。

（3）核实诊断并进行护理指导。

（4）掌握当地疫情，为疾病监测提供资料。

1.3　调查内容

个案调查涉及的主要内容包括：

（1）病例的基本特征信息：姓名、性别、年龄、职业、文化程度、住址、工作单位等。

（2）流行病学资料：预防接种史、接触史、可能受感染的日期和地点、可能的传染源与传播途径等。

（3）临床特征：发病日期、症状、体征、实验室检查结果等。

（4）防疫措施：对传染源、传播途径及易感者的预防和控制措施等。

1.4　实施步骤

（1）核实诊断

不同传染病的传播途径、传染期不同，采取的预防措施也不相同。没有正确的诊断，就会贻误预防控制疾病的时机，造成疾病继续蔓延。当传染病患者处于病程早期，典型症状尚未出现，或者与其他疾病相混淆时，可能会误诊。因此，调查时首先要查阅病例和化验记录，询问病史，并结合流行病学资料和实验室检查结果进行全面分析，核实原有诊断。进行个案调查时，尽可能由患者自己回答调查者提出的问题。同时，应争取收治患者的医疗机构和医护人员以及知情者的积极配合，以获取患者的相关诊疗资料。如果因患者病情较重或已死亡而无法对患者直接进行调查，应通过其亲友、同事或其他知情者了解情况，完成调查。

（2）查明可能的传染源和传播途径

追查传染源的主要目的在于发现新的疫源地，以便采取适当的措施遏制传染病的蔓延。首先了解患者的发病日期，根据潜伏期判断受感染的日期，然后调查患者在这段时间内的活动情况。调查的具体内容要根据可能的病种及其流行特点而定，一般包括以下几个方面：① 外出史：外出的时间、地点、场所，及乘坐交通工具的日期、种类、车（班）次、始发站和到达站等，以确定患者可能感染的地点；② 与确诊患者或疑似患者的密切接触史：接触的地点、方式、时间长短、最初和最后一次接触的具体日期；③ 外出就餐史：就餐时间、地点、环境、食物、停留时间，以及共同就餐者的人数和健康状况、其他特殊的饮食情况；④ 可疑动物接触史：饲养宠物的种类、健康状况，以及与动物接触的时间；⑤ 其他：是否去过医院等特殊场所，去医院的目的、停留的场所与时间长短等。在查明传染源以后，传播途径也就容易查清。

（3）划定疫区范围

根据传染病患者的发病日期，一般可以确定其排出病原体的时间，即传染病的传染期。应查明传染期内患者的活动范围、可能被患者排泄物污染的物品和污染范围，进而在可能的污染范围内开展病例搜索，主动发现可疑患者，尽快确定疫点和疫区范围，并提出相应的处理措施。

（4）调查并登记密切接触者

当怀疑传染病患者的密切接触者（尤其是传染期内的密切接触者）有可能已经被感染，

具有较高的发病可能性时,应及时对他们进行调查,并做好登记和管理工作。根据特定传染病的流行特点,确定哪些人应该接受医学观察、留验,或者预防接种、被动免疫,或者药物预防;询问每个密切接触者的健康状况、活动范围和主要接触人员;如果发现患者在传染期内有外出史,应按有关规定通知相关交通部门和当地疾病控制部门,及时对其密切接触者进行追踪调查,做好登记和管理工作,防止传染病疫情蔓延。

（5）提出预防控制措施

初步明确了上述情况后,应尽快提出相应的预防和控制措施,科学、合理地组织当地医务人员和卫生防疫人员开展防制工作,督促检查实施情况,并在当地居民中开展健康教育。

（6）评价控制措施的实施效果

防疫措施实施后,应对其效果做出评价,并对初步调查分析进行验证。防制措施评价中最重要的内容是有无续发病例和新疫区的出现。如果出现续发病例,说明控制措施的实施效果不佳或执行不力,或者也可能是因为初步调查分析不正确,在此情况下需要对疫情趋势进行重新估计,拟订须继续调查的内容和采取的防制措施,以彻底控制疫情。

1.5　调查方法

（1）询问

详细询问是个案调查的重要调查方法。询问对象最好是患者本人,也可以是其他了解情况的人,如家庭成员、邻居、单位负责人、临床医生等可以提供情况的人。询问的方式可以是个别谈话或开调查会。询问时,首先要说明来意和调查的意义,以取得对方的合作,而且要关心患者及其周围的人。

个案调查表的设计应注意在保证收集基本信息的前提下,力求简便、明确、可操作性强,切忌面面俱到。调查表还应根据疾病的种类和特点制定。在做食源性疾病的调查时,除一般的调查内容外,还应重点进行饮食情况调查,包括详细询问患者的就餐地点、食品种类、患者最喜欢或吃得最多的食品、可疑食品及可疑食品的食用情况。同样,针对水源性疾病,应重点对饮用水进行调查,包括患者家庭饮用水的类型(井水、河水、自来水等)和疫水的接触情况(饮用生水、漱口、刷牙、洗澡、游泳、洗衣等)。

（2）现场观察

现场观察也是重要的现场调查方法之一。应该仔细察看现场情况,以便针对实际情况采取相应的控制措施。一般应根据不同病种确定不同的调查重点。对肠道传染病应该着重调查饮食与饮水卫生、粪便管理、苍蝇滋生等方面的情况;对呼吸道传染病应了解居住密度、患者与健康人的接触情况、有无集会等;对虫媒传染病应调查可疑媒介昆虫的密度及其叮咬人的情况。由于现场情况复杂、易变,现场观察往往需要多次进行。

（3）实验室检验

实验室检验是传染病流行病学工作中十分关键的一环。通过实验室检验可最终明确传染病的病原体和传染源,同时还可以了解周围的环境或物品(水、食物、日常生活用品等)被污染的情况,掌握当地人群免疫水平及易感者人数等。采用的检验方法视情况而定,一般包括血清学、化学、微生物学、寄生虫学、卫生学等方法。

2 暴发调查

2.1 定义

暴发(outbreak)是指在一个局部地区或集体单位的人群中,短时间内突然出现许多临床症状相似的病人。暴发往往是通过共同的传播途径感染或由共同的传染源引起的。大多数病人出现在该病的最长潜伏期内。暴发常见于水痘、流行性感冒等呼吸道传染病以及诺如病毒性胃肠炎、霍乱、痢疾等消化道传染病。暴发的形式包括集中暴发(如呼吸道传染病和食物中毒)和连续传播引起的暴发(如痢疾、甲型病毒性肝炎等)。

2.2 调查目的

暴发调查主要是为了确认暴发的存在,阐明暴发的原因,针对可能的原因积极采取控制措施并评价其效果,以防止疫情蔓延,最终达到控制疫情的目的。同时,还应认真总结经验教训,避免同类事件的再次发生。

2.3 实施步骤

传染病暴发的现场调查应贯彻快速行动的主题,确立正确的实施方案,尽快完成调查。在某些情况下,调查开始后不久,即可根据经验或常规知识先提出简单的疾病预防控制措施,即实现调查与控制同步进行。

具体实施步骤如下:

(1)准备及组织

虽然时间很紧,但周密的准备和组织将使现场工作事半功倍。组织现场调查可以从以下几个方面入手:

① 确定和划分区域。首先是明确调查范围,将调查范围划分成多个区域,并确定重点调查区,每区安排一个合适的调查队。

② 选择专业人员参与调查。现场调查队需要哪些专家和人员取决于资深防疫工作者对暴发做出的最为可靠的初步假设。调查队成员一般包括流行病学家、临床医师、微生物学家、环境卫生工作者、行政官员、毒理学家、昆虫学家、护士、专家助理、秘书/翻译和驾驶员等。

③ 技术支持。携带相关的传染病流行病学调查专业书籍、应急预案、应急处置技术方案、监测方案和调查表等。如无相关资料或遇到本地区罕见疾病暴发,可及时查阅国内外有关文献。

④ 进行物资筹备,保障后勤供应。调查队必须在最短的时间内获得一切必需物资和持续稳定的后勤供应。所需物资主要有交通工具、通信工具、冷链系统、救护装备、生活用品、防护设备(如防护服、手套、口罩和呼吸器等)、消毒器械、标本采集装置、各种药物和充足的现金等。

⑤ 获取实验室支持。事先应通知权威或专业的实验室(已获得认证),求得实验室支持,安排好标本的采集和检测工作。

准备工作完成后,调查队员应立即奔赴现场。

（2）核实诊断

调查人员到达现场后，通常先到收治病人的医疗机构了解情况，获取病人的基本信息，如年龄、性别、地址、职业以及发病日期，对流行过程做简单描述。同时，收集病人的症状、体征和实验室资料。根据病人的临床表现、流行病学资料以及实验室检查结果进行综合分析，做出判断。核实诊断的方法包括检查病例、查阅病史和进行实验室检测。如果大多数病人的体征、症状与诊断相符或者 15%～20% 由实验室确诊，则不需要再对更多的病例进行实验室检测。

（3）确认暴发的存在

疾病暴发的信息最初可能来自基层医疗单位、流行病学监测点、疾病预防控制机构等的常规和紧急报告，或来源于实验室、药房、兽医站，还有可能首先被学校、居委会等单位人员发现。卫生工作者接到暴发信息后，必须仔细核查信息的真实性，以免疫情被人为地夸大或缩小。此时，核查者要特别注重以下三个方面的问题：第一，尽快从多个渠道收集信息，将不同来源的信息进行比较，判断是否有人为的原因导致上报病例数增多或减少，如居民或政府对某种疾病兴趣的增加，诊断方法的变化等；第二，病例增加的趋势以及病例数的增加是否具有统计学意义；第三，派遣经验丰富的公共卫生医师进行快速的现场询问，根据临床特征，结合实验室检查结果判断暴发信息的确凿性，也可通过与临床医生进行交流来了解病例发生的特点及其临床症状和体征，从而对暴发进行判定。另外，调查者还可以从学校及工厂的缺席记录、医院的门诊和住院病人记录、实验室检查记录、死亡记录中获得信息。卫生工作者在掌握了病例发生的第一手资料后，即可对暴发是否存在予以确认。

如果经核查确认暴发信息不真实，应立即通过各种有效渠道（如电视、报刊、各主流媒体网站等）向公众澄清事实，以避免引起不必要的恐慌。一旦认定暴发属实，接下来就要初步分析暴发的总体形势，分析疾病的性质和严重程度，分析暴发影响的范围、发病人数、受暴发威胁的人数。根据对形势的初步推断，紧急做好暴发控制准备和组织工作。

（4）制定病例的定义

确认疫情暴发之后，应尽快确立病例的定义，从而明确诊断标准，尽可能搜索和发现所有病人，确定发病规模及其波及范围，评估疾病的危害程度，并为查找病因提供线索。暴发调查中，病例的定义必须满足两个条件，即必须精确，同时又不过于严格，否则会夸大疫情或遗漏病例。对于病因明确且已有诊断标准的疾病，可以采用国内外公认的诊断标准；对于病因不明的疾病，其诊断标准的制定较为复杂，应与临床、预防和实验室检验人员共同协商制定。初步制定的病例定义将基于最早发现的病例的检查结果，而一旦获得更精确的临床和流行病学资料，则应及时对其进行修改。最终的病例定义应包括如下内容：① 疾病的名称：在确诊之前，可描述为"类……疾病"；② 轻度和重度病例中最常见的和偶然出现的症状和体征；③ 病例发生有关的流行病学环境；④ 某项确切的实验室检查结果；⑤ 确定"确诊病例""可能病例""疑似病例"的诊断标准，以及传播链中"原发"或"二代"病例的诊断标准。

定义病例时，最好运用简单、容易应用和客观的方法，例如发热、肺炎的 X 射线诊断、血常规白细胞计数、血便或皮疹等。在定义病例时，有或没有实验室检查结果均可接受。现场调查早期建议使用较为宽松的病例定义，以便发现更多可能的病例。发现病人和疑似病人后,应积极进行救治和隔离,并保护和密切观察与病人有密切接触的人。

(5) 病例的发现与核实

在确定病例的定义后,现场调查即统一按该定义进行诊断。大多数暴发或流行均有一些容易识别的高危人群。为了发现病例,有时还须采用多种手段,例如询问医师、查阅门诊日志和住院病历、电话调查、走访村民、入户调查、血清学调查等。但在现场调查中,并不要求所有病例都经过实验室确诊,一般有 15% ~20% 的病例经过实验室确诊就够了。还可以利用现有的疾病监测系统搜索病例,或者建立主动监测系统,提高发现病例的能力。在开展主动监测搜索病例时,可以先用搜索一览表对有关病例进行登记,再根据病例的定义进行分类。搜索一览表的项目包括姓名、性别、年龄、住址、电话、发病时间、病例定义中所需的项目、备注等。根据疾病本身特点和发生地区情况,查找病例的方法也应该相应地有所变化。发现病人后,应积极进行救治和隔离,并保护和密切观察与病人有密切接触的人。

发现病例后应立即开展对病例的个案调查,目的是调查暴发的来龙去脉,了解病例是怎样被传染的,是否为输入性病例。调查内容包括病人的活动、饮水、饮食、动物接触和各种危险因素暴露情况等,从而寻找可疑线索。个案调查时还要采集相关标本进行实验室检测,以便明确诊断。

(6) 描述疾病的"三间"分布

许多疾病都有其独特的流行病学特征,不同类型的疾病可表现出不同的分布特点。在暴发调查中,描述疾病"三间"分布的特征是最基本和最重要的任务之一。理论上,要完整、准确地对疾病的"三间"分布进行描述与分析,需要等到流行终止以后,然而暴发调查需要尽快提出假设及相应的预防控制措施,因此,应根据已收集到的资料及时进行分析。

① 时间分布。时间分布是指对疾病按照时间的变化进行描述。在分析所收集到的流行病学调查资料时,必须始终考虑时间因素,可将特定时间的观察例数与同期的预期病例数进行比较,以判断是否存在暴发或流行。以适当的时间间隔为横坐标,以发生的病例数为纵坐标,可将病例发生的时间分布绘成直方图或线图,即流行图或流行曲线(epidemic curve)。横轴上最合适的间隔时间单位应根据疾病的潜伏期、疾病分布的时间长度等决定,经验表明,间隔时间单位应该是可疑疾病潜伏期的 1/8 ~1/3 长度。流行曲线是最常用的描述传染病时间分布的方法。该曲线能提供大量的有关流行的信息,包括疾病的潜伏期、可疑暴露日期、暴发类型及流行发展趋势等。另外,应用统计学方法,流行曲线可用来预测流行发展的趋势,预测还有多少病例发生、流行将何时终止,还可以用来评价控制措施的实施效果。

② 地区分布。描述疾病的地区分布特征可阐明暴发所波及的范围,并有利于建立有关暴露地点的假设。分析相继发生病例的地点分布及其关系,有时可获得关于病原体来源、传播途径及可能传播媒介的重要线索。

在暴发或流行现场调查中,收集的地区分布资料应包括居住地、工作场所、学校、公园、商场等公共场所和旅行地等资料。同时还需要收集一些更深入描述在这些地区活动的特殊资料,例如在建筑物内部或办公室活动的详细情况,并需了解有关人员在这些地方停留的时间。有时疾病发生在社区中一个独特的地方,如果能观察到这点,对病原体和暴露特性则可获得大量的线索和证据。供水系统、牛奶供应、垃圾处理排出口、风向、建筑物间的气流以及传播媒介的生态习惯在传播微生物或病原体和确定疾病的危险人群中扮演着重要角色。如果把病例按地理特征描绘成图（统计地图），则可能说明其潜在暴露因素的来源和途径，可以估计病例在地理位置上的变化趋势，如疫情可能沿着河流、交通线蔓延。

③ 人群分布。人群分布是指在暴发调查中将人群按照不同的特征（如按年龄、性别、职业、文化程度、经济状况、生活习惯等）分组，分别计算各组的罹患率并比较其是否具有统计学差异。通过分析不同人群疾病罹患率的差异，可以明确高危人群，为寻找特异的暴露因素提供线索，例如有些疾病主要累及某个年龄组或种族，有些疾病的暴发与职业明显相关。如果某职业人群的罹患率高，则危险因素暴露可能与该职业有关；如果在某食堂就餐者的罹患率高，则提示该食堂某种食品可能被污染等。

按人群特征进行流行病学分析的目的在于全面描述病例特征，并发现病例与普通人群的不同。这将有助于提出与危险因素有关的宿主特征、其他潜在危险因素以及传染源传播方式和传播速度的假设。当然，想收集所有与人群有关的潜在危险因素和暴露因素是不可能的。不过，对疾病宿主、传播途径、高危人群认识越多，调查者将获得更特异和准确的信息，以决定如何防制疾病。

（7）建立并验证假设

通过对调查获得的数据和信息进行分析，提出初步的病因假设，然后采用一定的流行病学研究方法检验和验证假设。暴发调查的成功与否取决于假设质量的高低。

形成假设的方法除了从典型事例中找线索、回顾以往文献以外，最重要的是在初步描述性研究（即上述对病例的"三间"分布描述）的基础上，结合分析临床、实验室资料，建立有关可能致病的暴露因素的假设。有关暴发原因的假设应能解释本次发现的大部分流行特征，比如应从病人的既往暴露史中找出假设的致病因子的暴露。一个暴发调查的假设应包括传染来源、传播方式和危险因素、高危人群、剂量反应关系等。假设应该具备以下特征：① 合理性；② 被调查所获取的数据支持（包括流行病学特征、临床特征和实验室检查结果）；③ 能够解释大多数病例。

经初步调查后提出的假设需要借助进一步的流行病学研究方法来验证。可采用分析性流行病学研究方法，如回顾性队列研究和病例对照研究的方法。假设要符合病因推断的几条标准，如关联的强度、暴露与疾病发生的时间先后顺序、剂量反应关系、可重复性、符合现代生物医学知识的合理解释。例如，以在当地没有生病的人作为对照组，以病人作为病例组，开展病例对照研究，比较两组人群接触可疑暴露因素的情况是否具有统计学差异。亦可通过干预试验的方法来验证假设，可以是标准的流行病学实验，也可以是类实验，如针对病原学病因假设进行临床试验性治疗效果评价、根据流行病学病因假设提出初步控制措施的干预效果评价。例如，在一次细菌性食物中毒暴发事件中，在对可疑食物采取措施后，经过一个疾病的潜伏期，流行即告终止，这就是验证假设的一个很好的事例，但也应注意流行是否自然终止。在暴发调查中，由于伦理等方面的要求，标准的流行病学实验一般难以进行。比如，设立一个对可疑危险因素不采取措施的对照组是不允许的，而将在假设提出之前已暴露于危险因素的个体设为对照组是可以的。

（8）完善现场调查

由于暴发调查时间的紧迫性，在前述资料分析及调查研究中总有不够严密、不够细致、不够完善的地方。为此，须进行更加详细的调查，用多种方法调查高危人群，以期发现更多的病例，并力求发现准确、真实的受累人群。完善现场调查应着重注意下列三点：① 提高病例诊断的敏感性和特异性。特别是对于病因不明的暴发调查，最初制定的病例诊断标准往往是不严格的，容易导致误诊和漏诊，影响流行病学调查的质量。因此，在病因明确之后，应重新制定严格的、客观的病例诊断标准，并根据此标准重新核实病例，以提高病例诊断的敏感性和特异性。② 注意收集实验证据。不管现场调查资料的询问如何细致，往往仍需要实验证据支持。如果前一阶段疏忽了实验室证据的收集，后期调查中应尽可能补救，包括环境可疑物、病人血液及排泄物的检测等。③ 应注意对隐性感染者的调查及亚临床病人的发现，根据疾病种类确定调查对象与调查方法。

（9）采取预防和控制措施

现场调查最终是为了采取预防控制措施，防止疾病的发生与流行，终止暴发。根据调查结果，明确疾病的传染源、传播途径以及疾病的特征，确定应采取的预防控制措施，包括消除传染源、减少或切断与暴露因素的接触，防止进一步暴露，保护易感和高危人群，达到控制、终止暴发的最终目的。

需要强调的是，在暴发调查中，为了尽快平息疫情，制定与采取控制暴发的措施应与假设的建立同步进行，不必等待假设的验证，以免延误时机。一旦提出假设，就应针对假设立即采取措施，在完成初步预防控制措施的基础上，针对与疾病暴发的有关因素，制定更科学、有效的预防控制措施，并尽快落实，避免疫情进一步恶化。在实施具有针对性的预防控制措施后，如果在一个最长潜伏期后，再无新病例发生，即可认为所采取的预防控制措施是正确的；如果仍有新病例出现，则说明采取措施有误，应继续深入调查分析，重新修订和实施预防控制措施，并继续观察和评价。在整个调查工作中，调查与控制措施应紧密配合进行，不能忽视任何一个方面，更不能只管治疗病人，既不调查暴发原因，又不实施预防控制措施。

（10）确认暴发终止

不同类型疾病的暴发终止判断方法有所不同：① 人与人直接传播疾病暴发终止是指在传染源停止向外排放病原体后，经过一个最长潜伏期，没有新病例发生；② 共同来源疾病的暴发终止是指污染源得到有效控制后，病例不再增多；③ 节肢动物传播疾病的暴发终止是指经过昆虫媒介的最长潜伏期加上人类最长潜伏期之后，无病例发生。

（11）撰写总结报告

总结报告是暴发调查工作的重要一环。调查结束后，不应忘了总结经验，吸取教训。调查者应尽快将调查过程整理成书面材料，记录好暴发经过、调查步骤和所采取的控制措施及效果，并总结经验教训。最后将材料报上级机关存档备案，或著文发表以推广工作经验，使所有公共卫生人员都能受益。此外，暴发调查报告还可供卫生行政当局决策时参考，有时还具有法律效力。因此，总结报告要客观、全面、准确、实事求是，有时还须得到官方的允许方能公布。暴发调查报告一般包括下列内容：

① 背景材料：地理位置、气候条件、人口统计资料（人群构成）、社会经济状况、卫生服务

组织、疾病监测系统、针对疾病流行的准备及平时的疾病患病率等。

② 历史资料：此前当地或其他地区同种疾病的流行情况，本次暴发首例病人的发现经过等。

③ 调查方法：病例诊断标准、现场调查中所用的调查表、调查人员组成、调查方法（个案调查、描述性调查、回顾性调查等）、实验标本的采集及所用的实验室技术。

④ 资料分析：(a) 临床资料：包括症状和体征的发生频率、病程、诊断与鉴别诊断、预后等；(b) 流行病学资料：包括疾病发生的方式、"三间"分布、显性感染人数与隐性感染人数的比例、传染源、传播途径及影响传播的因素等；(c) 实验室资料：包括可疑病原因子的分离、血清学实验结果及实验结果的意义，并且应对资料进行合理的解释，包括暴发的综合描述、病因假设的形成与检验。以上资料在总结报告中须详细记录。

⑤ 预防控制措施：包括控制暴发的策略与方法、干预试验的开展情况及结果、控制措施实施结果的评价。

⑥ 经验教训：从疫情暴发到暴发终止过程中应吸取的经验和教训，向有关单位提出今后工作中需要改进的方面。

⑦ 结论与建议：对疾病暴发的原因、传播途径、流行特点、防制措施的效果进行归纳总结，对存在的问题等进行分析，得出结论，并对有关问题提出有针对性的建议。

2.4　暴发调查的方法

暴发调查是指在紧急情况下发生的，需要相应的专业人员参与，同时应用多种方法的综合性调查研究。具体的调查方法包括临床研究、流行病学研究和实验室研究。

（1）临床研究

临床研究（clinical study）的主要目的是描述疾病的临床症状与体征，提出疾病诊断与鉴别诊断的标准，探索抢救危重病人、促进病人康复、减少病原污染的方法。

临床研究的具体内容包括：① 症状与体征的记录与描述：至少调查30例病人，记录和描述各种症状和体征出现的频率，可以制成表或图。样本足够大时，可按可疑病例，确诊病例，轻、中、重型病例分开描述。这有助于对疾病迅速做出诊断并提出合适的诊断标准。② 疾病过程的描述：检查病人时应注意发病日期，描述疾病的症状或体征时最好按不同病程进行描述，以研究不同病程的疾病特点，有利于诊断与估计预后。③ 诊断与鉴别诊断：对病因不明的疾病，应根据症状与体征描述的特点，探索可能的诊断。根据搜集到的症状和体征，推测所有可能的一个或多个临床综合征。列出每一个可疑临床综合征应该考虑到的各种鉴别诊断的疾病。根据所流行疾病的临床表现、已捕捉到的流行病学特征及已有的实验证据，一般可排除多数被怀疑的疾病，筛选出一种或少数几种可疑疾病，在此基础上做进一步的调查研究。

（2）流行病学研究

暴发调查是针对暴发的原因、结局及应采取的措施等方面的综合系统的流行病学研究（epidemiologic study）。根据具体情况不同，所应用的流行病学研究方法可分为描述性研究、分析性研究或实验性研究。暴发的流行病学研究一般先用描述性研究方法掌握疾病的"三间"分布、确定高危人群和提供病因线索，以建立病因假设，再用分析性研究方法（病例对照研究和队列研究)检验和验证病因假设、研究疾病自然史和评价干预措施的效果。有时需要用实验性研究方法来验证病因假设和评价干预措施的效果。

① 描述性研究(descriptive study)。在暴发调查中常用的描述性研究方法包括个案调查、病例报告和现况调查。个案调查(case investigation)是指对单个疫源地或单个病家所进行的流行病学调查。对所有暴发病例的个案调查结果是暴发调查最重要的基本信息。病例报告(case report)是临床上详细介绍某种罕见病或常见病的罕见症状的一种形式。它是临床医学与流行病学的一个重要联结点,通常成为疾病暴发的第一个线索。现况调查(prevalence survey)是指在一个特定时点对特定范围内的人群的暴露和疾病状况所做的调查。它可提供疾病或健康状况在某个时间断面上的群体表现信息。在暴发调查中,现况调查可用来描述暴发疾病的分布,提供病因线索,以全面、早期发现病人。多次重复的现况调查亦可用于评价对疾病采取控制措施的防制效果。一般在个案调查和病例报告的基础上,为了了解流行的全貌(如隐性感染和轻型病例等)和可疑的病因线索,往往需要做全面的现况调查。

② 分析性研究(analytical study)。这是检验病因假设的一类研究方法,即在选择的人群中,对所假设的病因或流行因素做进一步检验。主要的分析性研究方法有病例对照研究、队列研究及其衍生类型。病例对照研究(case-control study)是指选择一组患有某种病的人(病例)和一组没有患该种病的人(对照)为研究对象,调查两组过去对某个或某些危险因素的暴露情况,通过比较两组对象的暴露史,推断可疑危险因素作为病因的可能性。病例对照研究是从果推因的回顾性研究方法。在暴发调查中,病例对照研究是验证暴发原因假设最常用的方法。例如,在某次食物中毒的暴发调查中,通过病例对照研究发现,病例组均有某食物的暴露史,而对照组多数(或全部)没有该食物的暴露史,通过比较,差异具有统计学意义,则该食物很可能是该次暴发的原因。队列研究(cohort study)是指选定暴露及未暴露于某因素的两组人群,随访观察一段时间,比较两组人群某种疾病或某些疾病的发生情况(一般是指发病率或病死率),从而判断该因素与发病或死亡有无关联及关联程度的一种观察性研究方法。如果暴露组的发病率或病死率明显高于对照组,则可疑病因得到了基本验证。如果可疑病因复杂,流行持续时间较长,则队列研究可成为很重要的检验病因假设的方法。

③ 实验性研究(experimental study)。这也是验证病因假设的一类研究方法,是指选择未患所研究疾病的一群人,将其随机分为两组:一组为实验组,人为给予某种措施或暴露;另一组为对照组,不给予相应措施或暴露,随访观察其效果。在暴发调查中,实验性研究可用来验证暴发的原因和评价干预措施的效果。基于伦理学的考虑,暴发调查中标准的实验性研究往往难以开展,一般为类实验研究。例如,在干预措施效果评价的实验研究中,一般不能设计一个不给予干预措施的对照组,而只能对同一人群采取干预措施前后的发病情况进行比较。

④ 疾病监测(surveillance of disease)。疾病监测是指长期、连续、系统地收集疾病的动态分布及其影响因素的资料,经过分析将信息上报和反馈,以便及时采取干预措施并评价其效果。疾病监测是预防和控制疾病工作的重要手段,在疾病暴发调查中尤为重要。从暴发调查一开始,直至暴发调查结束,都要认真做好疾病监测,以便及时、全面地发现病例,搜索可疑因子。

（3）实验室研究

应用实验室研究的方法获得有关暴发原因的实验证据是非常重要的。因此,应及时采集合适的标本(如可疑食品、水,以及患者的排泄物、血液等),用合适的方法进行检测,一般在调查开始时就应根据初步假设进行。采集患者标本时要做到先采样后治疗,采集环境标本应在消毒前完成。

对实验室检查结果应进行科学分析,阳性结果并不一定总是有意义的,应考虑假阳性结果(即实验误差)、非特异性反应、条件致病菌、污染的病原体、偶合并存的病原菌等多种可能性。同样,阴性结果也不总是意味着病因假设能够被排除,因为有很多原因可能造成假阴性结果,比如抽样不当、实验技术不佳、实验方法不正确、标本的贮存和运输不当等。因此,应对实验室检查结果与临床结果和流行病学研究结果综合考虑,这样才有利于对暴发原因做出解释。

2.5 暴发调查应注意的几个问题

（1）暴发调查与暴发控制必须同步进行。暴发控制才是现场行动的真正目的。随着调查的进展,不断获得新的发现后,应及时调整控制措施,直至疫情平息。只顾调查暴发原因而不采取措施,等同于置群众于危难而不顾,必会招致公众误解、工作失败,甚至是法律诉讼。

（2）暴发调查既受法律支持,又受法律的制约和限制。法律赋予了流行病学研究工作者调查疾病暴发的权利和公众合作的义务,对于不配合调查者,可依法采取措施,强制其接受调查并提供必要的资料。被调查者也享有司法保护权,病人的病案记录未经授权不得披露,被调查者有隐私权,可拒绝提供个人隐私信息资料。另外,我国对重大疾病和传染病疫情资料的公布有严格规定,不得随意提供给媒体。

（3）暴发调查要讲究工作方法,争取各个部门的密切协作,获得群众的支持,消除有关人员的顾虑,稳定公众的情绪,这样才能保证调查工作的顺利开展。

（4）在暴发调查进行过程中,还应不断向上级卫生行政和业务部门汇报疫情,以便集思广益,统一指挥或调整调查策略和控制措施。

第三节 常见传染病个案调查表

霍乱个案调查表

病例编码_____

1. 一般情况

1.1 姓名_____(若为 14 岁以下儿童,家长姓名_____)

1.2 性别 (1) 男 (2) 女   □

1.3 年龄_____(岁/月)   □□

1.4 职业   □□

(1) 幼托儿童 (2) 散居儿童 (3) 学生 (4) 教师 (5) 保育员 (6) 餐饮食品人员 (7) 公共场所服务员 (8) 商务人员 (9) 医务人员 (10) 工人 (11) 民工 (12) 农民 (13) 牧民 (14) 渔

（船）民　（15）海员及长途驾驶员　（16）公务人员及职员　（17）离退休人员　（18）家政、家务及待业

（19）不详　（20）其他＿＿＿＿＿＿

    1.5 文化程度　　　　　　　　　　　　　　　　　　　　　　　　　　　　　　　□

（1）学龄前儿童　（2）文盲　（3）小学　（4）初中　（5）高中　（6）大学及以上　（7）不详

    1.6 现住址 ＿＿＿＿＿＿＿＿＿＿＿＿＿＿＿＿＿　户口地 ＿＿＿＿＿＿＿＿＿＿＿＿＿＿

    1.7 工作（学习）单位 ＿＿＿＿＿＿＿＿＿＿＿＿＿＿＿＿＿＿＿＿＿＿＿＿

    1.8 联系人 ＿＿＿＿＿＿　联系电话（办）＿＿＿＿＿＿＿＿＿（宅）＿＿＿＿＿＿＿＿＿（手机）＿＿＿＿＿＿＿＿＿

2. 发病情况

    2.1 发病日期（yy/mm/dd）　　　　　　　　　　　　　　　　□□□□□□

    2.2 发病地点（yy/mm/dd）　　　　　　　　　　　　　　　　□□□□□□

    2.3 首诊时间（yy/mm/dd）　　　　　　　　　　　　　　　　□□□□□□

    2.4 首诊单位 ＿＿＿＿＿＿＿＿＿＿＿＿＿＿＿＿＿＿＿＿＿＿

    2.5 诊断医院 ＿＿＿＿＿＿＿＿＿＿＿＿＿＿＿＿＿＿＿＿＿＿

    2.6 报告时间（yy/mm/dd）　　　　　　　　　　　　　　　　□□□□□□

    2.7 是否住院　（1）是　（2）否　　　　　　　　　　　　　　　　　　　　□

    2.7.1 住院时间（yy/mm/dd）　　　　　　　　　　　　　　　□□□□□□

    2.7.2 出院时间（yy/mm/dd）　　　　　　　　　　　　　　　□□□□□□

3. 临床表现

    3.1 腹泻　（1）有　（2）无　　　　　　　　　　　　　　　　　　　　　　□

    3.2 腹泻持续＿＿＿＿＿＿＿天　　　　　　　　　　　　　　　　　　　　□□

    3.3 每天最多泻 ＿＿＿＿＿＿次　　　　　　　　　　　　　　　　　　　□□

    3.4 腹泻方式　（1）喷射状　（2）里急后重　（3）通畅　（4）失禁　（5）绞痛　　□

    3.5 粪便性状　（1）稀便　（2）水样　（3）米泔样　（4）洗肉水样　（5）大块黏膜　□

    3.6 粪便量　（1）多　（2）少　　　　　　　　　　　　　　　　　　　　　□

    3.7 呕吐　（1）有　（2）无　　　　　　　　　　　　　　　　　　　　　　□

    3.8 呕吐持续＿＿＿＿＿＿＿天　　　　　　　　　　　　　　　　　　　　□□

    3.9 每天最多吐 ＿＿＿＿＿＿次　　　　　　　　　　　　　　　　　　　□□

    3.10 呕吐物性状　（1）食物　（2）水样　（3）米泔样　（4）血水样　　　　　□

    3.11 呕吐量　（1）多　（2）少　　　　　　　　　　　　　　　　　　　　□

    3.12 其他　（1）发热　（2）腹痛　　　　　　　　　　　　　　　　　　　□

    3.13 失水情况　（1）重度　（2）中度　（3）轻度　　　　　　　　　　　　□

    3.14 临床类型　（1）重　（2）中　（3）轻　　　　　　　　　　　　　　　□

4. 诊断依据

    4.1 可疑流行病学史　（1）有　（2）无　　　　　　　　　　　　　　　　　□

    4.2 临床表现典型　（1）有　（2）无　　　　　　　　　　　　　　　　　　□

    4.3 霍乱弧菌检验阳性　（1）有　（2）无　　　　　　　　　　　　　　　　□

    4.4 病原分型　（1）小川型　（2）稻叶型　（3）彦岛型　（4）O139 群　（5）未分型　□

    4.5 噬菌体-生物型　　　　　　　　　　　　　　　　　　　　　　　　　□□

5. 诊断结论

（1）霍乱临床确诊病人　（2）实验室诊断病例　（3）带菌者　　　　　　　　　　□

6. 疫点情况

6.1 病人发病前的活动场所＿＿＿＿＿＿＿＿＿＿＿＿＿＿＿

6.2 活动时间（yy/mm/dd）　　　　　　　　　　　　　□□□□□□

6.3 病人发病后的活动场所 ＿＿＿＿＿＿＿＿＿＿＿＿＿＿

6.4 活动时间（yy/mm/dd）　　　　　　　　　　　　　□□□□□□

6.5 病人吐泻地点＿＿＿＿＿＿＿＿＿＿＿＿＿＿＿＿＿

6.6 病人吐泻时间（yy/mm/dd）　　　　　　　　　　　□□□□□□

6.7 吐泻物倾倒场所 ＿＿＿＿＿＿＿＿＿＿＿＿＿＿＿

6.8 吐泻物倾倒时间（yy/mm/dd）　　　　　　　　　　□□□□□□

6.9 污染衣、被、席等地点＿＿＿＿＿＿＿＿＿＿＿＿＿＿

6.10 污物清洗时间（yy/mm/dd）　　　　　　　　　　□□□□□□

6.11 疫点＿＿＿＿＿＿＿个　　　　　　　　　　　　□□

6.12 疫点范围＿＿＿＿＿＿＿户　　　　　　　　　　□□

6.13 疫点人数＿＿＿＿＿＿＿　　　　　　　　　　　□□

6.14 终末消毒时间（yy/mm/dd）　　　　　　　　　　□□□□□□

6.15 疫点内人群服药时间（yy/mm/dd）　　　　　　　□□□□□□

6.16 疫点内服药人数＿＿＿＿＿＿＿＿　　　　　　　□□□

7. 传染源和传播途径的追溯

7.1 病前本地乡、村、街道同样疾病的发生　（1）有　（2）无　　　□

7.2 同样疾病的发生时间（yy/mm/dd）　　　　　　　□□□□□□

7.3 病前 5 天内外出　（1）有　（2）无　　　　　　　　□

7.4 去何地＿＿＿＿＿＿＿＿＿＿＿＿＿＿＿＿＿＿＿

7.5 该地有无同样疾病　（1）有　（2）无　　　　　　　□

7.6 有无在该地住宿用膳、带回水产品、其他食物　（1）有　（2）无　　□

7.7 若有，带回食物名称＿＿＿＿＿＿＿＿＿＿＿＿＿

7.8 病前 5 天内有无接触过同样病人　（1）有　（2）无　　　□

7.9 接触时间（yy/mm/dd）　　　　　　　　　　　　□□□□□□

7.10 接触地点＿＿＿＿＿＿＿＿＿＿＿＿＿＿＿＿＿

7.11 接触方式 ＿＿＿＿＿＿＿＿＿＿＿＿＿＿＿＿＿

7.12 病前 5 天内有无外人来家　（1）有　（2）无　　　　□

7.13 来自何地＿＿＿＿＿＿＿＿＿＿＿＿＿＿＿＿＿

7.14 该地有无本病　（1）有　（2）无　　　　　　　　□

7.15 有无在家住宿、用膳、带回水产品、其他食物　（1）有　（2）无　　□

8. 病前五天内饮食情况

8.1 有无饮生水　（1）有　（2）无　　　　　　　　　□

8.2 地点 ＿＿＿＿＿＿＿＿＿＿＿＿＿＿＿＿＿＿＿

8.3 水源类型 ＿＿＿＿＿＿＿＿＿＿＿＿＿＿＿＿＿

8.4 日期（yy/mm/dd）　　　　　　　　　　　　　□□□□□□

8.5 有无吃生冷食品　（1）有　（2）无　　　　　　　□

8.6 生冷食品名称＿＿＿＿＿＿＿＿＿＿＿＿＿＿＿＿

8.7 生冷食品数量_____

8.8 生冷食品来自何地_____

8.9 有无熟食冷吃 （1）有 （2）无 □

8.10 名称 _____

8.11 数量 _____

8.12 日期（yy/mm/dd） □□□□□□

8.13 有无其他可疑食品 （1）有 （2）无 □

8.14 名称、来源_____

8.15 生、熟饮具是否分开 （1）是 （2）否 □

8.16 有无暴饮、暴食 （1）有 （2）无 □

8.17 同餐人数_____ □□□

8.18 发病人数_____ □□□

8.19 发病日期（yy/mm/dd） □□□□□□

8.20 病前5天内有无接触阳性水源 （1）有 （2）无 □

8.21 接触阳性水源方式 （1）生吃食品 （2）洗碗 （3）漱口 （4）游泳 （5）其他 □

8.22 接触阳性水源地点_____ 水源类型_____

8.23 接触阳性水源日期（yy/mm/dd） □□□□□□

9. 病家卫生状况

9.1 饮水类型 （1）浅井 （2）深井 （3）河 （4）塘 （5）沟 （6）自来水 □

9.2 用水类型 （1）浅井 （2）深井 （3）河 （4）塘 （5）沟 （6）自来水 □

9.3 饮水是否消毒 （1）是 （2）否 □

9.4 用水是否消毒 （1）是 （2）否 □

10. 疫点调查小结

_____

_____

调查者单位：_____ 调查者：_____

审查者：_____ 调查时间：_____

流行性感冒个案调查表

病例编码_____

1. 一般情况

1.1 姓名_____（若为14岁以下儿童,家长姓名_____）

1.2 性别 （1）男 （2）女 □

1.3 年龄_____（岁） □□

1.4 职业 □

（1）幼托儿童 （2）散居儿童 （3）学生(大中小学) （4）教师 （5）保育员及保姆 （6）餐饮食品业 （7）商业服务 （8）医务人员 （9）工人 （10）民工 （11）农民 （12）牧民 （13）渔(船)民 （14）干部职员 （15）离退人员 （16）家务及待业 （17）不详 （18）其他_____

1.5 是否孕妇 （1）是 （2）否 □

1.6 住址_____市_____县(区)_____街道(村)_____号

1.7 工作单位/学校＿＿＿＿＿＿＿＿＿＿＿＿＿＿＿＿＿＿＿

　　联系电话＿＿＿＿＿＿＿＿＿＿＿＿＿＿＿＿＿＿＿

2．发病情况

2.1 发病日期＿＿＿＿＿＿年＿＿＿＿＿＿月＿＿＿＿＿＿日　　　　□□□□□□□□

2.2 发病地点＿＿＿＿＿市＿＿＿＿＿县（区）

2.3 初诊日期＿＿＿＿＿＿年＿＿＿＿＿＿月＿＿＿＿＿＿日　　　　□□□□□□□□

　　确诊日期＿＿＿＿＿＿年＿＿＿＿＿＿月＿＿＿＿＿＿日　　　　□□□□□□□□

2.4 诊断医院＿＿＿＿＿＿＿＿＿＿＿＿＿＿＿＿＿＿＿

2.5 住院日期＿＿＿＿＿＿年＿＿＿＿＿＿月＿＿＿＿＿＿日　　　　□□□□□□□□

　　出院日期＿＿＿＿＿＿年＿＿＿＿＿＿月＿＿＿＿＿＿日　　　　□□□□□□□□

2.6 转归情况　（1）死亡　（2）痊愈　（3）其他　　　　　　　　　　□

3．临床资料

3.1 发热持续＿＿＿＿＿＿天　　　　　　　　　　　　　　　　　　□□

3.2 最高体温＿＿＿＿＿＿℃　　　　　　　　　　　　　　　　　□□.□

3.3 有无如下症状

3.3.1 发热　（1）有　（2）无　　　　　　　　　　　　　　　　　　□

3.3.2 畏寒　（1）有　（2）无　　　　　　　　　　　　　　　　　　□

3.3.3 乏力　（1）有　（2）无　　　　　　　　　　　　　　　　　　□

3.3.4 咳嗽　（1）有　（2）无　　　　　　　　　　　　　　　　　　□

3.3.5 头痛　（1）有　（2）无　　　　　　　　　　　　　　　　　　□

3.3.6 腰背酸痛　（1）有　（2）无　　　　　　　　　　　　　　　　□

3.3.7 四肢酸痛　（1）有　（2）无　　　　　　　　　　　　　　　　□

3.3.8 咽痛　（1）有　（2）无　　　　　　　　　　　　　　　　　　□

3.3.9 鼻塞　（1）有　（2）无　　　　　　　　　　　　　　　　　　□

3.3.10 流鼻涕　（1）有　（2）无　　　　　　　　　　　　　　　　□

3.3.11 打喷嚏　（1）有　（2）无　　　　　　　　　　　　　　　　□

3.3.12 恶心　（1）有　（2）无　　　　　　　　　　　　　　　　　□

3.3.13 呕吐　（1）有　（2）无　　　　　　　　　　　　　　　　　□

3.3.14 腹泻　（1）有　（2）无　　　　　　　　　　　　　　　　　□

　　　　如有腹泻,每日大便＿＿＿＿＿＿＿次　　　　　　　　　　　□□

3.4 有无以下并发症

3.4.1 肺炎　（1）有　（2）无　　　　　　　　　　　　　　　　　　□

3.4.2 哮喘　（1）有　（2）无　　　　　　　　　　　　　　　　　　□

3.4.3 血小板减少性紫癜　（1）有　（2）无　　　　　　　　　　　　□

3.4.4 流产　（1）有　（2）无　　　　　　　　　　　　　　　　　　□

3.4.5 死胎　（1）有　（2）无　　　　　　　　　　　　　　　　　　□

3.5 血常规

WBC ＿＿＿＿＿＿＿＿＿＿＿　中性粒细胞＿＿＿＿＿＿＿＿＿＿＿

3.6 X 线胸片＿＿＿＿＿＿＿＿＿＿＿＿＿＿＿＿＿

4. 流感疫苗接种情况

4.1 有无接种 （1）有 （2）无 □

4.2 最后一次接种日期_____年_____月_____日 □□□□□□□□

4.3 疫苗商品名_____厂家

4.4 接种方式及部位_____

4.5 接种地点_____

5. 实验室诊断

5.1 快速诊断

方法_____

结果 （1）甲型 （2）乙型 □

诊断时间_____年_____月_____日 □□□□□□□□

5.2 病毒分离

方法_____ 鸡胚□ 细胞□

鉴定 （1）甲1 （2）甲3 （3）乙型 （4）其他 （5）待定 □

鉴定时间_____年_____月_____日 □□□□□□□□

5.3 双份血清诊断型别为 （1）甲1 （2）甲3 （3）乙型 （4）其他 （5）待定 □

诊断时间_____年_____月_____日 □□□□□□□□

测定抗体所用抗原_____

5.4 其他诊断方法_____

结果_____

诊断时间_____年_____月_____日 □□□□□□□□

6. 流行病学调查

6.1 传染源调查

6.1.1 病前7日内接触流感样病人 （1）是 （2）否 □

接触程度 （1）一般 （2）密切 □

6.1.2 病前7日内禽、畜接触史 （1）有 （2）无 □

接触地点_____接触动物名称_____

接触方式_____

接触频率 （1）经常 （2）不经常 （3）偶尔 □

动物健康状况 （1）健康 （2）患病 （3）病死 □

6.2 疫点环境卫生状况

6.2.1 住宅情况

（1）居民楼 （2）合住院落 （3）独立房屋 （4）集体宿舍 □

家庭人均居住面积_____平方米 □□.□

开窗情况 （1）经常 （2）偶尔 （3）不开 □

如使用空调,近7天平均_____小时/天 □□.□

6.2.2 住宅周围

卫生 （1）好 （2）一般 （3）差 □

农贸市场 （1）有 （2）无 □

距离市场_____米 □□□□

禽、畜养殖场所　（1）有　（2）无　　　　　　　　　　　　　　　　　□

距离养殖场_____米　　　　　　　　　　　　　　　　　　　　□□□□

动物品种_____

6.2.3 传播途径调查

与病人同处一室　（1）是　（2）否　　　　　　　　　　　　　　　　　□

与病人有密切的接触　（1）是　（2）否　　　　　　　　　　　　　　　□

与病人共用食具、茶具、毛巾、玩具等　（1）是　（2）否　　　　　　　□

接触动物分泌物、排泄物、羽毛等　（1）是　（2）否　　　　　　　　　□

7. 调查者意见

7.1 病例诊断　（1）流感样病例　（2）临床诊断病例　（3）实验室确诊病例　□

7.2 可能传染源_____

7.3 可能传播途径_____

调查者单位：_____　　　　调查者：_____

审查者：_____　　　　　调查时间：_____

狂犬病个案调查表

病例编码_____

1. 一般情况

1.1 姓名 _____　　（若为 14 岁以下儿童,家长姓名_____）

1.2 性别（1）男　（2）女　　　　　　　　　　　　　　　　　　　　　　□

1.3 年龄_____（岁）　　　　　　　　　　　　　　　　　　　　　□□

1.4 职业

（1）幼托儿童　（2）散居儿童　（3）小学生　（4）中学生　（5）大学生　（6）农民　（7）工人　（8）干部　（9）教师　（10）家务或待业　（11）饲养员或屠宰工　（12）其他_____　（13）不详　　□□

1.5 文化程度（1）学龄前儿童　（2）文盲　（3）小学　（4）初中　（5）高中　（6）大学　（7）不详　□

1.6 住址 _____县(区)_____乡(镇)_____村(居委会)

2. 感染途径

2.1 肇事动物种类（1）狗　（2）猫　（3）鼠　（4）其他　（5）不详　　□

2.2 户主姓名 _____

2.3 肇事动物免疫（1）否　（2）有_____月_____日　（3）不详　　□

2.4 肇事动物伤人（1）主动袭击　（2）被骚扰后伤人　（3）同时咬伤多人　□

2.5 肇事动物伤人后（1）如常,未做处理　（2）被拴、尚在　（3）打死　（4）失踪　（5）病死　（6）出卖　（7）出卖时间_____　（8）不详　　□

2.6 其他途径（1）宰杀、饲养时被感染　（2）其他　　　　　　　　　　□

3. 伤口处理情况

3.1 受伤时间_____年_____月_____日_____时

3.2 伤口情况（1）上下肢、躯干浅表咬伤,出血少,或仅有明显牙痕　（2）上下肢、躯干中度咬伤,出血多,或黏膜(眼、口腔、肛门)被动物污染　（3）头颈面、手指咬伤(不论轻重),四肢、躯干大面积深度或多处中度咬伤　　　　　　　　　　　　　　　　　　　　　　　　　　　　□

3.3 伤口处理情况

3.3.1 伤口是否处理（1）无 （2）自行处理 （3）医生处理 □

3.3.2 伤口处理时间 _____年_____月_____日_____时

3.3.3 清洗（1）无 （2）清水 （3）盐水 （4）肥皂水 （5）碘酒 （6）新洁尔灭 （7）其他 □

3.3.4 消毒（1）无 （2）酒精 （3）碘酒 （4）酒精 + 碘酒 （5）其他 □

3.3.5 清创（1）无 （2）有 □

3.3.6 伤口感染（1）无 （2）有 □

3.3.7 伤口缝合（1）无 （2）有 □

3.4 既往史 _____年曾经被狗(猫、鼠或_____)（1）咬伤 （2）舔伤口 （3）舔伤

舔肛门 （4）经常宰杀 （5）吃狗肉 □

3.5 人用狂犬病疫苗接种（1）无 （2）有 □

3.6 人用狂犬病疫苗接种时间及针次

3.6.1 第一针_____年_____月_____日

3.6.2 第二针_____年_____月_____日

3.6.3 第三针_____年_____月_____日

3.6.4 第四针_____年_____月_____日

3.6.5 第五针_____年_____月_____日

3.7 抗体检测情况 第一次_____年_____月_____ 结果 _____

　　　　　　　　第二次_____年_____月_____ 结果 _____

4. 发病、诊断情况

4.1 发病时间_____年_____月_____日

4.2 就诊时间_____年_____月_____日

4.3 确诊时间_____年_____月_____日

4.4 报告时间_____年_____月_____日

4.5 诊断治疗单位 _____

4.6 报告单位 _____

4.7 主要症状与体征(只要有一项即填"有")

4.7.1 起病（1）急 （2）缓 □

4.7.2 伤口周围肿痒麻痛（1）有 （2）无 □

4.7.3 头痛（1）有 （2）无 □

4.7.4 怕水、怕风、怕光、怕声（1）有 （2）无 □

4.7.5 兴奋、狂躁、痉挛（1）有 （2）无 □

4.7.6 麻痹（1）有 （2）无 □

4.7.7 最高体温 _____℃

4.7.8 其他 _____

4.8 实验室检查

4.8.1 血常规 白细胞计数 _____ $\times 10^9$/L 分类_____

4.8.2 脑脊液

4.8.2.1 外观 _____

4.8.2.2 压力 _____mmHg

4.8.2.3 细胞数 _____ $\times 10^6$/L

4.8.2.4 分类 _____

4.8.2.5 糖 _____mmol/L

4.8.2.6 氯化物 _____mmol/L

4.8.2.7 蛋白质 _____g/L

4.8.3 血清狂犬病抗体 _____

4.8.4 狂犬病病毒分离 _____

4.8.5 包涵体 _____

4.9 确诊依据 _____

4.10 治疗经过

4.11 转归（1）死亡　（2）好转　（3）痊愈　死亡时间_____年_____月_____日

5. 调查小结

_____

_____

调查者单位：_____　　　调查者：_____

审查者：_____　　　调查时间：_____

感染性腹泻病个案调查表

病例编码_____

1. 一般情况

1.1 姓名_____（若为14岁以下儿童,家长姓名_____）

1.2 性别　（1）男　（2）女　　　　　　　　　　　　　　　　□

1.3 年龄_____　　　　　　　　　　　　　　　　　　□□

1.4 职业

（1）幼托儿童　（2）散居儿童　（3）学生　（4）教师　（5）保育员及保姆　（6）餐饮食品业
（7）商业服务　（8）医务人员　（9）工人　（10）民工　（11）农民　（12）牧民　（13）渔（船）民
（14）干部职员　（15）离退人员　（16）家务及待业　（17）其他_____　（18）不详　□

1.5 文化程度

（1）学龄前儿童　（2）文盲　（3）小学　（4）初中　（5）高中　（6）大学及以上　（7）不详　□

1.6 现住址_____

1.7 工作(学习)单位_____

1.8 联系人_____

　　联系电话(办公室)_____（住宅）_____（手机）_____

2. 发病情况

2.1 发病日期_____年_____月_____日　　　□□□□□□□□

2.2 发病地点_____

2.3 首诊时间_____年_____月_____日　　　□□□□□□□□

2.4 首诊单位_____

2.5 诊断医院_____

2.6 报告时间_____年_____月_____日　　　□□□□□□□□

2.7 住院时间_____年_____月_____日　　　□□□□□□□□

2.8 出院时间_____年_____月_____日　　　　　　□□□□□□□□

3. 临床资料

3.1 临床症状

3.1.1 腹泻　（1）有　（2）无　　　　　　　　　　　　　　　　　□

3.1.2 每天最多腹泻次数_____　　　　　　　　　　　　　　□□

3.1.2.1 粪便性状　（1）水样　（2）米泔样　（3）洗肉水样　（4）大块黏膜　（5）脓血　（6）其他　□

3.1.2.2 腹泻方式　（1）里急后重　（2）通畅　（3）失禁　（4）绞痛　　□

3.1.2.3 粪便量　（1）多　（2）少　　　　　　　　　　　　　　　　□

3.1.2.4 粪便气味　（1）恶臭　（2）无恶臭　　　　　　　　　　　　□

3.1.3 呕吐　（1）有　（2）无　　　　　　　　　　　　　　　　　　□

　　　　呕吐方式　（1）喷射状　（2）先泻后吐　（3）先吐后泻　（4）其他　□

3.1.4 全身中毒症状

3.1.4.1 发热　（1）有　（2）无　　　　　　　　　　　　　　　　　□

3.1.4.2 最高体温_____℃　　　　　　　　　　　　　　□□.□

3.1.4.3 头痛头晕　（1）有　（2）无　　　　　　　　　　　　　　　□

3.1.4.4 食欲缺乏　（1）有　（2）无　　　　　　　　　　　　　　　□

3.1.4.5 乏力　（1）有　（2）无　　　　　　　　　　　　　　　　　□

3.1.4.6 腹胀　（1）有　（2）无　　　　　　　　　　　　　　　　　□

3.1.4.7 腹鸣　（1）有　（2）无　　　　　　　　　　　　　　　　　□

3.1.5 腓肠肌疼痛　（1）有　（2）无　　　　　　　　　　　　　　　□

3.1.6 失水情况　（1）重度　（2）中度　（3）轻度　　　　　　　　□

3.1.7 临床类型　（1）重　（2）中　（3）轻　　　　　　　　　　　□

3.2 诊断依据

3.2.1 感染者发现方式

（1）疫源检索　（2）腹泻病门诊　（3）乡镇级医院　（4）个体诊所　（5）其他_____　□

3.2.2 确诊依据　（1）临床　（2）病原学　（3）血清学　　　　　　□

　　　　采样时间_____　标本名称_____

3.2.3 病原学检验结果

　　　　报告时间_____年_____月_____日　　　□□□□□□□□

3.2.4 粪便检验结果

　　　　红细胞_____白细胞_____脓细胞_____

3.2.5 血清学检验结果_____

3.3 病人转归　（1）痊愈　（2）带菌　（3）死亡　　　　　　　　　□

3.4 死因_____

4. 流行病学调查（病前 5 天内）

4.1 接触史

4.1.1 接触过同样病人　（1）有　（2）无　　　　　　　　　　　　　□

4.1.2 接触时间_____年_____月_____日　　　□□□□□□□□

4.1.3 接触地点_____

4.1.4 接触方式

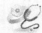

4.1.4.1 同吃 （1）有 （2）无 ☐

4.1.4.2 同住 （1）有 （2）无 ☐

4.1.4.3 护理 （1）有 （2）无 ☐

4.1.4.4 其他 （1）有 （2）无 ☐

4.2 饮食情况(病前5天内)

4.2.1 饮生水 （1）有 （2）无 ☐

4.2.2 水源类型 （1）井水 （2）河水 （3）塘水 （4）自来水 （5）其他 ☐

4.2.3 吃生冷食品 （1）有 （2）无 ☐

4.2.4 生冷食品名称_____购买地点_____

4.2.5 熟食冷吃 （1）有 （2）无 ☐

4.2.6 熟食品名称_____购买地点_____

4.2.7 在外就餐史 （1）有 （2）无 ☐

4.2.8 就餐地点 （1）排档 （2）个体餐馆 （3）宾馆餐厅 （4）其他 ☐

4.2.9 海/水产品 （1）吃 （2）未吃 ☐

4.2.10 海/水产品种类_____

4.2.10.1 食用方法 （1）生吃 （2）半生吃 （3）煮熟 （4）其他_____ ☐

4.2.10.2 食用地点 （1）排档 （2）个体餐馆 （3）宾馆餐厅 （4）其他_____ ☐

4.2.10.3 同餐人数_____同餐者发病人数_____

4.2.10.4 同餐日期_____

5. 简述控制措施

_____

6. 调查小结

_____

调查者单位：_____ 调查者：_____

审查者：_____ 调查时间：_____

第十二章　传染病分子流行病学

　　分子流行病学(molecular epidemiology)中的"分子"是指应用分子生物学理论和技术来解决流行病学问题;而"流行病学"则是指从流行病学的观点出发,运用流行病学研究方法探讨分子生物学技术在人群生物样本中所检测到的结果,将实验室数据转化为对人群中疾病病因、发病机制的诠释。分子流行病学是阐明疾病和健康状态相关生物标志(或分子事件)在人群和生物群体中的分布及其影响因素,并研究防制疾病、促进健康的策略与措施的科学。近年来随着传染病研究的深入和疾病防制需求的变化,传统流行病学已无法满足研究和实践中新的需要。近年来,随着科学技术的不断进步,生物技术也得到了迅猛发展,高通量技术日新月异。分子生物学技术的发展为分子流行病学的产生和不断完善奠定了基础。将先进的分子流行病学方法运用于传染病的研究和实践中,对传染病的防制产生了深远的影响。

第一节　概　述

1　分子流行病学的产生

1.1　耐药性菌株的出现及新的病原微生物

　　耐药性菌株的出现主要是由于抗生素的大量使用引起的。近年来发现,在传染病的防制中,由于环境及生物体本身的原因,病原体的多变性日益普遍。2001年以来,先后发生了炭疽芽孢恐怖事件、重症急性呼吸综合征(SARS)、甲型H1N1流感、德国肠出血性大肠杆菌O104;H4、H7N9禽流感等重大疫情。一些病毒的变异性较大,极易出现异源或同源重组形成新型病毒,例如SARS。在追踪传染源、确定传播途径、阐明流行规律及疾病防制等方面,应用传统的生物学、血清学等方法常常难以获得令人满意的结果。如何准确检测耐药性病原菌,并确定其分布特征、传播规律和影响因素,进而制定预防控制措施,成为亟待解决的重要课题。传统的应对方案就是对病原微生物进行药敏试验、生化免疫试验以及各种分子分型分析。应用这些方法在一定程度上能指导临床治疗和疫情防控,但很难对疫情做出迅速反应,而且有限的分辨率不能准确区分病原体,因此无法制定针对性强的治疗及防控措施。尤其是面对新发、突发传染病病原或者难以在实验室里培养的微生物,传统分子流行病学方法难以发挥效应,因此不能阻止疫情的继续蔓延。

1.2 宿主易感性差别明显

个体对疾病都存在一定的感受性,即易感性。近年的大量研究特别是全基因组关联研究表明,不同个体或群体之间对传染病的易感性存在较大差异,即使是对新发传染病,不同个体可能也会表现不同。可以通过测定机体内是否存在某种特异性保护抗体的方法来了解其对某种传染病是否具有易感性或免疫力。这种传统流行病学方法在确定这些差异及其在发病中的意义方面常显得办法不多。例如,在伦敦西北区三所医院的结核病调查发现,非洲裔黑人病例比白种人多3倍,而两人群间在性别、出生地、既往治疗史方面都无统计学差异。这表明在特定的局部流行社区,结核病在不同种族间的分布存在差异,不同种族的个体对疾病的易感性是不同的。

1.3 分子生物学技术的发展和应用

学科分化、交叉和融合是学科发展的基本规律。近年来,分子生物学、分子遗传学、生物与化学分析技术发展迅猛,已被广泛应用于人类疾病的研究和实践工作中,极大地提高和加深了人们对疾病本质的认识。传染病流行病学旨在研究人群中传染病的发生、发展和传播规律,探讨影响传染病流行的因素,提出并评价预防和控制传染病流行的策略和措施,从而有效地控制和消灭传染病。随着研究的发展与深入,人们逐渐发现在传染病研究中常用的病原体分离、形态观察、血清反应、生化反应、组织培养、动物反应等方法研究的都是病原体的表型特征,极易受环境因素的影响。分子生物学则旨在分析病原体的基因型特征。基因型特征即遗传特征,它相当稳定,是鉴定和诊断的重要依据。传染病流行病学不断利用分子生物学的新理论、新技术、新方法,从分子或基因水平上研究传染病在人群中的分布和影响因素,从而预防和控制传染病的发生。综合应用多种分子生物学标志,深入研究传染性疾病的分布特征及其流行规律,揭示疾病流行或暴发事件中病例与病例间、病例与密切接触者间、病例与媒介动物间的内在联系,在分子乃至在基因水平直接阐明传染源、传播途径,确定人群易感性以及对各种基因疫苗进行研制和考核已成为国内传染病分子流行病学研究的趋势。

传染病分子流行病学应用先进的技术测量生物学标志的分布情况,结合流行病学现场研究方法,从分子或基因水平阐明疾病的病因及其相关的致病过程。因此,若借助分子生物学技术,在疾病的发生发展过程中,以一系列疾病发生、发展的中间结果而不仅仅以发病结局为测量指标,来研究它们的分布和影响因素,将极大地增加流行病学在传染病防控方面的效能。

2 分子流行病学的发展

2.1 概念的提出及演变

分子流行病学的概念已产生多年,目前正处于快速发展的阶段。早在1972年,Kilbourne在学术报告中首次应用"流感分子流行病学"这一术语,探讨流感病毒变异与流感流行的关系。1977年,法国学者Higginson认为,分子流行病学是应用精细技术进行生物材料的流行病学研究。随后,分子流行病学逐渐被用于各种疾病的研究。但由于受当时分子生物学技术的限制,并没有取得很大的进展。

20世纪80年代后,分子生物学技术发展迅速,新的分子生物学技术也逐渐被应用到流行病研究中。1986年,国外学者明确了分子流行病学的核心,即把先进的实验室方法和分析流行病学结合起来,从而查明环境和(或)宿主病因。在1996年第14届国际流行病学学术会议上,Saracci提出,分子流行病学研究从狭义上讲是测量作为暴露或效应的生物标志——信息大分子,如DNA、RNA和蛋白质。这些概念的发展都极大地丰富了分子流行病学的内涵,扩大了它的研究领域。

2.2　我国分子流行病学的发展

我国从20世纪80年代初开始进行分子流行病学研究,主要是传染病,如对轮状病毒腹泻、大肠埃希菌腹泻等的分子流行病学研究。那时有学者认为,分子流行病学是将分子生物学理论和技术应用于流行病学研究的边缘学科,研究领域主要是通过对造成某一流行的病原体在基因水平分析其特征,从而更准确地解决传染源和传播途径以及有关流行病学问题。20世纪90年代,我国分子流行病学研究尚不广泛,有关文献发表数量年均不超过10篇。此后,有学者提出,分子流行病学是利用分子生物学原理和技术,从分子乃至基因水平研究医学事件在人群和其他生物中的分布及其决定因素与调控手段的学科,将分子流行病学的研究对象从人群扩展到人群和其他生物群体,研究内容从传染病扩展到医学相关事件,包括传染病、慢性非传染病等。1997年,第四届中华预防医学会流行病学分会首次设立分子流行病学学组,次年召开了第一次全国分子流行病学学术会议,推动了国内分子流行病学的发展。分子流行病学从20世纪90年代初期开始逐渐引入我国流行病学的教学中,1998年由第四军医大学主编出版了国内首部《分子流行病学》专著。1999年和2001年分别由北京医科大学和天津医科大学主编出版的供预防医学专业和临床医学专业本科生用的《流行病学》统编教材也相继纳入了分子流行病学章节。20世纪90年代中期之后,我国分子流行病学的研究论文发表数量每年几乎成倍数增长。

2.3　分子流行病学的发展

根据分子流行病学的发展现状和预防疾病、促进健康的要求,目前对分子流行病学的定义为:"分子流行病学是阐明疾病和健康状态相关生物标志(或分子事件)在人群和生物群体中的分布及其影响因素,并研究预防疾病、促进健康的策略与措施的科学。"近年来,随着生物技术的迅猛发展,分子流行病学的研究内容更加丰富,研究手段越来越多,应用范围不断扩大。随着分子流行病学的快速发展,其应用范围不仅仅局限于对传染病的研究,已应用于整个预防医学,而且目前逐渐被应用于基础医学、临床医学、生物学、环境科学和人类学等研究中。

人类基因组计划(human genome project, HGP)的开展极大地推动了分子流行病学的发展。一门新的流行病学分支——人类基因组流行病学(human genome epidemiology, HuGE)应运而生。人类基因组流行病学应用流行病学与基因组信息相结合的研究方法,开展以人群为基础的研究,评价基因组信息对人群健康和疾病的流行病学意义,是遗传流行病学与分子流行病学交叉的前沿领域。基因组流行病学探讨基因组改变对人类健康和疾病危险度的影响,并定量研究各遗传因素间及遗传因素与非遗传因素之间的交互作用,为疾病的预防、(早期)诊断及治疗提供理论依据。

近年来,基因组学检测技术得到了快速发展,基因检测芯片技术和高通量测序技术使得研究者可以在全基因组范围内检测几十万甚至几百万个变异,从而快速筛查基因组遗传变异与疾病(或其他性状)的相关性,达到定位疾病易感基因的目的。这种研究成为全基因组关联研究(genome-wide association study, GWAS),是目前分子流行病学研究中最高效的方法。从2005年开始,全基因组关联研究已经发表2 500多项,定位了数百种表型相关的数千个位点。除此以外,目前应用于分子流行病学研究的检测方法还有很多。例如,采用先进的生物芯片技术和质谱技术可以检测生物大分子(如核酸、蛋白质和酶等),而且这些技术不断地朝方便、快捷方向发展。又如,利用基因芯片技术可以在数分钟至数小时内完成传统分子生物学花数月才能完成的几万次甚至几十万次的基因分析实验。此外,免疫性、细胞生物学、遗传学、生物化学、分析化学和生理学等技术也被广泛应用于分子流行病学研究中。

3 与传统流行病学的比较

分子流行病学与传统流行病学是一个统一体,但又各具不同特征(图12-1)。

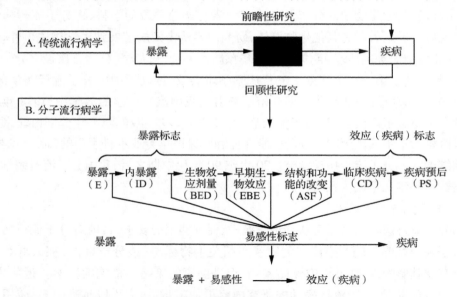

图12-1 传统流行病学与分子流行病学的关系(EDC模型)

传统流行病学在研究暴露与疾病或健康状态的关系时,常常使用"黑箱"理论,即直接研究暴露与最终结局的关系。虽然对发病和死亡的测量可以直接反映人群疾病和健康状况,但由于"黑箱"的存在,暴露与疾病或健康状态的关系判断显得缺乏直接证据。分子流行病学则根据健康-疾病连续带(health-disease continuum, HDC)和暴露-发病连续带(exposure-disease continuum, EDC)的原理,通过对疾病或健康不同阶段生物标志物的分布测量及影响因素进行研究,全面阐明疾病自然史及其影响因素,从而揭示"黑箱"秘密,制定更有效的防制疾病、促进健康的策略和措施,并评价其效果。

可见,分子流行病学与传统流行病学相比,研究水平不同,所解决的问题也不同。另外,与分子生物学相比,研究对象不同,研究思维、方法和方向也不同。分子生物学的研究属于微观层面,而分子流行病学是宏观与微观的结合。

需要注意的是,分子流行病学不是一门独立的学科,是传统流行病学研究的发展和深入。分子流行病学虽然应用了许多先进的分子生物学技术,能比较客观、深入地了解疾病的发生发展规律,但从课题设计到资料分析仍以传统流行病学的研究方法为基础。此外,需要注意分子流行病学与遗传流行病学的区别与联系,遗传流行病学是研究与遗传有关的疾病在人群中的分布、病因以及制定预防和控制对策的学科。当采用传统病例对照研究方法对复杂疾病进行研究时,遗传流行病学与分子流行病学所采用的研究技术和分析方法基本一致。

4 分子流行病学研究的主要内容

4.1 生物标志的概念

生物标志物(biomarkers)是对正常生理过程、病理过程或者治疗中的药物反应具有客观度量和评估的生物指标,是指能代表生物结构和功能的可识别物质、分子事件或生物大分子特征。有价值的生物标志物能够揭示具体的生物特征,或者可以在病理或疾病状态下产生可以检测的变化,因此它们往往是 DNA(SNP)、RNA(miRNA,lncRNA,circRNA)、表观、外泌体或抗原、抗体、蛋白质(酶)这些主要的功能元件。分子流行病学中的生物标志主要包括三类:暴露生物标志(exposure biomarker)、效应生物标志(effect biomarker)和易感生物标志(susceptibility biomarker)。

(1)暴露生物标志

与疾病或健康状态有关的暴露因素的生物标志被称为暴露生物标志,它包括外暴露标志和内暴露标志。外暴露标志是指进入机体之前的标志和剂量,如病毒、细菌、生物毒素、吸烟烟雾、环境物质等。内暴露标志是相对外暴露标志而言,是指进入机体之后的标志,如生物病原体本身及其代谢产物、产生的毒素等。

(2)效应生物标志

效应生物标志是指宿主暴露后产生功能性或结构性变化的生物标志,如突变的基因、基因表达异常和代谢异常、畸变的染色体、酶学的改变、血液生化(免疫)指标的变化、病原体基因的整合、特异蛋白等。效应生物标志包括疾病标志(disease marker)和健康状态标志(health marker)。

(3)易感生物标志

易感生物标志是指在暴露因素作用下宿主对疾病发生、发展易感程度的生物标志。遗传与非遗传因素如年龄、健康状况、饮食等都可能影响个体对疾病的易感性。目前,疾病易感性研究主要关注遗传易感性,即由个体遗传背景差异所导致的不同个体对同一疾病易感程度或治疗反应的强弱。易感性主要与宿主的遗传特征,以及生长发育、营养、免疫、机体活动状态等有关。例如,对 SARS 易感性的分子流行病学研究发现,2′,5′-寡腺苷酸合成酶(OAS1)的 AA 基因型及黏病毒抗性蛋白(MxA)的 GT 基因型与 SARS 的易感性显著相关。在疾病的不同阶段,宿主可以有不同的易感标志。

生物标志的分类不是绝对的,应根据具体情况而定。就某一生物标志而言,概念是相对的,某一种分子既可以是效应标志,也可以是暴露标志。

4.2　暴露生物标志测量

（1）外暴露标志

外暴露标志主要指环境因素暴露，包括生物性因素和非生物性因素。外暴露研究主要包括以下四个方面：

① 生物性病原因子的鉴定。在传染病中，首要任务是准确查明病原体。因此，对病原微生物的分型、分类和检测、鉴定是分子流行病学的重要使命。

② 病原微生物进化与变异规律研究。研究病原生物群体遗传关系和进化变异规律（进化树），已成为分子流行病学的重要研究内容。

③ 确定传播途径。

④ 环境化学污染物（非生物性因素）暴露。这一类因素的测量主要用于研究慢性非传染性疾病、地方病等，如吸烟烟雾、环境中的有毒元素和化学物质、饮食因素等。

（2）内暴露标志

对传染病进行内暴露测量，可以了解宿主的感染状况，进行抗原抗体检测、病原体基因监测，追踪传染源。对非传染性疾病，检测细胞、组织、血液、体液内生物标志物的含量，可为进一步的生物作用剂量和早期生物效应研究提供直接有力的证据。有人称之为体内剂量（internal dose），如烟草中尼古丁（nicotine）的代谢产物、尿中的可丁宁（cotinine），胃癌的发生与饮食中硝酸盐、亚硝酸盐等的摄入的关系等。内暴露检测对描述感染分布、追溯传染源、确定传播途径、保护易感人群、阐明流行规律等都具有重要价值。

（3）有效暴露标志

有效暴露标志是指已与靶组织细胞内 DNA 或蛋白质相互作用的外源性物质或其反应产物的含量标志，又称为分子剂量（molecular dose）。例如暴露于苯并芘后，在淋巴细胞中能检测到特异的 DNA 加成物（adduct）。显然，有效暴露标志是比外暴露标志与内暴露标志更具说服力的剂量标志。

4.3　效应生物标志测量

（1）传染病

传染病效应生物标志测量主要包括免疫效应和病理性效应测量。免疫效应是指病原体感染后可以引起机体的特异和非特异性免疫反应，如抗体产生等。研究人群中某病原体的特异性抗体水平及其影响因素，对阐明传染病的流行规律、制定防制对策和措施、评价防制效果等具有重要意义。病理性效应是指病原体感染可以导致机体产生一定的病理损伤。通过测量机体的这种效应生物标志不仅可以了解感染状态及其影响因素，而且对研究病原体特征和预后判断都是非常重要的。

（2）非传染性疾病

非传染性疾病效应生物标志测量主要集中于基因表达和基因突变方面。在暴露早期或轻度暴露的情况下，宿主不一定有基因突变、组织损伤等明显的改变，但是可以发生基因表达的异常或代谢异常。早期测量可以很好地研究不同暴露因素的作用强度和作用机制。当暴露达到一定程度时，机体就会出现异常的标志物，如恶性肿瘤研究中的抑癌基因或原癌基因等。

4.4　易感生物标志测量

宿主易感性高低在疾病发生、发展和预后中具有重要意义。易感性不仅对于遗传性疾病具有重要意义,而且对于传染性疾病和慢性非传染性疾病来说同样具有意义。在疾病的不同阶段,易感性的意义不相同。

（1）传染病

人们对传染病和寄生虫病的易感性水平高低可以从两个方面进行评判:一是特异性免疫水平,二是对该病原体致病的遗传易感性。第一方面常用血清学生物标志进行评判,如血清中特异性抗体的有无与水平;第二方面则是分子流行病学研究的重要内容之一,可以用基因标志进行评判。例如,慢性丙肝病人中 HLA-B44 出现频率高达 30% 以上,对白喉毒素敏感的基因定位在 5 号染色体长臂,对脊髓灰质炎病毒敏感的基因定位在 19 号染色体长臂等。

（2）慢性非传染病

环境因素在慢性非传染病发病中具有重要作用,易感因素也是不容忽视的。分子流行病学研究表明,心脑血管病、恶性肿瘤、糖尿病等慢性非传染病都有易感性相关基因标志存在。遗传易感性生物标志是机体稳定存在的遗传性的可测量指标,这种生物标志可以是基因型的改变,如某个基因的缺失、某段未知染色体片段的拷贝数变异（copy number variation,CNV）或者单核苷酸多态性;也可以是功能学或者表型的改变,如代谢表型、DNA 修复能力等。随着人类基因组计划及环境基因组计划的完成,越来越多的基因及其多态性被发现,这些基因大多行使机体的日常功能,多态性的改变可能影响其参与的多个生物学途径,如细胞分化、细胞凋亡、细胞周期调控以及 DNA 修复等,从而导致一系列健康异常状况的出现。目前,遗传易感性研究根据其研究设计的不同特点,可以分为候选基因策略的易感性研究和全基因组关联研究策略的易感性研究。目前使用最为广泛的基因组标志为单核苷酸多态性（single nucleotide polymorphism, SNP）。SNP 是指在基因组水平上由单个核苷酸的变异所引起的在人群中频率超过 1% 的 DNA 序列多态性。SNP 存在于整个人类基因组中,可能每 100~300 bp 就存在一个 SNP,估计其总数达数千万个。

5　传染病分子流行病学

5.1　概念的提出

分子流行病学最早研究的主要是传染病,如轮状病毒腹泻、大肠埃希菌腹泻等。传染病分子流行病学应用新技术在传染病的预防策略、人群易感性、传播途径、传染源追踪、病因探讨、早期诊断、疫苗研制等方面发挥了重要作用。随着科学技术的进步,分子生物学技术得到了迅猛发展,极大地提高和加深了人们对传染病的认识。传染病流行病学不断利用分子生物学的新理论、新技术、新方法,在分子水平上研究传染病在人群中的分布和影响因素,以期预防和控制传染病的发生。综合应用多种分子生物学标志,深入研究传染病的分布特征及其流行规律,揭示疾病流行或暴发事件中病例与病例间、病例与密切接触者间、病例与媒介动物间的内在联系,在分子水平乃至在基因水平上直接阐明传染源、传播途径、确定人群易感性以及对各种基因疫苗进行研制和考核,已成为国内外传染病分子流行病学的主要研究趋势。

传染病分子流行病学(molecular epidemiology of infectious diseases)是指应用先进的分子生物学技术,研究病原微生物的 DNA、RNA 分子及蛋白质结构上的差异,研究宿主易感性,阐明传染病的流行病学问题的一门学科。换言之,它主要运用分子生物学技术,与传统的传染病流行病学研究方法相结合,确定传染病的起源、传播、分布、消长和流行规律。例如,病原体的检测分型、变异和流行过程的追踪、传染病的自然史研究以及宿主易感标志物等。

5.2 发展与实践

分子流行病学通过对疾病或健康不同阶段生物标志物的分布测量及影响因素研究,可以全面阐明疾病自然史及其影响因素,揭示"黑箱"秘密,具有巨大的解决问题的能力。将其广泛应用于传染病的防制中,逐步完善并形成传染病分子流行病学,不仅能较好地解决传统流行病学在传染病防制中无法解决的某些问题,而且可使人们更深入地了解疾病发生、发展的过程,从而更有助于控制乃至消灭传染病。

新技术应用于传染病流行病学研究中,多体现在传染病的早期诊断、病因探讨、传染源追踪、传播途径和人群易感性分析、传染病的预防策略研究、疫苗研制等方面,并发挥着越来越重要的作用。近年来由于高通量检测技术的发展,组学研究策略被广泛应用,将传染病分子流行病学研究推向了前所未有的高度。分子流行病学已经被广泛和系统地应用于传染病防制实践中。以结核病为例,最早人们普遍认为,人感染结核分枝杆菌后产生抵抗再次感染的能力,但是后来研究发现,不管是 HIV 阳性还是阴性的结核病患者,都可能同时感染两种或两种以上的结核菌株。Horn 等人报道了 3 名在门诊及住院期间再次感染耐多药结核分枝杆菌的艾滋病合并结核病患者中,2 人死亡。Richardson 等报道,HIV 阴性结核患者的多重感染率为 2.3% 。de Viedma 等研究发现,在原发性感染中也存在多重感染现象。Chaves 等报道,从同一患者痰液和尿液中分离培养的菌株具有不同的基因型。这些都说明多重感染不仅可发生于同一部位,而且可发生在同一患者的不同部位。多重感染现象的存在说明感染结核后机体不能产生有效的免疫力以对抗其他菌株的感染。这一发现对于抗结核免疫研究和疫苗研发都具有重要意义。此外,多重感染现象也对同一病房同时收住多名患者的合理性提出了质疑。

第二节 传染病分子流行病学的主要研究内容

传染病的发生是病原体与宿主之间交互作用的结果。这种相互作用表现在细胞水平、个体水平及群体水平,且不断变化,从而直接或间接地影响宿主感染病原体的趋势和结局。传染病分子流行病学的研究内容主要包括病原体特征分析和宿主基因易感性分析。

1 病原体特征分析

病原体在宿主体内其结构和生物学性质等会不断发生适应性变化。分析病原体特征除了可了解病原体本身的生物学特性外,还有助于了解其在宿主体内的变化和作用。病原体特征分析的关键是选择合适的测量指标,这些测量指标必须是客观的、稳定的和有代表性的,可检测并且容易检测的。恰当的病原体分型方法在传染病调查过程中已必不可少。而且方法选择不当轻则增加调查成本,重则导致错误结论。可以说,病原体分型方法的正确选择是研究成功的关键甚至是决定因素。

1.1 分型方法的选择标准

分型方法的选择应结合实验室条件,选用简便、快速、成熟、可靠的并且得到公认的测定方法。对于新的测定方法,应注意所得结果与其他方法所得结果的可比性。选择分型方法主要应考虑以下几个方面。

(1)分辨力

分辨力是指可以精确区分同一种群中不同菌株的能力。但在实际应用中,几乎没有一个分型系统能将细菌的种分成一致的型别,因为尚未对其生态型的分布与医院内感染暴发型别进行系统研究。用两种分型方法以阶梯方式分析同种不同株,可获得最大的分辨力。一种方法用于定义出基本群,而另一种方法作为二级方法用于将基本群进一步分类成不同型别。基因分型方法具有较高的分辨力。

(2)重复性

重复性是指在相同测量条件下,对同一被测量对象进行连续多次测量所得结果之间的一致性。分型方法应具有较好的重复性。影响方法稳定性的因素包括测量环境、培养基、培养时间、温度和接种量等。我们能精确地控制培养条件所致的各种变异,但对分型标志表达的准确控制却无能为力。也就是说,要想获得一种重复性好的分型方法,必须对该方法的各环节加以标准化。血清学分型方法的重复性要比噬菌体分型和细菌素分型法的重复性好。

(3)分型性

一个良好的分型系统应将大多数菌株归入已定义的群组中。在选择分型方法时,分型性是需要考虑的一个重要方面。若某种方法有较高的分辨力和重复性,但只有50% ~ 60%的菌株可以分型,其在传染病流行病学研究中的实用性就大打折扣。增加病原体分型性需要不断增加菌株的型别,但这往往不能有效地增加分辨力,因为所增加的型别很可能是菌株变异的结果。

(4)简便性

实用的分型方法应该是操作简便的,这样才能被广大流行病学工作者及临床实验室所接受。玻片凝集和其他简便的血清学试验比相对复杂的 ELISA 和核糖分型在实际工作中应用广泛。而操作复杂的技术更适合在专业实验室中使用。到目前为止,尚无任何一种方法在各方面都能极好地满足要求。

1.2 常用的分型方法

(1)表型分型

表型(phenotype)是指具有特定基因型的个体在一定环境条件下所表现出来的性状特征的总和,包括在细胞、器官和整体水平上可检测和观察的特征。表型分析方法主要包括生物型、抗生素的敏感型、噬菌体分型、血清学分型、聚丙烯酰胺凝胶电泳(PAGE)/免疫印迹、多位点电泳等。表型分型在传染病流行病学调查中具有重要的作用,但表型分型易受检测条件传代次数和环境压力等因素的影响,不如基因型特征稳定。此外,表型分析提供的信息往往较少,不足以在菌株间进行区分。目前主要采用基因分型的方法鉴定病原微生物。

（2）基因分型

近十多年来,基因分型方法发展迅猛。早期的基因分型方法主要包括核糖体分型、质粒图谱分析、随机扩增多态性 DNA(random amplified polymorphic DNA,RAPD)或随机引物 PCR(arbitrary primer polymerase chain reaction,AP-PCR)、脉冲场凝胶电泳(PFGE)等方法,后来发展出限制性片段长度多态性(RFLP)、扩增片段长度多态性(AFLP)、多位点序列分析(MLST)、可变数目串联重复序列(VNTR)分析及多位点可变数目串联重复序列(MLVA)分析等方法。单核苷酸多态性(SNP)分型是目前最为广泛采用的分型方法,具有分辨力高、准确可靠、重复性好、简便可行且经济高效等特点。TaqMan MGB 探针法是 SNP 分型的金标准。这些技术已成为细菌分型的有力工具,在了解病原体的流行病学特征,追查微生物的传染源、传播途径等方面均有重要意义。通过基因分型不仅可以了解微生物的遗传背景,还可以在基因水平上了解其致病机制。

（3）脂肪酸分析

脂肪酸分析技术是指通过皂化、甲基化、萃取和碱洗涤等步骤,将样品中的脂肪酸转化为脂肪酸甲酯,并结合灵敏的气相色谱分析,得到样品中微生物群落结构组成多样性、比例及微生物生物量等方面的信息。脂肪酸与细菌的遗传变异、毒力、耐药性等有极为密切的关系,利用气相色谱分析细菌中的脂肪酸已成为一个相当成熟的微生物化学分析手段。利用脂肪酸鉴定细菌的适用范围很广,几乎可用于所有可培养的细菌,借助参考菌株的数据库,可以实现对菌株的追踪,完成分型工作,如医院感染源的确定、发酵工业生产中污染来源的确定等。

（4）蛋白质分析

细菌基因组可编码几千个蛋白质分子,种类较多且相对分子质量覆盖范围广。以其中某一种蛋白质的特异性来鉴定某种细菌几乎是不可能的。可行的办法是根据蛋白质的多样性和丰富性,利用菌体内的多个蛋白质质量信息的分析方法极有希望成为鉴定细菌更为有效的手段。常用的蛋白质分析技术有凝胶电泳、蛋白质转印杂交、色谱分析、质谱分析、蛋白质测序等。

（5）稳定放射性核素分析

放射性核素是指不稳定的原子核能自发地放出射线(如 α 射线、β 射线等),通过衰变形成稳定的核素。病原微生物的生物分子结合环境中稳定的放射性核素,根据放射性核素比例可得到微生物与环境起源的关系。采用此方法可测定放射性核素在培养用的营养物质、水与培养的细胞或芽孢之间的基本关系。据 Helen 报道,枯草芽孢杆菌的细胞和芽孢与培养基的水中氧和氢的稳定放射性核素比例呈线性相关,认为稳定放射性核素分析可用于追踪地域性相关微生物产物,是法医学中分子技术方法的补充。

（6）基因组分析

传染病暴发时,微生物菌株来源的鉴定主要依靠基因组序列的比较。一般情况下,通过基因组分析,大多数生物病原体都能被准确地鉴定。某些生物病原体的变异速度快,追踪其来源非常困难,但全基因组分析仍然适用。根据微生物基因组分析提供的进化信息,可了解其培养的过程、流行病学动态及传染病发生的时间,缩小来源追踪的范围,提高对其种群动态和系统发生来源的认识,有助于来源的鉴定。只有广泛收集大量菌株的 DNA 序列,制订基因组研究计划,发展新技术,提高测序能力,才能更好地发挥基因组分析的作用。

病原微生物全基因组测序不断应用于流行病学研究中,基因组流行病学(genomic epidemiology)应运而生,成为一个新的研究领域。基因组流行病学是在碱基序列的基础上进行流行病学分析,使得分型的分辨率有了极大的提高,能帮助我们快速地确认并追踪病原体,也能够检测出实验室难以培养的微生物或新出现的病原体,帮助解决传统流行病学无法阐明的科学问题。国内外很多研究显示,近几年基因组流行病学在多次重大传染病疫情的调查、防控中都发挥了极其重要的作用。比较基因组学也是基因组流行病学中的重要研究方法。通过基因组的比较能发现病原体重要基因的突变、插入或者缺失,并且确定病原体相互之间的关系。把基因组学、转录组学和蛋白质组学有机地结合起来,从多组学角度开展传染病分子流行病学研究是目前的趋势。

(7)生物芯片技术

生物芯片技术是通过缩微技术,根据分子间特异性地相互作用的原理,将生命科学领域中不连续的分析过程集成于硅芯片或玻璃芯片表面的微型生物化学分析系统。利用该技术可以实现对细胞、蛋白质、基因及其他生物组分的准确、快速、大信息量的检测。生物微细差别的存在要求发展灵敏的技术来检测和鉴定微生物。生物芯片技术可能较容易完成这项艰巨任务。采用基因芯片可以检测细菌、病毒、支原体、衣原体、立克次体等微生物,蛋白质芯片可用于检测各种蛋白毒素类、不同生长条件下的基因表达、DNA 序列中的特异性突变和环境中的微生物特性。生物芯片实质上是微型化的生化分析仪器。它针对 DNA、RNA、蛋白质及其他生物分子,能完成对生物分子、细胞组织的高通量检测分析。近年来发展了不同形式的芯片,应用于复杂环境中的细菌检测和微生物群落分析。生物芯片技术的局限性主要表现在应用芯片技术检测和鉴定微生物时,要求探针的灵敏度高,含有微生物关键的遗传组成(如毒素、毒力因子、抗生素耐药性标志物)以及足够量的病原体 DNA,而且实验必须有效。

(8)高通量测序技术

高通量测序技术(high-throughput sequencing)又称“下一代”测序技术(“next-generation” sequencing technology),以能一次并行对几十万到几百万条 DNA 分子进行序列测定和一般读长较短等为标志。Illumina 公司的新一代测序仪 Hiseq 2000 和 Hiseq 2500 具有高准确性、高通量、高灵敏度和低运行成本等突出优势,可以同时完成传统基因组学研究(测序和注释)以及功能基因组学(基因表达及调控、基因功能、蛋白/核酸相互作用)研究,是目前最常用的测序技术。该测序技术推进了科学研究的发展。随着第二代测序技术的迅猛发展,科学界也开始越来越多地应用第二代测序技术来解决生物学问题。比如,在基因组水平上对还没有参考序列的物种进行从头测序(de novo sequencing),获得该物种的参考序列,为后续研究和分子育种奠定基础;对有参考序列的物种,进行全基因组重测序(re-sequencing),在全基因组水平上扫描并检测突变位点,发现产生个体差异的分子基础。

（9）生物信息学技术

生物信息学（bioinformatics）是研究生物信息的采集、处理、存储、传播、分析和解释等各方面的学科，也是生命科学和计算机科学相结合形成的一门新学科。微生物法医学在生物犯罪的调查研究中，利用数据库和采集到的信息和数据，能完成基因组序列的分析和比较、新基因和新SNP的发现和鉴定、遗传密码起源和生物进化的研究等。利用生物信息学可加快分析鉴定微生物的速度，在生物犯罪的调查中起综合的信息处理作用。

在进行病原体特征分析中，应用先进的分子生物学技术往往会收到事半功倍的效果，有时也必不可少。比如2001年发生在美国的炭疽芽孢杆菌恐怖事件，是一起从2001年9月18日开始为期数周的生物恐怖袭击，在该事件确定菌株来源的调查中就应用了生物信息学技术。从受害者身体上分离出的菌株经过基因组测序，通过可变数目串联重复分析技术（variable number of tan dem repeats，VNTR）对事件中的炭疽芽孢杆菌进行了分型，发现炭疽芽孢杆菌具有高度的基因单态性，表现在不同的分离株99%以上的核苷酸序列一致，从而确定了所用菌株来源为安姆斯（Ames）菌株。对不同地点发生的"白色粉末"分型结果显示，它们的来源相同。具体地说，这些菌株都是来自1981年得克萨斯州的一头死牛身上的分离株。这些菌株当时被命名为Ames株，随后被送往美国陆军医学研究所，在那里被用于美国防御性生物武器计划，同时也被提供给美国和欧洲的其他研究实验室。之后，该菌株被送往英国，在那里被去除毒力质粒pXO1和pXO2，这两个特别处理的基因组DNA被送往TIGR中心。在1998年加利福尼亚大学伯克利分校的一个实验室精制出第一菌株，命名为波顿唐1（Porton 1）。2001年在英国波顿唐，从原冻存菌株中取出另一菌株精制处理，命名为Porton 2。根据以上流行病学调查，再加上相应的VNTR分型分析，可以得出所用的菌株来自美国军方菌株的结论。

病原体的分型技术常在如下情况使用：生物恐怖病原的分型、共同来源的传染病暴发、患者间的传播、散发感染高危人群的常规监测、抗生素治疗失败和毒力型的鉴定。在某些情况下，如果导致院内感染暴发的菌株具有一种未使用的抗生素抗性标志或者在常规实验中表现出明显不同的生化特征，则不必对其进行分型。

2 宿主基因易感性分析

2.1 宿主基因易感性的概念

宿主易感标志是指在暴露因素作用下，宿主对疾病发生、发展易感程度的生物标志。遗传与非遗传因素（如年龄、性别、体力活动、吸烟及饮食等）都有可能影响宿主对疾病的易感性。基因易感性研究是指应用流行病学的基本原理和方法，结合分子生物学技术，探讨相应的生物学标志物对疾病的影响。目前，疾病易感性研究主要关注遗传易感性，即个体遗传背景差异所导致的不同个体对同一疾病易感程度的强弱。人群对传染病易感性的高低主要来自两个方面：① 特异性免疫水平：常用血清学生物标志进行评判，如血清中特异性抗体的有无或其水平；② 病原体致病的遗传易感性水平：可用基因组变异进行评判。宿主易感性的高低在疾病发生、发展和预后判断中具有重要意义。

全基因组关联研究发现，不仅许多慢性非传染性疾病存在易感基因，而且许多传染病也存在易感基因。大部分传染性疾病,如水痘、带状疱疹、感冒疮、乙肝、结核等的易感性与HLA 区域基因(MICA、HLA-A、HLA-DRA、HLA-DQA)有关。黄种人对乙型肝炎病毒比白种人、黑种人普遍易感,表现为易感染、感染后潜伏期短、发病进展快等。针对结核病的分子流行病学研究中进行的宿主基因易感性分析发现,自然抗性相关巨噬细胞蛋白 1(NRAMP1)基因及甘露糖结合凝集素(MBL)基因与汉族人群中肺结核发生的易感性显著相关,而 MBL 基因的 HL 和 LL 基因型则与肺结核的保护作用显著相关。

2.2 研究设计

在进行宿主基因易感性分析时,合理、有效的研究设计至关重要。因此,在进行研究设计时,应按照传统流行病学研究设计的一般要求,有明确的研究目的,选择有代表性及一定数量的样本,并注意掌握各种对照组的设置、对照组和实验组的可比性、方法的准确性、合适的资料统计分析方法、偏倚的控制等这些最基本的要点。如果脱离了这些要点,即使在研究中使用了先进的实验室技术,也得不到准确的研究结果。

（1）研究方法的选择

一般来说,流行病学描述性、分析性、实验性(干预)研究方法都可以引入分子生物学理论和技术进行分子流行病学研究,都可以用于传染病分子流行病学研究。因此,在进行宿主基因易感性研究时,可根据实际情况选择适当的流行病学方法。但由于宿主基因易感性研究在标本采集上受到某些限制,并在研究指标的测量上要求客观准确,检测方法比较复杂,需要一定的实验条件等,因而不适宜做大规模现场调查研究,多进行病例对照研究及巢式病例对照研究等。

病例对照研究是以确诊的患有某特定疾病的病人作为病例组,以不患有该病但具有可比性的个体作为对照组,通过询问、实验室检查等搜集研究对象既往可能的危险因素暴露史,测量并比较病例组和对照组中各因素的暴露比例,评价暴露因素与疾病之间的统计学关联。在评估各种偏倚对研究结果的影响后,借助病因推断技术,推断出某个或某些暴露因素是疾病的危险因素,从而达到探索和检验疾病病因假说的目的。分子流行病学病例对照研究是通过比较病例组与对照组中生物标志物水平或频率的差异来判断其在疾病发生发展中的作用,既可以用于研究生物标志物与疾病危险性的关系,也可以用于研究可能的基因-环境交互作用。

巢式病例对照研究是基于大样本人群队列的病例对照研究。选择一个队列,收集基线资料,采集所需研究生物学标志的组织或体液标本储存备用,然后随访到出现能满足病例对照研究样本量的病例数为止。把这些病例作为病例组,按配比条件,从同一队列中选择一个或数个非病例作为对照,抽出病例与对照的基线资料并检测收集的标本,进行病例对照研究。由于基线调查时就已经收集暴露信息并采集了生物样本,可以避免选择偏倚和信息偏倚,使得研究对象具有代表性和可比性,非常适合分子流行病学研究。

（2）生物标本的选择

分子生物学需要从生物标本这个载体中获取信息,标本来源一般包括病原标本和宿主的生物标本。在确定易感人群时,通常选择免疫学指标和易感基因作为易感标志物进行测定。一般选择抗体水平作为传染病易感性指标,而易感基因及其表达产物的选择则应根据疾病不同阶段而区别对待。测量的标本应符合以下一般原则：① 生物标本应特异、稳定；② 标本采集、储存方便；③ 所有生物标本都应有详细的背景材料和鉴别标志。宿主易感性研究常用的生物标本有血液标本（血清、血浆、白细胞、红细胞、外周血单个核细胞等）、组织标本、其他生物标本（如唾液、胃液、尿液、精液、头发和媒介生物等）。生物标本的采集和保存需要保证标本内各种生物分子、细胞结构等不被破坏。生物标本的保存方法视标本性质而定，通常保存在低温冰箱中，短期保存在 −20℃条件下，长期保存在 −80℃条件下。

（3）常用的分子生物学技术

大多数分子生物学技术都可用于宿主基因易感性研究。常用的有以下几种：

① 核酸技术。常用的核酸技术包括核酸电泳图谱分析、核酸酶切电泳图谱分析、核酸分子杂交技术、核酸序列分析等。采用这些技术可以发现单个生物体在 DNA 水平的特征性条带谱型，从而鉴定出其对某种疾病的基因易感性水平。上述基因分型技术、芯片技术和高通量测序技术都用于宿主易感性研究。而核酸的研究范围也在不断扩大，目前研究的核酸主要包括 DNA、RNA（包括编码基因和非编码基因），同时也包括表观遗传因素以及外泌体中核酸分子的检测等。

② 蛋白质技术。只要有蛋白质存在，就有基因存在，蛋白质是基因表达的产物，几乎所有生物体都具有蛋白质，包括结构蛋白和功能蛋白。对蛋白质进行研究分析，实际上是间接地对其相对应的基因进行分析，因为蛋白质的氨基酸顺序是由相对应的核苷酸顺序决定的，因此蛋白质分析也具有特异性。蛋白质分离鉴定技术主要有离心、凝胶电泳、蛋白质转印杂交、色谱分析、蛋白质测序等。

③ 酶学技术。蛋白酶的分离鉴定技术与蛋白质相似，但需要一定的条件（如温度 4℃ ～ 6℃、特定缓冲液等）。蛋白酶既可进行定性检测，也可进行定量测定。酶经过凝胶电泳分离再进行特异染色可以鉴定其相对分子质量，并进行不同生物体的比较，如近年来分子流行病学中应用的多位点酶电泳法。

④ 其他技术。分子流行病学应用的实验室技术很多，除了上述技术外，还有各种色谱技术、毛细管电泳技术、其他理化分析等实验室技术，均可用于宿主易感性分析研究。

（4）遗传标记的选择

人类基因组中频率大于 1% 的 SNP 至少有 1 000 万个，平均 290 bp 间隔就有一个 SNP。如果对基因组中所有的 SNP 进行基因分型是不现实的。理论上应该选择那些影响到蛋白功能和表达的多态位点，因为这些位点更有可能影响疾病的发生。然而在大多数情况下，多态位点功能的证据很难获得。目前可以根据基因变异的位置和类型来选择最优的多态位点。错义突变可以改变蛋白质的氨基酸序列，无义突变可以引起编码的终止，这些类型的突变可以解释目前大多数已知疾病的发生，因此应该作为基因分型的首选。启动子区的多态位点也十分重要，它们有可能影响基因的表达。然而仅仅依靠 DNA 序列的位置很难预测一个启动子区多态位点的真实功能。如果多态位点出现在一段基因启动子区高度保守的序列，那么这个多态位点很有可能影响到基因的功能，因此这一类型的变异也应作为研究的重点。如果可能的话，可以通过基因转染实验来证实启动子区多态的功能，当然这需要花费时间和一定的实验技术设备。一般而言，同义突变与疾病关联的可能性较小，因此相对于错义突变和启动子突变,它不作为优先考虑的对象。但是同义突变可能会影响到 mRNA 的稳定性,所以比内含子 SNP 相对重要一些。还有一种类型的突变是影响 mRNA 变位剪切的位点,这些位点一般位于内含子和外显子交界处大约 10 bp 区域,这一区域的序列相对保守。如果这一区域有多态位点,那么应作为研究的重点。

除了考虑多态位点的功能以外,多态位点在人群中的频率也是考虑的重要因素。多态位点的频率会影响到关联研究的检验效能。频率非常低的 SNP 需要有较大的相对危险度才能够检验出显著性的关联,然而相对危险度高的多态位点可能已经通过连锁分析被筛查得到,因此考虑到研究样本量的大小,一般选择频率大于 5% 的多态位点进行研究。通过 SNP 的位置和功能预测选择 SNP 后,最好进行预实验确定其在研究人群中的频率,这对于进一步的实验十分重要。

基因组中的 SNP 不是相互独立的,所以另外一种选择 SNP 的策略是根据多态位点在研究人群中的连锁不平衡状态来选择标签 SNP。选择恰当的标签 SNP 可以保留全部或者大部分 SNP 的信息,可以在关联分析中节省基因分型的费用。标签的概念是由 Johnson 首先提出来的,他们用单体型信息解释量来选择标签 SNP,此后,逐步发展了许多不同的方法和算法。这些选择 SNP 的方法主要有以下几个方面的差别:① 遗传信息的来源:单体型或者基因型;② 评价 SNP 选择标准的不同:单体型变异、单体型 R2、pair-wise r2、熵等其他标准;③ 算法的差异。如何选择和应用这些 SNP 选择方法,需要首先理解这些方法的应用原理和选择标准的差异。

（5）资料的处理和分析

① 传统流行病学常用分析指标如疾病的发病率、暴露率、比值比和危险度估计等,都可以应用到传染病分子流行病学研究中。而有些指标(如生物标志的发生率、检出率等)的含义可能有些变化,应根据实际情况和惯例进行相应调整。与传统流行病学数据分析不同的是,现代分子流行病学设计许多新型的生物学数据,包括基因分型、基因组芯片、表达谱芯片、DNA 和 RNA 测序、表观遗传芯片和测序产生的数据。这使得在分子流行病学资料处理和分析中涉及了更多的数据整理、质控、格式转换、变量(基因)筛选、多重检验问题以及结果的呈现形式(作图)等,还包括必不可少的生物信息学分析。因此分子流行病学与传统流行病学资料分析的本质一致,但是有着明显的不同。

② 采用遗传关联分析进行宿主基因易感性分析中,种族遗传关系对传染病的发生不可忽视。遗传多态性在不同种族间存在异质性,多态性的频率以及多态性之间的连锁不平衡都有差别。例如在结核病的研究中,对伦敦西北区 3 所医院的调查发现,非洲裔黑人病例比白种人多 3 倍,而性别、出生地、过去治疗史都无统计学差异,表明在特定区域内,结核病在种族间存在差异。一个人群中检测到的遗传关联在另一人群中并不一定存在,比如一种极端情况(其实非常常见)是一个人群中的关联多态位点在另一个人群中是单态,即频率为 0,因此在另一人群中不可能存在遗传关联。

（6）全基因组关联研究

候选基因的关联研究是基于已有的生物学知识得到基因功能与疾病相关,或由连锁分析得到与疾病显著相关的染色体区段。然而,这种方法只能检测很少的基因,而且当疾病基本生理学特征尚不明了时,候选基因策略就很难适用,这些不足限制了在基因组更大的范围内进行疾病的关联分析。随着对人类基因组计划和人类基因组单体型图计划(HapMap)的完成以及高通量 SNPs 检测芯片的问世,全基因组关联研究方法被广泛应用于多种复杂疾病和性状的遗传学研究中,并取得了一系列研究成果。

全基因组关联研究利用关联研究的方法在人类全基因组范围内发现疾病的易感基因。就其方法本身而言,并不是新的方法,只是关联研究方法的扩展。该方法不需要假设与疾病相关的基因,也不需要假设致病基因的基因组位置,因此是一种客观有效的方法。新的基因芯片技术可以在较短的时间内检测高达数十万到数百万个 SNPs 信息。近年来,世界范围内传染病全基因组关联研究发展迅速,发现了一系列疾病的相关基因或变异。2017 年发表在 *Nature Communication* 杂志的大规模全基因组关联研究 Meta 分析表明,大部分传染性疾病,如水痘、带状疱疹、感冒疮、乙肝、结核等的易感性与 HLA 区域基因(MICA、HLA-A、HLA-DRA、HLA-DQA)有关。该研究还发现了其他一些与 18 种常见传染病相关的易感基因位点。

(7) 实验中的质量控制

① 实验室管理。传染病分子流行病学研究的大部分重要工作都在实验室完成,分子流行病学中使用的实验室技术也相当广泛,因为只要检测与致病因子及致病机制中相关的生化、生理、免疫、分子、遗传等的生物学标志的技术均可被应用于分子流行病学研究。因此,研究过程中必须严格执行实验室操作规范:实验试剂、材料和样本都要按照要求妥善保存;同一指标最好使用同一批次的试剂材料,不同批次试剂的使用中要注意进行对比分析和标准化;一项研究中,同一种生物标志的测量方法要统一;每一步骤都要制定操作规范,并严格做好实验记录,要保证操作的可重复性。

② 设立对照。与传统流行病学研究类似,为保证检测质量,可以设立多种对照,如标准对照(指含有某种生物标志,并已知其含量的生物标本)、空白对照(指不含某种生物标志的生物标本)及重复对照(指同一份待测生物标本被分成具有不同编号的多份标本)。在实验中可以利用盲法加入实验样本中一定量的阳性对照、阴性对照和重复对照,以监督和控制检测质量。

③ 重复试验。重复试验包括实验室内重复试验(即在同一实验室内不定期进行实验室内不同操作者之间的交叉重复试验)和实验室间重复试验(即在不同实验室进行同一批标本的检测,核查其一致性)。

(8) 常见偏倚

① 选择偏倚。选择偏倚是指不同类型(暴露或结局的特征)的研究对象入选的机会不同。在这一类偏倚中,除样本选择偏倚外,还可出现标本采集偏倚(如采集的部位、时间、机体状态、方法等不同造成的偏倚)。如果样本来自某生物标本库,则更容易出现选择偏倚。

② 信息偏倚。信息偏倚又称观察偏倚,是指在收集整理资料阶段由于观察和测量方法上有缺陷,病例组和对照组获得不同的信息而产生的系统误差。它包括回忆偏倚、调查偏倚、检测偏倚、样本存储偏倚。检测偏倚包括操作偏倚、试剂(材料、仪器)偏倚、方法偏倚等,样本存储偏倚主要是指由于生物标本存储时间不同而造成检测结果的偏倚。

③ 混杂偏倚。混杂是指所研究因素与结果的联系被其他外部因素所混淆,这个外部因

素就叫混杂变量。它是疾病的一个危险因子，又与所研究的因素有联系；它在暴露组与对照组的分布是不均衡的。性别和年龄是最常见的混杂因素。如果受到其他因素的歪曲和干扰，或者由于设计原因（如未随机化等），也可以产生混杂偏倚。

第三节　应用与展望

传染病分子流行病学研究主要是针对某一种传染病的病原体在基因水平上分析其特征，从而更准确地解决该传染病的传染源、传播途径等流行病学问题。

1　病原学研究

1.1　病原体的分离和检测

传染病分子流行病学是目前研究病原体分类和检测的最有效手段。分子流行病学研究最早通过病原体的基因分析调查病原体的分布规律。在传染病流行病学研究中，病原体的准确分型对疾病的防制非常重要。由于病原体表型特征的不稳定性和易变性，以表型特征研究的分型，如血清学、生化等，就存在缺陷。相比之下，基因分型相当稳定可靠，可以作为病原体鉴定和诊断的重要依据。病原微生物和寄生虫感染引起的传染病大多是病原体基因组与人类基因组相互作用的结果，最终表现为某种特定传染病的表型。通过基因水平进行检测可直接探知病原体在体内的消长过程及其与机体相互作用乃至损害机体的细节，从而在疾病症状出现之前或者病程早期采取相应的防治措施，控制传染病的发生和流行。基因分型技术已用于鼠疫、霍乱、艾滋病、肝炎、结核病、疟疾等常见传染病的基因诊断和机制研究，具有较高的敏感性和特异性，成为病原体分析、检测、鉴别和分类的主要手段。例如，有关流感嗜血杆菌的研究表明，其主要毒力因子是 b 型荚膜，因此 b 血清型被视为致病菌。但从爱斯基摩人和阿拉斯加居民中检测出的流感嗜血杆菌 b 血清型菌株却不引起发病；分子流行病学研究表明，这些菌株属于一个克隆，其与能引起侵袭性发病的 b 型菌株克隆在遗传学上有一定差异。因此，仅以血清学生物学方法对病原体进行分型鉴定对于传染病的防制是远远不够的，需要新的分型鉴定方法（如遗传学检测）的应用。

1.2　病原体的进化变异规律研究

各种传染性疾病均由特异的病原体引起。病原体因受各种因素的影响，可发生基因重组或变异，因而形成自然界中不同的病原体株。许多传统的传染病重新暴发，形成新的公共卫生问题，如结核、性病等。因此，研究病原微生物的遗传和进化变异规律已成为分子流行病学研究的重要内容。有研究者应用分子流行病学方法对白喉杆菌的变异进行了研究。从一位患有膜性扁桃体炎的婴儿体内分离到 1 株产毒的白喉杆菌。同时对其周围人群做带菌检查，分离到一些产毒株和非产毒株。从这些菌株提取 DNA 后进行内切酶图谱分析，发现这些菌株的 DNA 相同，但与其他地区分离到的白喉杆菌 DNA 图谱明显不同。随后进一步采用白喉 βc 探针进行检查，发现凡产毒株均呈阳性反应，非产毒株亦有部分呈阳性反应。研究者又进行一系列研究，认为是一株带有产毒基因的非产毒白喉杆菌传入一群有免疫力的人群,其后通过噬菌体作用,将当地人群中非产毒的菌群转化为产毒株,产毒基因从而得以扩散。当无免疫力人群被再次传染时即会获得感染而发病。

流感流行与其抗原变异有关。1989 年,国家流感中心在我国发现 H1N2 新亚型毒株,于是对其首发时间、地点、毒株抗原特性及基因来源进行了研究,并从不同实验室取得 7 株 H1N2 毒株,发现其基因节段的电泳迁移率完全相同。它们编码 HA 蛋白的基因迁移率与 H1N2 参考株相同,其他基因片段均类似于 H3N2 参考株。经核酸序列研究,基本认为 H1N2 新亚型是由 H1N1 与 H3N2 亚型在人体内进行重组而形成的。此结果不仅解决了流感流行的问题,也为控制流感流行提供了线索。

2003 年我国暴发的 SARS 传染的变异可分为三个阶段:早期分离的病毒与果子狸分离出来的 SARS 病毒仅差 27 个碱基对,因此怀疑 SARS 是一种动物来源的传染病;中期 SARS 病毒分子结构稳定,病毒传染力强;后期病毒碱基短缺可达数百个,病毒的传播力大大减小。在 SARS 病毒的分子流行病学研究过程中,研究者通过对分子生物学的变异与临床特征及传染性关系的分析,并对来自广东和香港不同发展阶段的 24 例病人的 18 株 SARS 分离株及 11 份含病毒生物样品进行病毒基因组全测序测定,结合公共数据库中病毒的全基因组序列数据进行比对,对冠状病毒流行过程中的变异规律有了更深刻的认识。

2 传染源追踪

及时控制传染源对预防传染病的流行有积极意义。应用传统传染病流行病学分析传染源时,由于检测方法的灵敏度和特异度不够,经常遇到传染源无法确定的情况,给防制工作带来了很大困难。分子流行病学的产生和应用,使这些难题得到解决,在传染病的流行控制中起很大作用。例如,1985 年某医院暴发了一次上呼吸道感染。该年 6 月 24 日,一名患有淋巴细胞白血病的女性患者求医。该患者因"近两年来频繁出现口腔溃疡,半年来常有呼吸道炎症、乏力,两个月来有腹泻、流涕、发热"而入院。经各种抗生素治疗均无效,于住院后 15 天死亡。自 7 月 1 日至 20 日,该医院 38 例曾接触过这个病例的工作人员患急性上呼吸道感染,其中有 18 例分离到腺病毒 3 型(1 例腺病毒血清抗体呈阳性)。另有 34 例接触的工作人员虽无急性上呼吸道症状,但其中 4 例血清抗体呈阳性。对原发病例与继发病例中分离到的 8 株病毒,用 6 种限制性内切酶进行分析,经 BamH 消化后的琼脂糖凝胶条带中发现,本次分离到的腺病毒与原来腺病毒 3 型不同,但这 8 株病毒完全一致,均为腺病毒 3a 型。因此,该医院内工作人员中急性上呼吸道感染暴发的传染源为女性死亡病例,在她住院 15 天中引起接触者继发感染,病原体为腺病毒 3a 型。

1992 年,美国某地发现一例艾滋病患者,经初步调查发现,他没有明显的艾滋病患者接触史,也不具有 HIV 感染的危险因素。研究者对此感到困惑。进一步进行流行病学调查发现,患者曾接受过口腔科某医师的治疗,经查该医师血液中 HIV 抗体阳性。另有 6 例接受过该医师治疗的口腔病患者也均感染了 HIV。欲了解他们之间的传染关系,对该医师与曾接受他治疗的 7 例患者和自当地采集的其他 35 例 HIV 感染患者的血液进行研究。核酸序列分析显示,5 例患者的病毒与该医师病毒有克隆关系,而其他 37 例患者的病毒与该医师病毒的遗传关系较远,从而阐明 5 例患者是在接受该医师手术时被感染的。

3 传播途径研究

传染病流行中传播途径或传播媒介的调查通常使用排除法,同时尽可能在媒介物中分离到引起流行的病原体或检测到病因学标志物。分子流行病学的发展引入的一些新的分子生物学技术可以更准确地确定传播途径。1981 年,Taylor 等首次应用质粒图谱分析法调查慕尼黑沙门菌(*S. muenchen*)感染暴发情况。在美国俄亥俄州等地区发生的慕尼黑沙门菌感染暴发,最初未能确定食物为传播途径。Taylor 在密执安地区通过病例对照研究,发现患者中 76% 有暴露于大麻史,对照组的暴露率仅为 21%。从病家获得的大麻标本分离到慕尼黑沙门菌,每克大麻含菌量高达 10^7。这些与暴发流行有关的菌株对实验所用的抗生素均敏感,从表型看与其他来源的菌株无法区分。既往也没有大麻作为病原菌传播途径的报道,因此尚不能得出结论。但经质粒图谱分析发现,与暴露大麻有关的菌株均含有两个相对分子质量较小的质粒(3.1MD 和 7.4MD),而对照组菌株无这种质粒,说明大麻为这次暴发流行的传播媒介。此外,根据大麻去向预测其他地区的流行情况也被后来的事实所证明。

1989 年 7 月与 10 月,某市连续暴发两次副溶血弧菌引起的食物中毒。血清学检测同一次食物中毒患者有不同血清型,甚至同一患者可检测到不同血清型的菌株,这些现象不支持暴发的同源性。采用质粒图谱分析,从第一次暴发中分离到的菌株含一个 50MD 的质粒,第二次暴发中的菌株含 70MD 的质粒。同一次暴发中分离到的菌株质粒图谱基本相同,提示是一次同源性暴发,但两次暴发由不同菌株引起。

4 人群易感水平研究

从上述易感标志物的讲述中我们看到,不同群体、个体对传染病的易感程度不一,这与免疫力的差异有关,也与遗传基因有关。分子流行病学研究认为,艾滋病、结核及许多肿瘤的发生与人群的遗传特征有关,某些基因的存在或缺失可使机体的易感性增高。

Hill 等为探讨不同人类白细胞抗原(HLA)基因与疟疾患病的关系,在非洲西部儿童中进行了病例对照研究。结果发现,HLA Ⅰ 群抗原基因(HLA-BW53)和 HLA Ⅱ 群抗原基因(DRB11302-DQB)在非洲西部儿童中普遍存在,而在其他种族中较少见。该抗原可减轻人体患疟疾的严重程度,降低发病率。近年开展的大量全基因组关联研究也表明,传染病分子流行病学研究在易感人群的确立中具有重要作用。分子生物学技术使得易感人群的确立变得更为精确,传染病分子流行病学研究作为传染病研究的重要手段已不可或缺。

5 疾病流行规律及监测

传统传染病流行病学在研究疾病的流行规律时多研究病原体的表型,但往往不能满足需求,解决问题的效力有限。例如在暴发调查时,有时虽能分离到不同型的病原体,但其抗药性往往相同,需要从分子或基因水平来阐明病原体特征、变异规律,从而了解其来龙去脉,弄清流行规律。

人巨细胞病毒(HCMV)能进行组织培养,且只有一个血清型,研究其传播规律有一定难度。Alder 团队应用分子生物学方法研究了 HCMV 在日托机构中的传播规律。从 1984 年 9

月至 1986 年 10 月他们对 82 户 104 例入托儿童采用限制性内切酶图谱分析法观察 26 个月。结果发现,该所 HCMV 流行率初为 25%,26 个月后增至 61%,且病例主要发生在 36 月龄以下的儿童。对病原体的分析发现,至少有 A、B、C 3 株 HCMV 毒株存在,但以 A 株为主的 HCMV 感染首先发生在日托婴幼儿中,再由婴幼儿传给其母亲,然后由其母亲传给其父亲。

在传染病监测中,最主要的环节是弄清该病在人群中的流行规律和传播机制。目前疾病在人群流行的现象比以往更加复杂,已由"三环节两因素"向三因素甚至四因素发展。病因已由"单病因、单效应"向"多病因、多效应"发展,传播机制也由水平传播、垂直传播发展为混合传播。疾病侵入人体途径也日益复杂,疾病中隐性感染的比例不断上升,非典型和隐性感染者越来越多。

因此,运用传统的检测方法调查传染源、传播途径,确定疾病流行规律,往往存在一定的困难,必须借助分子流行病学研究方法,应用更加先进、更高敏感度和特异度的方法和手段。同时在传染病监测过程中,分析病原体和分离鉴定其亚型对于追踪传染源和传播途径并对重点人群采取相应的防制措施具有重要意义。

6 疫苗研制

以往使用的疫苗多采用灭活疫苗或减毒活疫苗。随着先进的分子生物学技术的引入以及对病原学研究的深入,可以从分子水平分析病原体蛋白与核酸的特性,从而研制新型疫苗。现有的新型疫苗包括基因工程疫苗和合成肽疫苗等。使用 DNA 重组生物技术,把天然的或人工合成的、编码免疫原的遗传物质定向插入载体,并传染到细菌、酵母菌或哺乳动物细胞中,使之充分表达,可产生大量免疫原,经纯化后制得疫苗。例如,将乙型肝炎表面抗原(HBsAg)的基因引入酵母菌中,该酵母菌可表达 HBsAg,经纯化制备乙型肝炎疫苗。某些病毒也能人工合成其具有抗原活性的多肽,例如乙型肝炎病毒、流感病毒等的人工合成多肽。合成肽疫苗是一种仅含免疫决定簇组分的小肽,即用人工方法按天然蛋白质的氨基酸顺序合成保护性短肽,与载体蛋白结合,然后选择一种好的免疫佐剂以增强其免疫效果。加佐剂后所制成的疫苗,是最理想的新型安全疫苗。

7 展望

分子流行病学依然是一门新兴学科,尚有很多不成熟的地方。但随着组学技术和各学科的发展和融合,以及先进的计算机技术、信息技术和统计学方法等手段的不断引入,分子流行病学的发展越来越快,流行病学已提高到一个崭新阶段。当前传染病分子流行病学仍然需要加大力度研究病原微生物基因组和宿主易感性。以基因组、转录组、表观遗传组、蛋白组和代谢组为代表的高通量组学技术应用于传染病分子流行病学研究将极大地推动传染病流行病学的研究和发展。

传染病分子流行病学研究仍然需要重视宏观流行病学研究设计(研究设计类型、样本量和质量控制),重视暴露因素和危险因素的收集与利用,提高研究质量和水平(很多时候缺乏环境暴露的评估和环境-基因交互作用的分析),同时应该更加注重临床转化。如何进行生物标志物的临床转化将是今后分子流行病学研究的重要任务之一。

当前,大数据时代的序幕已经拉开,精准医学的理念正在被越来越多的研究人员和医务人员所理解和认可。随着分子生物学技术的发展,人们对利用遗传标志来预测患病风险的兴趣也越来越浓厚。目前,利用遗传标志来预测健康个体患病风险仍然难以实现。一方面是因为遗传标记的检测成本很高;另一方面更重要的原因是,目前已发现的疾病相关遗传标记仍然有限,不足以构建理想的风险预测模型。许多暴露因子和疾病尚无可靠的生物标志物,特别是早期诊断标志物,发现新的疾病相关遗传标记是目前分子流行病学研究的首要任务,也是国际研究的热点和难点。全基因组关联研究在鉴定疾病易感基因中取得了极大的成效,但它仅单纯分析基因组 DNA 变异与疾病表型之间的关联,存在一定的局限性。疾病的发病过程是复杂的多层次过程,受到 DNA、RNA 和蛋白质等生物因子的复杂调控。基因变异、表观遗传改变、基因表达异常以及信号通路紊乱等都参与了这个调节控制过程。利用多组学研究方法,从多水平、表观机制角度进行研究,可以在一定程度上弥补单组学(即基因组学)研究的缺陷,有助于发现新的疾病致病遗传因素和表观遗传因子。

　　得益于高通量技术的发展,以基因组、转录组、表观遗传组、蛋白组和代谢组为代表的高通量组学数据将用于进一步揭示疾病的危险因素和开发新的生物标志物。国际上一些重要项目产生的数据也给疾病危险因素研究提供了有力的证据和工具,如国际人类基因组单体型图计划(HapMap)、千人基因组计划(1000 Genomes Project)、ENCODE 计划、Roadmap Epigenomics 计划、GEO 数据库,以及近年发展的三维基因组学 Hi-C 数据等。这些数据提供了物种的基因组序列信息、基因组功能元件信息、基因在染色质超螺旋、折叠后在空间上的交互作用(long-range interaction)信息等,阐释了基因组功能的多样性和复杂性。当前科技飞速发展,分子流行病学中的相关问题会逐渐得到解决,因此可以预料在不久的将来,分子流行病学会更加完善和成熟,精准预防和精准医疗也会逐步实现。

第十三章　传染病血清流行病学

第一节　概　述

1　发展简史

血清流行病学(seroepidemiology)的发展始于 20 世纪初叶。1916 年美国的 Wiliams 采用华氏反应调查梅毒的发病率和分布,标志着最早的血清学试验方法的问世。20 世纪 30 年代前后,受限于免疫学检测技术的发展水平,血清流行病学的研究范围基本只限于传染病,检测项目通常为血清中的特异抗体和抗原,故得名血清流行病学。1930 年中和试验方法的诞生,是血清学史上具有里程碑意义的事件。此后,研究者不断发明和完善用于传染病流行病学研究的血清学检测技术,检测指标也越来越丰富多样。随着免疫学理论、血清学技术和流行病学研究方法的快速发展,应用血清流行病学方法研究的传染病的病种愈来愈多,并扩展至非传染病及其他与健康有关的问题。在某种意义上,传染病的血清流行病学是血清流行病学的源头。20 世纪 50 年代以后,随着免疫学理论、血清学技术和流行病学方法的发展和进步,血清流行病学的范围已经从传染病扩展到了非传染病,检测项目也从检测血清特定抗体和抗原扩展到机体的细胞免疫状况和血清中的其他可检测成分。

1958 年,WHO 专家委员会讨论了在传染病、营养病、血液病和遗传病等方面开展血清流行病学研究的相关问题。1960 年,布拉格国际流行病学学术会议上明确了血清流行病学是流行病学的一个重要分支。血清流行病学是在传染病的研究与防制实践中产生并逐渐成熟起来的,在研究传染病的流行规律、诊断、预防等方面发挥了重要的作用。

2　定　义

人类的绝大多数疾病(如心血管疾病、糖尿病、免疫系统疾病及癌症等)患者的血清中都会出现可以检测的血液成分的含量或分布的变化,这些与疾病相关的成分可作为疾病的生物标志物(biomarker)。生物标志物是对正常生理过程、病理过程或者治疗中的药物反应具有客观度量和评估的生物指标。人血清中存在着极其丰富的生物标志物,包括特异抗原、抗体、核酸物质、代谢产物、生化物质、营养成分、遗传因子等。有价值的生物标志物能够揭示具体的生物特征,或者可以在病理或疾病状态下产生可以检测的变化,因此它们往往是

DNA、RNA 和蛋白质的主要功能元件。借助于血清学和免疫学的技术和方法检测和分析这些血清学标志,研究疾病的流行病学相关问题,即为广义的血清流行病学。

血清学生物标志物对个体传染病的诊断具有非常重要的价值,如病毒性肝炎的肝酶谱、疟疾的感染红细胞等。而对于传染病流行病学的研究对象人群来说,血清学生物标志物的应用范围则更加广泛。一方面,通过血清学标志物的检测可以研究传染病在人群中的分布、流行特点和传播规律;另一方面,血清学生物标志物监测可为传染病的预防和控制及免疫接种计划的制订和效果的评价提供依据。

在血清学调查中,相关生物标志物的检测一般只能反映患者现在所患的疾病或所处的某种亚临床状态。由于机体在感染病原体后产生 IgA、IgM、IgG 等类型的抗体,并可存续一段时间甚至很长时间,因而对各种病原体特异性抗体的检测不仅能够显示患者近期所患的疾病或隐性感染情况,而且还能提供其既往的感染情况和免疫状况,便于掌握传染病流行的全貌。

综上所述,传染病血清流行病学是应用血清学的方法来开展流行病学研究工作,通过对血清中各种成分如特异性抗体、抗原以及细胞免疫状态的研究,了解过去和现在的病原体感染情况,阐明传染病在人群中的分布和流行规律,探讨发病或感染的危险因素,并在采取相应措施后应用血清学方法评价疾病监测和预防措施的效果。

3　学科关系

传染病血清流行病学调查研究涉及流行病学、血清学、免疫学、微生物学、生物化学及遗传学等多学科的理论和技术方法。个体在感染某种病原体或接种疫苗后,血清中即可出现特异的抗原和抗体。对这些抗原、抗体的检测,既可用于传染病的诊断、预后评价及免疫效果和持续时间的观察,也可用于掌握传染病的分布和病原体的长期变异情况及进行传染病预测,这些都是以免疫学、微生物学的理论和方法为基础的;在进行传染病的血清流行病学调查时,需要借助流行病学的调查研究设计与分析方法;而血清学检测技术是识别血清学生物标志物的重要手段,其敏感性、特异性直接关系到研究的质量,因此传染病血清流行病学与血清检测技术也密切相关。此外,近年来应用分子生物学、遗传学方法技术研究血清中病原体的遗传特征、基因变异规律、菌(毒)株的流行病学分布等,也将赋予传染病血清流行病学更新、更丰富的内容。

第二节　传染病血清流行病学研究方法

1　调查方法

传染病血清流行病学是应用血清学技术进行流行病学调查,所以需要遵循流行病学的基本原理与方法,其调查设计的原则、要点和资料信息的收集、分析仍应遵照流行病学的基本要求,主要的调查研究设计方法也包括横断面研究和前瞻性研究。与传统流行病学调查研究的区别在于,传染病血清流行病学调查研究中要兼顾人群血清学检测的特殊技术。

1.1 横断面调查

横断面研究(cross-sectional study)最为常用,主要应用于两种情况。一种情况是在特定的、很短的时间内对一个地区或单位人群随机抽取具有代表性的人群样本,调查某种传染病病原体抗体的阳性率,以掌握人群某种抗体、抗原水平及其他血清标志物含量的状况,了解该病的人群免疫水平。另一种情况是在同一时间对不同地区或单位人群血清抗体阳性率的调查,用于研究血清抗原、抗体水平与一些因素(如年龄、性别、地区、生活方式等)之间的关联,以发现病原体感染的危险因素。

在许多病例对照研究或队列研究等分析性流行病学研究或现场试验中,常常结合应用血清学技术调查人群对疾病某危险因素的暴露状况与发病的关系。这类研究需要进行血清学指标的检测,用血清学指标作为主要研究变量。从血清流行病学角度,这类研究也被称为专项调查。

另外,传染病血清流行病学研究还采用基于双份血清检测的横断面调查研究。这种研究主要是为了对流行或暴发的传染病病因做出初步诊断。其方法是在疾病流行时收集患者急性期和恢复期的双份血清标本进行检测。如果大多数患者的恢复期血清某病原体的抗体效价与急性期相比增加 4 倍或 4 倍以上,则认为该病原体很有可能是本次疾病流行或暴发的病因。

1.2 前瞻性研究

传染病血清流行病学的另一个主要研究设计方法是前瞻性研究(prospective study),包括大样本重复横断面调查和队列研究。

(1)重复横断面调查

重复横断面调查是指在一定时间内,对某个特定人群进行多次重复的横断面调查。大样本重复调查主要用于追踪观察传染病的发病情况,可通过比较同一调查人群两次检测的血清阳性率的变化来估计某一特定时间内该人群的发病情况。

重复横断面调查的最大优点是可以不必对人群进行连续监测,而且不会漏掉正处于亚临床阶段的病例。另外,可以对某一人群每隔一定时间进行血清抗体随访调查,观察某种传染病的动态感染率、抗体的动态变化及转归、免疫水平的长期变迁及不同种类抗体的消长规律,也可以研究隐性感染者抗体水平与以后感染率的关系。这种重复调查方法可以用来了解不同时间内的人群或地区的抗体等血清标志物的分布和变化情况,为制定防制规划与措施提供参考依据。另外,重复横断面调查还可以用来验证某种与发病有关的因素是否恒定地存在或变化。

(2)队列研究

队列研究(cohort study)是最为常用的分析性流行病学研究方法。它是根据疾病相关的某种血清学指标将研究对象分为暴露组和非暴露组,跟踪观察一段时间,比较两组的发病率,以探讨该因素与观察结局的关系。

为验证乙型肝炎病毒(HBV)感染与肝癌的因果关系,根据 HBsAg 检测结果将人群分为暴露组(HBsAg 阳性者)和非暴露组(HBsAg 阴性者),跟踪随访 10 年,观察比较两组肝癌的发病率。结果显示,HBsAg 阳性者易患肝癌的危险性是 HBsAg 阴性者的 11.8 倍(表 13-1)。

表 13-1　HBV 感染与肝癌关系的队列研究

HBsAg 检测结果	人年数	肝癌病例数	发病密度(1/10 万)	相对危险度
阴性组	114 252	24	21.0	1.0
阳性组	23 827	59	247.6	11.8

[引自:陆建华,等. HBsAg 携带状态与肝癌关系的十年随访研究[J].中华预防医学杂志,1988, 22(5):259.]

2　调查对象

根据调查的目的和要求,应明确是对一个地区的全体人群的调查,还是对其中一部分人进行调查,确定具有代表性的人群。在目标人群中以随机抽样的原则选择调查对象。调查对象还应排除近期使用过免疫球蛋白、抗生素及各种免疫抑制剂者,以免干扰血清学检测结果。

当血清学调查用于传染病的患病群体时,可以把临床诊断明确的患者作为调查对象,采集其急性期和恢复期双份血清或不成对血清。若要了解感染后机体免疫持续时间,则应选择显性感染患者进行纵向观察。如果是调查某种传染病的隐性感染率,则选择既往无该病罹患史,目前也无特异症状和体征,且未接种过该病疫苗的自然人群进行横断面(时点)调查。

考核评价某传染病的预防接种效果时,可选择该病的易感者(如低年龄组、既往无该病病史、未接种过该病疫苗、血清抗体阴性者)为调查对象。按照随机原则分为两组,一组作为对照,另一组接种疫苗,然后在疫苗接种前与疫苗接种后的不同时间定期采血观察两组的血清抗体产生和持续时间等信息。

在实际工作中,有时选择具有代表性的人群难以实现,根据调查目的可选择某些特殊来源的血清作为检测样本,比如各种健康检查(新兵入伍、妊娠期检查、产前检查等)、献血员献血、住院患者入院检查等。

3　样本量估计

传染病血清流行病学抽样方法与样本大小取决于研究类型、调查目的与方法。除了考虑统计效能等问题外,由于血清学调查涉及现场调查的可行性与实验室检测的工作量,因此估算样本大小时,既要保证研究质量,又要考虑现场的工作条件和成本等,通常样本量不宜过大。

如果研究的是患病后免疫的持久性,则选择 30～50 人即可。如果要研究人群中是否存在某传染病的抗体,可采集 25～100 人的样本。在调查一个地区某种传染病的人群免疫水平时,通常是将调查对象按年龄分组,再在各年龄组随机抽样。如果该地区人口较多,为节省人力、物力,可考虑分阶段抽样。根据 WHO 推荐,在一个人口 5 万人以上的地区,其抽样人数以 300～600 人为宜。

4 调查内容

血清流行病学调查除应采集血液标本外,还应取得相应的流行病学资料。调查项目可根据调查目的和病种确定,调查内容或项目力求精练,不宜过多。

一般项目包括姓名、性别、出生日期、民族、职业、以往与现在的住址等。家庭或单位成员及年龄、生活住房间数及面积、卫生状况、饮用水源、饮食及粪便污物处理情况、宠物饲养、户外活动等。发病信息包括发病日期、主要临床症状及体征、临床诊断、诊断依据及诊断单位、既往相关患病史、抗生素等药物的使用情况等。预防接种种类、时间、剂量,生物制品或药物使用情况,有关危险因素接种史等。另外还须记录调查者姓名、调查日期、调查地点等。

5 血清标本的采集、运送与保存

血清样本是传染病血清流行病学研究中的关键材料。血清标本的采集、运送和保存是否符合要求会直接影响血清学检测结果,从而影响研究的成败。血清标本的采集、运送和保存应始终保持无菌。采集应在无菌环境下静脉抽血 3 ~ 5 mL,不加抗凝剂。如果是微量法(特别对婴儿),可从耳垂、手指尖和脚跟采血 0.3 ~ 0.5 mL。

运送过程中保持无菌、低温。标本放置时间不宜过长,一般不超过 10 小时,最长不超过 20 小时。

从标本中分离出的血清,短期保存 1 ~ 2 周可放置在 4℃ 条件下,长期保存则应放置在 −20℃ 条件下。为防止血清成分在长期保存中变性,应将血清标本放置在 −70℃ 条件下。

6 主要血清学试验方法

血清流行病学实验室检测的工作量大,影响因素多。在选择血清学试验方法时,既要考虑方法的灵敏度、特异度、准确性、重复性,又要求试验方法具有简便、经济、安全、标准化和自动化程度高等特点,同时还应考虑实验室的现有条件。用于检测血清中免疫学标志物的试验方法很多,现将常用方法简介如下。

6.1 凝集试验

凝集试验(agglutination test)是传染病血清流行病学调查中较常用的抗体检测方法。颗粒抗原与相应抗体直接结合形成可见的凝集块为直接凝集试验。主要有玻片法和试管法。玻片法是指抗原和相应抗体在玻片上进行凝集反应的方法,用于定性检测抗原,如 ABO 血型鉴定、细菌鉴定等。试管法是指在试管中倍比稀释待检血清,加入已知颗粒性抗原进行凝集反应的方法,用于定量检测抗体,如诊断伤寒病的肥达试验。

将可溶性抗原(或抗体)先吸附于一种与免疫无关的、一定大小的颗粒状载体的表面,然后与相应抗体(或抗原)作用,在有电介质存在的适宜条件下,即可发生凝集,称为间接凝集反应。当可溶性抗原中加入相应抗体时,凝集反应即可受到抑制,则称为凝集抑制试验(agglutination inhibition test)。

根据所用载体的不同,凝集试验又可分为血凝试验(hemagglutination test)、乳胶凝集试验(latex agglutination test)、葡萄球菌蛋白 A 试验(staphylococcal protein A test)等。其中,用

血凝试验检测血清抗体在传染病血清流行病学中最为常用。

6.2　酶联免疫吸附试验

酶联免疫吸附试验(enzyme linked immunosorbent assay，ELISA)具有简便、经济、灵敏度高等优点，无须特殊设备，在血清流行病学中应用最为广泛，是如今检验科常用的免疫学检测方法之一。

ELISA 的基本原理是酶分子与抗体或抗体分子共价结合。试验前，将少量纯化抗原结合在微孔塑料板等固相表面；另将人免疫球蛋白(含多种抗体的混合物)接种给兔、山羊等实验动物，诱导其产生抗人免疫球蛋白抗体，再用化学方法使之与某种酶连接成酶标记物。检测时，依次加入受试的血清标本和酶标记物。如果血清中含有特异抗体，即能与特异抗原结合，洗板后，未能结合的成分即被清除。然后加入酶反应底物，在酶的作用下生成有色产物，根据颜色的有无、深浅即可定性或定量地检测血清中待检的抗体。

ELISA 主要包括间接 ELISA、双夹心 ELISA、酶标抗原竞争 ELISA 等。

6.3　免疫荧光试验

免疫荧光试验(immunofluorescence test)是一种免疫标记技术，是将血清学的特异性与荧光素的敏感性、可见性相结合的一项血清学检测技术。利用荧光素与抗体连接成荧光抗体，再与待检标本中的抗原反应，形成镜下可见抗原抗体复合物。在荧光显微镜下观察，抗原抗体复合物散发出荧光，借此对标本中的抗原进行鉴定或定位。

此外，常用的血清抗体检测方法还有中和试验沉淀反应、补体结合试验，常用的细胞免疫试验方法有淋巴细胞计数、E 玫瑰花环试验、巨噬细胞移动抑制试验、皮肤试验等。

第三节　统计分析方法

1　常用的统计学指标

1.1　抗体阳性率

抗体阳性率是指某人群中抗体阳性者出现的频率。它表示某一人群的抗体水平，可按该人群中抗体阳性者所占比例计算。

$$抗体阳性率 = \frac{抗体阳性人数}{检测总人数} \times 100\%$$

抗体阳性率越高，人群免疫水平越高。比较两组人群抗体阳性率的差异时，采用 χ^2 检验。

1.2　抗体的几何平均效价

为达到对抗体水平半定量的目的，可以用效价表示试验结果。在测定抗体效价时，由于样品以倍数递增的方式稀释，获得的数据属于等比计数资料，因此血清抗体效价的平均值应采用几何均值即几何平均效价(geometric mean titer，GMT)表示。

例如，一组血清标本的抗体效价分别为 1∶32、1∶64、1∶32、1∶128，现用以下两种方法计算

GMT 值。

方法 1：

$$GMT = \sqrt[4]{\frac{1}{32} \times \frac{1}{64} \times \frac{1}{32} \times \frac{1}{128}} = \frac{1}{54}$$

方法 2：先取各数据的对数值，计算对数值的算术均数，再计算其反对数值，即为 GMT。

对两组人群血清抗体效价进行比较时，可采用 t 检验。如果采用成对样本设计的研究方法，例如比较同一受试对象免疫前后的抗体效价，则应采用配对资料 t 检验。

1.3 抗体正常临界值

对正态分布资料或能变换为正态分布的资料，可采用正态分布法估算临界值。估算公式为：

$$正常临界值 = \mu \pm 2\sigma$$

上式中，μ 为均数，σ 为标准差。但人群抗体分布通常为偏态分布，这种情况下应该用百分位数法估计正常临界值。

1.4 半数抗体阳性价

人群抗体水平通常随年龄的增长而升高。当某年龄或年龄组的抗体阳性率为 50% 时，该年龄或年龄组即为半数抗体阳性价。人群免疫水平与半数抗体阳性价呈反比关系。

1.5 抗体阳转率

抗体阳转率是指抗体阳转人数占接受两次血清检测总人数的比例。

$$抗体阳转率 = \frac{T+1}{N} \times 100\%$$

上式中，N 为接受两次血清检查总人数，T 为抗体转阳人数和抗体 4 倍或 4 倍以上增加的人数。

抗体阳转包括两种情况：一种是第一次结果为阴性，第二次转为阳性；另一种是第一次检测结果为阳性，第二次仍为阳性，且抗体效价是第一次的 4 倍或 4 倍以上。抗体阳转率多用于连续性的血清流行病学调查，如预防接种前后或某种传染病流行前后人群抗体阳性率的变化。同样，当比较两组人群抗体阳转率的差异时，采用 χ^2 检验。

2 检测方法的灵敏度与特异度

在根据研究内容和目的选择了合适的检测指标和试验方法之后，对获得的血清学试验结果需要采用明确的标准来判断其是阳性还是阴性。

如果一个血清学试验总是能检出特定的抗体（高灵敏度），而从不会检出其他非特异性成分（高特异度），则该试验是最为理想的检测方法。但高灵敏度和高特异度往往是不可能同时得到的。

由于血清中存在的某些蛋白成分在一定程度上会与抗原发生反应，使得本为阴性的标本也出现了阳性反应（假阳性），这种情况下检测方法的特异度降低；反之，为避免这种非特异反应造成的假阳性而提高判断的阈值，就会降低方法的灵敏度。这种非特异性反应在任何血清学试验都是无法避免的，且存在着较大的个体差异，这就很难使哪一种试验方法同时具备高灵敏度和高特异度。可见,试验结果判定标准的确定既非常重要又有一定的难度。

3　血清免疫学检测结果判断

(1) 对血清中抗原、抗体检测结果进行判定时,应考虑下列问题:

① 是感染还是发病;

② 是新近感染还是既往感染;

③ 感染是否为持续活动状态;

④ 是否为隐性感染;

⑤ 是否为交叉感染或混合感染;

⑥ 是否为非特异性反应;

⑦ 是否能说明问题的滴度是多少;

⑧ 滴度波动的意义是什么;

⑨ 阴性结果的意义是什么。

(2) 出现阳性结果一般有以下几种可能:

① 真实的病原体感染;

② 交叉反应;

③ 双重感染;

④ 非特异性反应;

⑤ 技术误差。

(3) 出现阴性结果有以下几种可能:

① 真实未感染;

② 血清采集过早或过晚,抗原、抗体尚未出现或消失;

③ 检测方法不当;

④ 使用了抗生素;

⑤ 有不完全或封闭性抗体存在;

⑥ 免疫耐受或免疫缺陷;

⑦ 系统(技术)误差。

第四节　偏倚与质量控制

1　偏倚

传染病血清流行病学研究中可利用的合适的检测标本非常有限。在血清流行病学研究中,血清标本的来源包括:① 疾病流行或暴发时的发病人群;② 根据研究目的选定的具有代表性的人群;③ 新兵入伍、产前检查等接受健康检查的人群;④ 献血员;⑤ 住院或门诊就诊患者。

不同来源的血清标本各有优缺点，从整个人群中有计划地选取调查对象，虽然设计合理，但有时可行性较差。而上述③④⑤三种来源的标本往往缺乏良好的代表性。

在血清学调查中，通常使用血清库中的标本。这些标本多是以往因其他疾病血清流行病学调查时收集的血清、患某种疾病患者的血清、献血员血清等，这就使得血清学研究中不可避免地会产生偏倚。

如果采用血清库中保存的患者血清标本评价自然人群某传染病血清抗体的阳性率，应考虑与临床有关的各种因素的影响。首先，患某种疾病的人群与自然人群在某些可能是患病危险因素的构成上是不匹配的；其次，两组人群在年龄、性别等的构成上可能存在较大差异。例如，多数发展中国家血清库中年长者的标本所占比例较大，20～50岁的男性很少去医院就医，年轻女性标本多来源于妊娠妇女，儿童标本则以年幼或年长儿童为主等。

采用健康献血员的血清标本也存在着代表性差的问题。在一些无偿献血的国家，捐献者的健康状况较一般人群为佳；相反，在有偿献血的国家，捐献者的健康状况一般较差。

年龄队列作用（age cohort effect）是血清流行病学研究中经常遇到的、较特殊的一种假性推论。假设随机选取一组人群检测某种病原体的血清抗体，结果发现抗体阳性率随年龄的增大而升高，那么该如何解释这种发病率与年龄间的关系呢？如果一项研究能够始终跟踪研究队列，则容易计算其年感染率。但当采用横断面研究时，单纯计算各年龄组的抗体阳性率，问题就变得比较复杂。对于很多疾病，如甲型肝炎、Ⅰ型单纯疱疹等，抗体阳性率随年龄增大而升高。假设10岁年龄组抗体阳性率为10%，30岁组抗体阳性率为35%，那么是否提示再过20年，将会再有25%的人也感染该病原体？答案是"不一定"。假设随着卫生条件的改善，人群对病原体的暴露水平逐年降低，则意味着现在的年长者在年轻时的暴露水平较高。

在一些发达国家，甲型肝炎的血清抗体阳性率与年龄的相关关系曲线跟上述曲线相似，主要是由于数十年前甲肝病毒的暴露危险性较高所致。但事实上现在甲型肝炎的发病率非常低。因此，当用不同年龄组人群的横断面调查资料推测未来发病或感染危险性时，应充分考虑这种年龄队列作用的影响。

血清学理论与方法为传染病流行病学研究提供了一个重要工具，它有助于我们了解不同人群传染病的感染情况。在传染病血清流行病学中，抗体阳性率和抗体效价是常用的评价指标，比较不同组别间抗体效价的差异时应采用几何平均效价。所有血清学试验方法都或多或少存在非特异性反应，通过改变诊断阈值可提高试验方法的敏感度或特异度，但不能二者兼顾。

传染病血清流行病学的研究设计方法主要包括横断面研究和队列研究。无论选择哪种研究方法，随机选择调查对象比较困难，实际工作中通常使用血清库中保存的标本，应注意由此而产生的偏倚。当采用横断面调查资料探讨血清阳性率与年龄的相关关系时，若暴露水平随时间的迁移而变化，则会遇到年龄队列作用问题。对于现时人口，血清阳性率与年龄的相关关系曲线不能准确反映感染危险性与年龄间的关系。

2　质量控制

传染病血清流行病学研究的重要工作是实验室检测。血清学检测工作通常是由多名实验人员在较短的时间内完成的对大量血清标本的测定。同时,在检测过程中,检测结果通常会受到仪器设备不准确、试剂不稳定、实验员不同或同一实验员在不同时间和条件下观察的试验结果不同等因素的影响。这些因素都可导致试验结果的系统误差或观察者偏倚。因此,必须对不同实验室的检测结果、仪器设备及操作技能进行定期检测,对实验员进行规范培训,对不同的试验方法进行比较,以达到对实际应用的血清学试验方法进行质量控制的目的。

2.1 试验的可靠性

可靠性(reliability)又称可重复性,是指在相同的条件下,对同一批样品所进行的两次测定的检出率的一致性。检测结果可归纳为如表 13-2 所示的四格表形式。

表 13-2 两次测定结果的可靠性比较

第一次测	第二次测定结果		合计
定结果	阳性	阴性	
阳性	a	b	$a+b$
阴性	c	d	$c+d$
合计	$a+c$	$b+d$	N

计算并比较两次测定的检出率(阳性率)。

第一次测定的阳性率为:

$$\frac{a+b}{N}$$

第二次测定的阳性率为:

$$\frac{a+c}{N}$$

两次测定检出率的一致性为:

$$\frac{a+d}{N}$$

凡用定量指标表示的一些血清学试验,其可靠性用精确度表示。精确度是指用相同的方法多次检测同一份标本的变异程度。通常,精确度用标准差或变异系数来表示。标准差或变异系数越大,精确度就越差。

2.2 试验的一致性

一致性(agreement)是指在不同的实验室、不同批号的试剂、不同的仪器条件下,对同一批样品进行检测的一致性。采用同样的方法可计算出两个实验室测定结果的检出率和一致性。

先计算表 13-3 所示两个实验室的检出率。

实验室一的检出率为:

$$\frac{a+c}{N}$$

实验室二的检出率为:

$$\frac{a+b}{N}$$

两个实验室测定结果的总一致性为：

$$\frac{a+d}{N}$$

两个实验室测定结果的特定一致性为：

$$\frac{a}{a+b+c}$$

特定一致性是指不同实验室(或实验员)检出的阳性者中,同时被检出为阳性者所占的比例。

表 13-3　两个实验室测定结果的一致性比较

实验室二	实验室一		合计
	阳性	阴性	
阳性	a	b	$a+b$
阴性	c	d	$c+d$
合计	$a+c$	$b+d$	N

2.3　试验的真实性

真实性(validity)也称有效性,是指同时使用标准方法和实际使用的试验方法,对同一批样品进行检测的一致性,可用灵敏度、特异度等指标来评价。

先计算表 13-4 所示标准方法和试验方法的检出率。

实际使用的试验方法的检出率为：

$$\frac{a+c}{N}$$

标准方法的检出率为：

$$\frac{a+b}{N}$$

试验方法的总真实性为：

$$\frac{a+d}{N}$$

表 13-4　实际使用的试验方法测定结果的真实性

标准方法	实际使用的试验方法		合计
	阳性	阴性	
阳性	a	b	$a+b$
阴性	c	d	$c+d$
合计	$a+c$	$b+d$	N

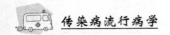

第五节　传染病血清流行病学的应用

1　探讨传染病的病因及危险因素

在疾病的病因学研究中,血清流行病学调查是一项重要的方法。采用血清流行病学研究方法发现血清中某些病毒抗体与一些肿瘤或慢性病密切相关,揭示了它们之间可能有一定的因果关系。

对于某些病因不明的疾病,应用血清学技术进行对比研究有助于病因线索的发现和发病危险因素的推断。采用血清学方法对调查人群中某种抗体、抗原或其他成分进行检测,可用于探讨它们与某种传染病的关系,从而初步证实该传染病的病因。例如,我国应用血清流行病学研究方法通过多方面的血清学指标检测研究了乙型肝炎与肝癌的关系,取得了重大成果。研究结果表明,HBV 的持续感染和肝损害是导致肝癌高发与早发的重要原因。

疾病危险因素的探索也是血清流行病学研究的重要内容。在确定肾综合征出血热的传染源研究中就利用了血清流行病学方法。采用间接荧光抗体法检测可疑动物传染源肺切片的病毒抗原,结果表明,延边地区的鼠类传染源是黑线姬鼠与大林姬鼠,而河北省丰南区及唐山市的肾综合征出血热疫区的传染源是黑线姬鼠和褐家鼠。

2　进行传染病的群体诊断

不同于临床疾病的诊断,疾病状态的群体诊断是针对某社区或某特定人群,从整体角度对其患病状态做出诊断。运用敏感的和特异的血清流行病学实验技术可较早地发现特异性抗原或抗体或血清其他成分的变化,对暴发的传染病做出诊断。检测血清中特异性 IgM 抗体可对流行性乙型脑炎、甲型脑炎、流行性出血热进行早期诊断。

比如在发病的第一天,用间接荧光免疫技术即可检出流行性出血热病毒的 IgM 抗体。反向间接凝血试验可用于检测血清中的特异性抗原,已广泛应用于流行性脑脊髓膜炎、乙肝、伤寒等病的早期诊断。

又如,对发生的呼吸道感染性疾病疑为流行性感冒(流感)时,可采集一定数量患者的急性期和恢复期的血清样本进行血清学检测。如果发现恢复期血清某一流感病毒株抗体效价是急性期血清的 4 倍或 4 倍以上(血清抗体阳转),则表明存在该毒株的原发感染,即可做出初步诊断。

另一种方法是对曾经发病和未发病者的血清抗体进行检测,如果发现发病者抗体阳性率显著高于未发病者,也可做出初步诊断。此外,应用血清流行病学调查筛检出易患某些疾病的高危人群,有助于及早采取措施,减少或消除危险因素的暴露,以达到预防疾病的目的。

3　调查传染病的人群分布

描述疾病分布是流行病学调查研究的主要任务之一。机体感染病原体后,可表现为显性感染、隐性感染和病原携带状态三种类型。不论哪一种类型，都会出现血清中特异性抗体水平的升高。通过血清流行病学调查，可了解一个地区某种传染病的感染与分布情况及人群免疫水平。

某些传染病常以隐性感染为主要感染形式。1988 年在安徽省颍上县疫区，对人群肾综合征出血热抗体的流行病学调查结果表明，在该流行年度新感染者 162 人中，显性感染占 3.7%，隐性感染占 96.3%，可见肾综合征出血热以隐性感染为主。某些疾病如流行性感冒、细菌性痢疾、霍乱等，其病原体亚型或血清型更具有流行病学意义。因此，除了常规的疾病登记报告和疾病调查外，尚需进行必要的血清流行病学调查，以查明人的疾病感染谱和真实感染情况。

4　了解传染病的地区分布

通过对传染病患者血清抗体的调查，可以了解传染病在不同地理区域、不同国家或同一国家不同地区的分布。例如，通过血清流行病学调查，我们了解了乙型肝炎病毒表面抗原（HBsAg）亚型的地区分布：ayw 亚型以南欧、北美等地多见；adw 亚型主要分布在北欧、西欧、美洲和澳大利亚；在印度尼西亚、马来西亚、巴布亚新几内亚、泰国等东南亚国家，adw 和 adr 两个亚型并存；而在亚洲其他地区和太平洋地区，adr 亚型则占优势。在我国，adr 亚型主要分布在长江以北，adw 亚型主要分布在长江以南，ayw 亚型主要分布在维吾尔族、藏族和蒙古族等少数民族居住的地区，ayr 型在我国非常罕见。

5　发现隐性感染人群

在流行病的流行过程中，一般都有不同比例的显性感染和隐性感染同时存在。大多数病原体在感染机体后会引起一定比例的隐性感染，由临床医生报告的病例数据有时不能真正反映疾病在人群中的流行全貌。因此，对人群进行血清流行病学调查可以发现临床上未能发现的隐性感染人群，有助于准确了解显性感染、隐性感染等各感染结局的频率和分布，补充临床观察的不足。

6　掌握传染病的传播规律

血清流行病学调查是阐明传染病（特别是自然疫源性疾病）的传播规律的有力工具和有效手段。例如，对某地猪群流行性乙型脑炎（乙脑）病毒抗体进行血清学检测，根据其动态变化情况推测乙脑的传播规律。结果发现，4 月下旬只有少数猪感染了乙脑病毒，5 月下旬开始出现一个小流行高峰，7 月上旬病毒感染率迅速升高并达到高峰。说明该地 4 月中旬已有带毒蚊虫出现，6 月底至 7 月初发现大批猪被乙脑病毒感染，由此可推测 7 月中旬到 8 月上旬是人群出现乙脑流行的高峰。这一血清流行病学调查结果为当地通过应用灭蚊剂制定人群、猪群的免疫策略提供了依据。

7　进行传染病的监测与预测

血清学监测是传染病监测的主要手段之一，也是最为有效的手段。通过查明一个地区人群或宿主动物对某种传染病的免疫水平及其动态变化,可以预测该病发生与流行的可能性与流行强度。

例如,我国于1987年在21个疾病监测点开展了麻疹的血清流行病学调查,共检测血清7 437份,各年龄组人群麻疹病毒抗体的阳性率都在90%以上。调查结果提示,这些地区基本上达到了控制麻疹流行的水平,形成了对麻疹的免疫屏障,预计未来几年内不会出现麻疹的暴发流行。但因有漏种、原发性免疫失败及免疫后的抗体逐年转阴的人群存在,一旦有野毒株传入,仍有发生流行的可能。

又如,甲型流感病毒抗原变异是造成流感周期性流行的重要原因。因此,为了预测甲型流感的流行周期,除了分离病毒进行抗原变异分析外,还须在甲型流感流行前或未发生流行地区的自然人群中对变异毒株抗体水平进行测定。如果多数人体内存在该毒株的抗体(大于1:5),就可以预测该毒株在这一人群中对流感的流行并不重要。

8 研究病原体的长期变异规律

对不同年龄组人群进行血清流行病学调查,可揭示病原体长期变异的规律。例如,甲型流感病毒每隔一定时间就会发生变异,导致人类甲型流感的流行。根据不同年龄人群血清中各亚型流感病毒抗体阳性率和效价,即可了解各亚型病毒出现的先后顺序和年份,掌握甲型流感病毒的长期变异情况。

9 分析传染病流行的长期趋势

如果某种感染诱导机体产生的血清抗体可持续终身,那么可采用横断面调查的方法,根据不同年龄组人群抗体阳性率分析传染病流行的长期趋势,以反映一个国家或地区的卫生条件与经济状况。

例如,世界各国对甲型肝炎曾进行过多次血清流行病学调查。调查结果显示:在许多发展中国家,不同年龄组人群甲肝病毒感染率呈指数式上升,说明人群感染甲肝病毒的危险性长期保持不变,反映这些国家或地区的卫生条件较差;但在发达国家,甲肝病毒的抗体阳性率随年龄增加呈缓慢上升,表明感染的危险性正在不断地稳步下降。

10 评价预防接种效果

预防接种前要了解人群的免疫力水平,才能确定重点预防接种人群和制订预防接种计划。血清流行病学调查在制订预防接种计划、评价预防接种效果中具有非常重要的作用。一方面,对于已接种疫苗的人群,通过对该人群的抗体水平进行血清学检测,可以了解并监测人群免疫水平的变化,提示何时、何种人群需要再次接种疫苗加强免疫,指导预防接种计划的制订。另一方面,对于非流行区、免疫史清楚、近年来又未进行过该病疫苗预防接种者,通过测定免疫接种前后抗体水平的变化,计算血清抗体阳转率、抗体上升4倍或4倍以上的比例、抗体几何平均效价等指标,可以考核评价疫苗的免疫效果。

附　录

附录1　国际旅行与疫苗接种

1　导言

据世界旅游组织(UNWTO)统计,1999 年预计有 8 000 万来自工业化国家(美国、加拿大、欧洲、日本、澳大利亚、新西兰等)的游客前往发展中国家旅游,使得感染当地流行的传染病的风险上升。研究表明,35% ~64% 的短期旅行者会出现由传染性病原体引起的健康损害。然而,尽管传染病是导致与旅行相关疾病的主要原因,但其引起的死亡人数仅占游客死亡总数的 1% ~4%。而且,大多数与旅行有关的疾病都可以通过免疫接种、预防性药物治疗或预防性健康教育来预防。

针对国际旅行的健康建议主要是基于个人的风险评估和旅行者计划访问国的公共卫生机构出台的所有规定。患病的风险取决于所访问的地区、停留时间、在当地的活动和旅行地点以及旅行者的基本健康状况。健康顾问应该了解旅行者的计划路线、访问和过境国家的顺序、每个国家的停留时间、农村还是城市、旅行方式(高级酒店还是当地家庭)、旅行原因、旅行者的潜在健康问题、过敏情况或既往的免疫接种史,对于女性旅行者,还应了解是否在备孕、怀孕或哺乳情况。

2　免疫接种

国际旅行免疫接种可分为以下几类:(1)常规接种疫苗:儿童和成人接种疫苗(如白喉/破伤风、脊髓灰质炎/麻疹-腮腺炎-风疹联合疫苗);(2)规定接种疫苗:《国际卫生条例》要求跨境人员需要注射的疫苗(如黄热病和脑膜炎球菌疫苗);(3)推荐接种疫苗:根据感染的风险需要接种的疫苗(如伤寒、甲肝、狂犬病疫苗)。

2.1　常规接种疫苗

旅行是医生更新儿童或成人免疫接种的绝佳机会,包括白喉/破伤风、麻疹、腮腺炎、脊髓灰质炎、风疹、B 型流感嗜血杆菌(婴儿和儿童)、乙肝、水痘和流感的疫苗接种。

2.2　规定接种疫苗

WHO 每年更新一份所需免疫接种清单,由美国疾病防治中心每两年出版一次,发布在

《国际旅行健康信息》上。根据《国际卫生条例》,规定的疫苗接种必须记录在国际预防接种证书上,并由国家卫生部门签发的印章核实。黄热病疫苗是 WHO 指定的进入特定国家唯一所需接种的疫苗。WHO 还要求沙特阿拉伯对前往麦加的朝圣者接种脑膜炎球菌疫苗。这些旅行者在申请朝圣签证时,必须出示接种四价脑膜炎疫苗(A、C、Y、W135)的证明文件。入境时,还必须向沙特阿拉伯护照管理局出示证件。对上述任何一种感染规定进行免疫接种的国家,可能会拒绝没有有效免疫接种记录或医生书面声明(含相关信头)的旅行者入境。WHO 在 1988 年取消了对旅行者注射霍乱疫苗的要求。然而偶尔有报道称,有些国家边境的卫生官员仍然可能要求霍乱免疫接种证明。

(1)黄热病

黄热病只发生在热带非洲、南美、巴拿马以及特立尼达和多巴哥的某些国家,可以通过皮下注射减毒活疫苗来预防。黄热病疫苗接种后 10 天可获得相关机构出具的证明,有效期为 10 年,单疫苗的保护期可能会达到 10 年以上。像所有其他活病毒疫苗一样,黄热病疫苗一般情况下禁止给免疫功能低下者和孕妇接种。然而,如果孕妇和 CD4$^+$T 细胞计数超过 200 的 HIV 阳性个体的感染风险很高,应该与保健人员讨论是否接受免疫接种。此外,9 个月以下的婴儿不推荐注射这种疫苗。

由于疫苗是在鸡胚中生产的,所以该疫苗也不适用于对鸡蛋过敏的人接种。黄热病疫苗接种导致的包括死亡在内的罕见的严重不良事件已有记录,大多发生在 60 岁以上首次接种黄热病疫苗的人群。胸腺功能障碍也可能是造成黄热病疫苗接种相关疾病的独立危险因素,这种疾病在临床和病理上类似于自然发生的黄热病。因此,在注射黄热病疫苗之前,不管旅行者的年龄大小,保健人员都应该查明旅行者是否将前往危险区域,并问清是否患有任何胸腺疾病(如重症肌无力、胸腺瘤、胸腺切除术或糖尿病综合征),不能安全接受免疫接种的病人应该收到医生的信件(含相关信头),指明禁止免疫接种,并且旅行者应被告知预防蚊虫叮咬的建议,例如使用经驱虫剂和杀虫剂处理过的蚊帐。

(2)脑膜炎球菌性脑膜炎

对于前往沙特阿拉伯参加年度朝圣的人来说,要求接种脑膜炎球菌疫苗(请参见以下推荐免疫接种的脑膜炎球菌病)。

2.3 推荐接种疫苗

(1)破伤风

破伤风疫苗接种后至少可以提供 10 年保护期。由于白喉在许多地区如东欧是一个普遍的问题,因此在这些地区破伤风疫苗常常与白喉疫苗结合使用,成人接种破伤风-白喉(Td)疫苗,7 岁以下儿童接种白喉-破伤风-无细胞百日咳(DTaP)联合疫苗。19 ~ 64 岁的成年人应该接种一剂 DTaP 疫苗代替 Td 疫苗,用于加强抵御百日咳的药效,降低成人百日咳相关的疾病的发病率。一些医生会每隔 5 ~ 10 年给成年旅行者接种一次疫苗,以避免旅行者在 5 年内碰到有破伤风倾向的伤口时需要注射破伤风免疫球蛋白。此外,因为在发展中国家可能无法保证针头的无菌性,所以这种方法也可以降低旅行者在当地接受注射的需求。

(2)脊髓灰质炎

所有前往脊髓灰质炎已流行或刚流行的国家的旅行者都应该接受脊髓灰质炎疫苗免疫

接种。虽然目前西半球已经消灭了脊髓灰质炎,但该病仍然在印度、巴基斯坦、尼日利亚、埃及和阿富汗等地区流行。从 2003 年开始,撒哈拉以南非洲的几个国家报告了脊髓灰质炎病例,此外,最近在已经消除了脊髓灰质炎的印度尼西亚和也门也报告了新感染病例,分析认为这些病例与尼日利亚北部暴发的疫情有关。有书面文件证明已经接种至少三剂疫苗的国际旅行者只需补充接种一剂灭活疫苗或口服减毒活疫苗。

（3）麻疹

麻疹在西半球的传播已经得到消除。然而,在西半球以外尤其是在发展中国家,麻疹仍然是很常见的传染病。因此,所有国际旅行者包括 HIV 感染者（严重免疫抑制的人除外）,都应该出具麻疹免疫记录。所有 1956 年以后出生的国际旅行者,若是没有医生诊断的麻疹免疫证据,也没有两次接种麻疹病毒活疫苗的证明文件,都要求推荐接种麻疹疫苗。儿童最早可以在 6 月龄时接种麻疹疫苗,或者在 12 ~ 15 月龄时接种麻疹-腮腺炎-风疹（MMR）联合疫苗,在进入幼儿园或一年级时进行再次接种。出生于 1956 年之前的麻疹病史不详的人,可以考虑注射一剂 MMR 疫苗。HIV 感染者、孕妇和免疫功能低下的患者（例如癌症化疗患者）不应接种 MMR 疫苗。

（4）甲型肝炎

甲型肝炎是旅行者最常见的疫苗可预防的疾病之一。尽管大多数婴儿和幼童在感染时不显症状,但由于这种病毒容易通过粪便和口腔传播,尤其是在发展中国家或经济落后的国家常见,因此,建议所有前往发展中国家或地区的旅行者都接受甲型肝炎疫苗接种。甲肝灭活疫苗需要接种两剂,间隔 6 ~ 12 个月。在第一剂注射的两周内,70% ~ 85% 的接种者会产生保护性抗体,接种第二剂后血清甲肝抗体的阳性率几乎达到 100%。对保护性抗体水平下降的研究表明,甲肝疫苗能够为成人提供 25 年以上的保护,为儿童提供 14 ~ 20 年的保护。美国免疫实践咨询委员会（ACIP）建议在注射第一剂疫苗后的 4 周内前往高危地区的旅行者,应该在不同的注射部位注射甲肝免疫球蛋白（0.02mL/kg）,因为疫苗在接种 4 周之后才会有效。然而,考虑到疫苗诱导的血清转化速度相当快,甲肝也有几周的潜伏期,其他大多数国家的旅游顾问均不建议同时注射血清免疫球蛋白。

（5）乙型肝炎

在乙型肝炎病毒（HBV）感染率偏高或中等的地区工作 6 个月以上的人和短期旅行者都面临着 HBV 感染的风险。尤其是存在与当地居民进行无保护措施的性接触或毒品注射行为、交通事故后接受医疗护理时可能会发生非胃肠道接触,以及在参与医疗程序或救灾活动时可能会暴露于血液制品。

目前乙肝重组疫苗非常有效并且可以提供终身保护。ACIP 建议未接种疫苗的成人和儿童,若是计划前往 HBV 感染率达中高水平的地区,需要接种乙肝疫苗。此外,无论前往哪个地区,所有在旅行中可能会参与有 HBV 感染风险活动的旅客,如果之前没有接种过乙肝疫苗,都应该接种。许多旅行健康专家甚至建议所有旅行者都应该接种乙肝疫苗,因为难以预测可能会发生的事故、伤害、针头注射或者其他危险行为。

单价乙肝疫苗的免疫接种包括三剂,分别在第 0、1 和 6 个月接种。目前,在完成三剂疫苗接种之后,不推荐加强免疫,18 岁及以上人群使用的甲乙肝联合疫苗与单价乙肝疫苗具有同等的免疫原性。与单抗原乙肝疫苗的接种程序相同,甲乙肝联合疫苗同样需要接种三剂,分别在第0、1和6个月接种。FDA已经批准了接种甲乙肝联合疫苗的加速计划,临床医生可以选择周期较短的加速接种计划接种单价乙肝疫苗或甲乙肝联合疫苗(第0、7和21天接种),但加速接种计划不支持单价乙肝疫苗接种。此外,按照加速计划接种疫苗的人应在接种一年后加强免疫一次,以实现长期保护的效果。

(6)伤寒

可用的伤寒疫苗包括用减毒的活伤寒沙门菌Ty21a的减毒株制成的口服疫苗或肌肉注射的Vi荚膜多糖疫苗(ViCPS),这两种疫苗都能有效地预防伤寒,但是它们诱导的免疫保护的持续时间不同。口服疫苗通常以胶囊形式服用,每隔2天口服一剂,共口服四剂,至少应该在旅行前一周完成这个疗程,5~7年后需要加强免疫,口服疫苗不应与抗生素同时服用。此外,因为口服疫苗是自行给药的,可能会出现用药依从性问题。非肠胃给药的多糖疫苗应在出发前两周完成单剂注射,每两年加强免疫一次。

(7)脑膜炎

由于许多国家缺乏既定的监测和及时的报告,应建议在旱季时前往脑膜炎流行地带的旅行者接种脑膜炎球菌疫苗,特别是那些可能与当地居民长期接触的人。一剂A、C、Y、W-135群脑膜炎球菌四价多糖疫苗能够为成年人和大龄儿童提供3~5年的保护,但是多糖疫苗对2~3岁以下的儿童无保护效果。

(8)狂犬病

狂犬病暴露前预防接种的对象是计划在发展中国家长时间停留的成人和儿童(或那些预计停留时间较短,但由于骑自行车等活动可能面临更大感染风险的人)以及在狂犬病流行严重的地区由于职业或业余工作面临较高暴露风险的人(如兽医、洞穴探险者)。儿童特别容易感染狂犬病,因为他们的身材矮小、对待流浪动物毫不设防,一旦被咬也不会向大人汇报。目前通过细胞培养生产的疫苗均是灭活产品,比早期狂犬病疫苗的免疫原性更强,反应原性更低。暴露前预防接种应在第0、7和21或28天注射。由于三剂疫苗接种后产生的抗体水平令人满意,因此在注射第三剂疫苗后不再推荐常规的抗体滴度测定。

旅行者应该被告知,暴露前预防接种尽管消除了狂犬病暴露后对狂犬病免疫球蛋白(RIG)的需求,但仍需在额外的狂犬病暴露后进行疫苗接种。许多发展中国家都缺乏RIG,未接种疫苗的旅行者一旦被咬,可能需要立即遣返回国。对于未暴露狂犬病的旅行者不需要重新接种疫苗,目前仅推荐高危人群如兽医和狂犬病实验室的工作人员做疫苗强化免疫评估。此外,医生应建议旅行者避开动物(特别是狗),并及时彻底地清理被动物咬伤的伤口。

(9)流行性乙型脑炎(又称日本脑炎)

对前往流行性乙型脑炎流行地区旅行的人应进行乙脑疫苗接种,尤其是夏季暴露在农村环境和生猪养殖地区的人。初次免疫需在第0、7和30天接种三剂,最后一剂应在出发前10天接种。如果仍有风险,建议在24个月或更长时间内强化免疫,两剂的加速接种计划(在第0天和第7天接种)据悉可使血清转化率达到80%。一些人可能会在接种疫苗后一周内发生严重不良反应(全身瘙痒、呼吸不畅、血管水肿和过敏反应)。

（10）流感

ACIP 建议流感高危人群在旅行前应接种流感疫苗,包括无论在哪个季节与一大群人一起前往热带地区,或者从 4 月到 9 月前往南半球的易感人群。由于北美夏季可能没有流感疫苗,因此如果可能的话应在春季接种流感疫苗。一些保健人员甚至建议如果有疫苗的话,可以为所有旅行者接种流感疫苗。

（11）结核病

结核病现在已经成为全球头号传染病杀手,在发展中国家长期居住的旅行者和将与当地居民有密切接触的旅行者均会面临较大的暴露风险。荷兰最近的一项前瞻性研究表明,在结核病高流行地区旅行,结核病感染风险约为每年 3% ,前往沙特阿拉伯参加麦加朝圣的人为 10% 。目前,卡介苗的功效在结核病发病率较低的国家仍有争议,但是在发展中国家,卡介苗对于预防儿童结核病的严重并发症似乎非常有效。大多数欧洲国家推荐计划在发展中国家旅行的结核菌素试验阴性者接种卡介苗疫苗。然而,在加拿大和美国,旅行医生偶尔会建议只为婴儿接种卡介苗,以降低结核性脑膜炎和播散性疾病的发生风险。旅行者必须权衡从免疫接种部位排出脓肿到播散性感染（罕见）的副作用与接触活动性肺结核病的风险。建议逗留时间超过 6 个月的旅行者在旅行前进行结核菌素皮肤试验,如果风险持续存在,每隔 1~2 年重复检测一次。

（12）霍乱

霍乱仍然是引起全球严重腹泻疾病的一个重要原因。标准的经苯酚处理的全细胞霍乱疫苗需要接种两剂,保护水平仅为 50% ,有效期为 3~6 个月。新型口服疫苗的保护水平达 60%~80% ,有效期为 6 个月左右,但是有研究提示,该疫苗对 1990 年代中期在亚洲迅速传播的 O139 新血清型霍乱无效。

2.4 国际旅行者疫苗接种的时间

许多旅行者在预计出发日期前不久才去看医生,因此,必要时可以用灭活疫苗在身体不同的部位同时注射。对于减毒活疫苗,由于同时接种可能会引起不良反应,所以理论上接种不同的减毒活疫苗应该有 30 天的间隔期。然而,这一限制不适用于口服脊髓灰质炎疫苗（OPV）、MMR 疫苗和水痘疫苗,它们可以同时服用。需要提出的是,不管疫苗接种计划中断了多久,都不需要重新开始免疫接种,只需要继续完成接种程序就可以满足需要。最后,所有免疫接种都应记录在疫苗接种国际证书中,并随护照一起携带。

3　疟疾的预防

每年有 30 000 多名北美和欧洲的旅行者患上疟疾,而且虽然疟疾在大多数工业化国家是须申报的疾病,但由于漏报,很难可靠地估计输入病例的实际数量。随着世界耐氯喹和耐多药恶性疟原虫疟疾的增加,要做出化学预防的决策变得更加困难。再者,由于耐伯氨喹和耐氯喹的间日疟原虫的传播,疟疾的预防和治疗也变得更加复杂。遵守抗疟疾化学预防方案和使用个人防护措施来防止蚊虫叮咬是预防疟疾的关键。旅行者尤其是拜访朋友与家人的人,必须接受教育,了解有关疟疾风险、防蚊虫叮咬的个人防护措施、适当的化学预防措施、疾病症状以及在旅行期间和旅行之后应对疑似病例采取的措施。为了做出上述决定,旅行医学顾问必须仔细检查行程、目的地、停留时间、旅行方式和疾病史(包括过敏情况和怀孕情况)。WHO 和美国疾病预防和控制中心(CDC)的网站提供了按国家分列的疟疾传播的最新信息,网址分别为 www.who.int/ith/en 和 www.cdc.gov/malaria。

3.1　个人保护措施

疟疾的传播媒介——疟蚊是夜间活动的生物,从黄昏到黎明防止蚊虫叮咬对减少感染非常有效。如果可行,旅行者应该在晚上外出时穿防护服,如长袖衬衫和长裤,并在衣服上喷上氯菊酯类的杀虫剂,在暴露皮肤处涂上含有 DEET(N,N-二乙基间甲苯甲酰胺,中文别名"避蚊胺")成分的驱虫剂,对于防止蚊虫叮咬非常有效。DEET 是目前市场上最有效、研究最深入的驱虫剂,全球 40 年的使用历史证明了它在浓度低于 50% 时的显著安全性。DEET 与不良妊娠反应的增加也没有关联,推荐两岁以上的儿童使用浓度为 30% 的 DEET 驱蚊液。植物驱虫剂通常不如含有 DEET 的产品有效。可能的话,无法待在空调房间的旅行者应该使用浸有氯菊酯成分的蚊帐,该蚊帐的预防疟疾效果高达 80%,还可以使用拟除虫菊酯类杀虫剂喷杀蚊帐和房间里的蚊子。

3.2　化学预防

使用甲氟喹或氯喹进行化学预防应该在进入疟疾地区前 1~2 周开始,从暴露于病原体期间一直持续到离开疟疾地区后的 4 周。使用阿托伐醌/氯胍或伯氨喹进行化学预防应该在进入疟疾地区前 1~2 天开始,从暴露期间一直持续到离开疟疾地区后的 7 天。同样,多西环素可以在旅行前 1~2 天开始服用,并在旅行期间继续使用,而且在离开疟疾流行地区后必须继续服用 4 周。及早开始服用抗疟药物可以使药物在旅行前进入血液中,并能够在出现不良反应时改用替代药物。离开疟疾区域后,暴露后的预防对于使用抗疟药物根除从肝脏释放到血流中的病原体尤为重要。

前往所有疟疾流行地区都可服用甲氟喹,随餐服用药物可以减少胃肠道副作用。对甲氟喹或相关化合物(如奎宁和奎尼丁)过敏的人禁用甲氟喹,有精神障碍或抑郁症病史的人应谨慎使用,不推荐心脏传导异常的人使用。伯氨喹过去曾被用于预防由间日疟原虫引起的疟疾复发,最近它被证明每天服用可以有效防治疟疾,这是特殊情况下的选择,应与疟疾专家协商后服用。需要注意的是,葡萄糖-6-磷酸脱氢酶(G-6-PD)缺乏症患者禁用伯氨喹,因此在开药前必须知道患者的 G-6-PD 状态。除非有文件证明母乳喂养婴儿的 G-6-PD 水平正常,否则在怀孕和哺乳期间也禁止使用。

不管推荐何种化学预防方案,旅行健康顾问都必须告诉旅行者:(1)全球在疟疾的化学预防建议方面没有统一性;(2)其他旅行者和海外的保健人员对于疟疾化学预防的最佳方案可能会提出相互矛盾的建议。

4　旅行者腹泻

腹泻是旅行者中最常见的疾病,前往发达国家的旅行者有 7% 的风险出现腹泻,前往发展中国家的某些地区的旅行者感染风险甚至高达 90%。旅行者腹泻最常见的病原体是产肠毒素大肠杆菌(ETEC)和肠聚集性大肠杆菌(EAEC)。除大肠杆菌外,导致旅行者腹泻最常见的原因是志贺菌、沙门菌属、弯曲杆菌属、副溶血弧菌(亚洲)、轮状病毒(拉丁美洲)和原生动物(贾第鞭毛虫、隐孢子虫、环孢子虫和溶组织内阿米巴),但是一半以上的患者体内没有发现病原体。诺如病毒是世界上大多数急性病毒性胃肠炎病例的起因,被认为是导致旅行者疫情暴发和患病的重要原因。当旅行者咨询腹泻问题时,保健人员可提供的建议包括针对食物和水源的预防措施、手卫生、化学预防、疾病自我治疗和免疫接种。

4.1 针对食物和水的预防措施

未去皮的水果、未煮熟的蔬菜、在过低温度下烹饪或储存的食物、未净化的水以及由其制成的冰块是旅行者肠道病原体的主要来源。除非水质经过适当处理并得到保证,避免食用自来水和冰块,应该避免食用未经巴氏灭菌的牛奶和奶制品。饮用热茶或热咖啡是安全的,强烈推荐市售瓶装碳酸饮料。如果没有安全的饮料,旅行者可能需要通过将水煮沸、用商用药片或碘晶体对水进行化学消毒(碘或氯)或者使用净化装置将水净化。除了蔬菜和可以去皮的水果(如香蕉和鳄梨)等生食外,其他生食应该避免,熟食也只能趁热食用。

4.2 化学预防/自我治疗

上述针对食物和水源的标准预防措施往往难以遵循,特别是想放松和享受当地美食的度假者,更有可能不遵守食物预防措施。因此,近年来化学预防和自我治疗的概念越来越流行。由于细菌是引起旅行者腹泻的主要原因,抗生素和水杨酸铋一直是治疗和预防旅行者腹泻经常使用的药物。旅行者腹泻管理的首要原则就是保证充足的食物和电解质平衡,可以用瓶装软饮、果汁或含电解质的口服补液盐补充液体。此外,患病期间应该避免食用乳制品。

大多数旅游顾问建议旅行者应该携带肠蠕动抑制剂(如洛哌丁胺或 lomotil)和抗生素来对旅行者腹泻进行自我治疗。肠道病原体对甲氧苄啶-磺胺甲恶唑、氨苄西林和多西环素的广泛耐药性,在很大程度上致使这些药物失去了作用。治疗旅行者腹泻的首选药物是喹诺酮类抗生素。应该提醒旅行者的是,抗生素耐药性在全球范围内呈上升趋势。因此,通常不推荐预防性使用抗菌药物,因为它们可能带来不良反应或者有被其他致病性更强的微生物引发超级感染的风险。

一些医生建议,如果旅行时间不到 3 周,在以下特定情况下可使用亚水杨酸铋或喹诺酮类抗生素进行预防性治疗:(1)旅行中反复出现腹泻者、保护性胃酸减少者、每一天都不能丧失工作能力的人(例如运动员、军人);(2)由于潜在的身体状况(例如炎症性肠病、脆性胰岛素依赖型糖尿病、慢性肾衰竭或艾滋病)而无法承受旅行者腹泻的患者。

5 虫媒传染病

尽管疟疾是引起旅行者感染的最重要的虫媒传染病,但其他疾病也需要加以关注。例如,全球登革热感染情况日益严重,特别是在加勒比、中美洲和南美洲以及东南亚地区,感染人数急剧增加。登革热是由喜欢城市和室内环境的伊蚊传播的,这种蚊子会在白天叮咬人,因此,除了需要在黄昏到黎明期间采取防昆虫叮咬预防措施防治疟疾之外,白天的预防措施也很重要。

尽管比较罕见,但被感染的蜱叮咬或是在纬度 39~65 度之间的地方病集中地摄入未经高温消毒的乳制品会感染蜱传脑炎。前往城市或非森林地区并且没有食用未经消毒的乳制品的旅行者,其感染风险可以忽略。但是,有职业接触(如林业)和未受保护接触(如在地方病流行地区露营)蜱的旅行者,即使访问时间很短也可能面临高感染风险。欧洲有两种有效的疫苗。然而,要达到持续 3 年的保护期需要接种三剂疫苗(前两剂间隔 4 ~ 12 周,第三剂间隔至少 9 个月)。建议面临较高暴露风险的旅行者、外派人员或计划长期居住在蜱传疾病流行国家的旅行者,需要考虑增加接种计划。

一些虫媒传染病也可以通过预防性药物预防。例如,在中非或西非等严重感染地区,每周一次服用 300 mg(成人剂量)二乙基氨基甲嗪可以预防罗阿丝虫病。暴露期间,每日服用 100 mg 多西环素可以预防蜱传和螨传斑疹伤寒、回归热、巴尔通体感染和鼠疫。大部分情况下,除了极少数高危人群外,一般不推荐采取药物预防措施。

6　性传播疾病

在国际旅行中,由于匿名以及个人性压抑程度可能会降低,感染性传播疾病的风险可能更高。接触多个性伴侣或性工作者会增加感染风险,因此选择更安全的性行为(包括在亲密关系中使用避孕套)尤为重要。对于那些可能在国外进行随意性行为的人来说,接种乙肝疫苗具有很重要的预防作用。

7　土源性疾病和水源性疾病

血吸虫病是一种蠕虫病,南美洲、加勒比海、非洲、中东和东南亚部分地区的 2 亿多人受到感染,因此建议去这些国家和地区的旅行者,远离其境内流动缓慢的淡水以避免感染。此外,赤脚行走会使旅行者暴露在各种危险之中,包括突尼斯病(沙蚤)、蛇咬、由狗和猫身上的钩虫引起的皮肤幼虫移行症、人类钩虫感染和类圆线虫病,凉鞋只能提供部分保护,满帮鞋才能提供完全的保护。

8　旅行结束后的预防

医生很少会询问旅行结束后生病的患者去了哪里。因此,临行前应当提醒旅行者,如果在旅行结束后生病,不管自己多么小心地遵循了相关预防措施,都应该立即告知医生最近外出旅行过,这一建议对于发热患者来说尤其重要。

附录2　中华人民共和国传染病防治法

（1989年2月21日第七届全国人民代表大会常务委员会第六次会议通过，
2004年8月28日第十届全国人民代表大会常务委员会第十一次会议修订，
根据2013年6月29日第十二届全国人民代表大会常务委员会第三次会议
《关于修改〈中华人民共和国文物保护法〉等十二部法律的决定》修正）

第一章　总　　则

第一条　为了预防、控制和消除传染病的发生与流行，保障人体健康和公共卫生，制定本法。

第二条　国家对传染病防治实行预防为主的方针，防治结合、分类管理、依靠科学、依靠群众。

第三条　本法规定的传染病分为甲类、乙类和丙类。

甲类传染病是指：鼠疫、霍乱。

乙类传染病是指：传染性非典型肺炎、艾滋病、病毒性肝炎、脊髓灰质炎、人感染高致病性禽流感、麻疹、流行性出血热、狂犬病、流行性乙型脑炎、登革热、炭疽、细菌性和阿米巴性痢疾、肺结核、伤寒和副伤寒、流行性脑脊髓膜炎、百日咳、白喉、新生儿破伤风、猩红热、布鲁氏菌病、淋病、梅毒、钩端螺旋体病、血吸虫病、疟疾。

丙类传染病是指：流行性感冒、流行性腮腺炎、风疹、急性出血性结膜炎、麻风病、流行性和地方性斑疹伤寒、黑热病、包虫病、丝虫病，除霍乱、细菌性和阿米巴性痢疾、伤寒和副伤寒以外的感染性腹泻病。

国务院卫生行政部门根据传染病暴发、流行情况和危害程度，可以决定增加、减少或者调整乙类、丙类传染病病种并予以公布。

第四条　对乙类传染病中传染性非典型肺炎、炭疽中的肺炭疽和人感染高致病性禽流感，采取本法所称甲类传染病的预防、控制措施。其他乙类传染病和突发原因不明的传染病需要采取本法所称甲类传染病的预防、控制措施的，由国务院卫生行政部门及时报经国务院批准后予以公布、实施。

需要解除依照前款规定采取的甲类传染病预防、控制措施的，由国务院卫生行政部门报经国务院批准后予以公布。

省、自治区、直辖市人民政府对本行政区域内常见、多发的其他地方性传染病，可以根据情况决定按照乙类或者丙类传染病管理并予以公布，报国务院卫生行政部门备案。

第五条　各级人民政府领导传染病防治工作。

县级以上人民政府制定传染病防治规划并组织实施，建立健全传染病防治的疾病预防控制、医疗救治和监督管理体系。

第六条 国务院卫生行政部门主管全国传染病防治及其监督管理工作。县级以上地方人民政府卫生行政部门负责本行政区域内的传染病防治及其监督管理工作。

县级以上人民政府其他部门在各自的职责范围内负责传染病防治工作。

军队的传染病防治工作,依照本法和国家有关规定办理,由中国人民解放军卫生主管部门实施监督管理。

第七条 各级疾病预防控制机构承担传染病监测、预测、流行病学调查、疫情报告以及其他预防、控制工作。

医疗机构承担与医疗救治有关的传染病防治工作和责任区域内的传染病预防工作。城市社区和农村基层医疗机构在疾病预防控制机构的指导下,承担城市社区、农村基层相应的传染病防治工作。

第八条 国家发展现代医学和中医药等传统医学,支持和鼓励开展传染病防治的科学研究,提高传染病防治的科学技术水平。

国家支持和鼓励开展传染病防治的国际合作。

第九条 国家支持和鼓励单位和个人参与传染病防治工作。各级人民政府应当完善有关制度,方便单位和个人参与防治传染病的宣传教育、疫情报告、志愿服务和捐赠活动。

居民委员会、村民委员会应当组织居民、村民参与社区、农村的传染病预防与控制活动。

第十条 国家开展预防传染病的健康教育。新闻媒体应当无偿开展传染病防治和公共卫生教育的公益宣传。

各级各类学校应当对学生进行健康知识和传染病预防知识的教育。

医学院校应当加强预防医学教育和科学研究,对在校学生以及其他与传染病防治相关人员进行预防医学教育和培训,为传染病防治工作提供技术支持。

疾病预防控制机构、医疗机构应当定期对其工作人员进行传染病防治知识、技能的培训。

第十一条 对在传染病防治工作中做出显著成绩和贡献的单位和个人,给予表彰和奖励。

对因参与传染病防治工作致病、致残、死亡的人员,按照有关规定给予补助、抚恤。

第十二条 在中华人民共和国领域内的一切单位和个人,必须接受疾病预防控制机构、医疗机构有关传染病的调查、检验、采集样本、隔离治疗等预防、控制措施,如实提供有关情况。疾病预防控制机构、医疗机构不得泄露涉及个人隐私的有关信息、资料。

卫生行政部门以及其他有关部门、疾病预防控制机构和医疗机构因违法实施行政管理或者预防、控制措施,侵犯单位和个人合法权益的,有关单位和个人可以依法申请行政复议或者提起诉讼。

第二章 传染病预防

第十三条 各级人民政府组织开展群众性卫生活动,进行预防传染病的健康教育,倡导文明健康的生活方式,提高公众对传染病的防治意识和应对能力,加强环境卫生建设,消除鼠害和蚊、蝇等病媒生物的危害。

各级人民政府农业、水利、林业行政部门按照职责分工负责指导和组织消除农田、湖区、河流、牧场、林区的鼠害与血吸虫危害,以及其他传播传染病的动物和病媒生物的危害。

铁路、交通、民用航空行政部门负责组织消除交通工具以及相关场所的鼠害和蚊、蝇等病媒生物的危害。

第十四条　地方各级人民政府应当有计划地建设和改造公共卫生设施,改善饮用水卫生条件,对污水、污物、粪便进行无害化处置。

第十五条　国家实行有计划的预防接种制度。国务院卫生行政部门和省、自治区、直辖市人民政府卫生行政部门,根据传染病预防、控制的需要,制定传染病预防接种规划并组织实施。用于预防接种的疫苗必须符合国家质量标准。

国家对儿童实行预防接种证制度。国家免疫规划项目的预防接种实行免费。医疗机构、疾病预防控制机构与儿童的监护人应当相互配合,保证儿童及时接受预防接种。具体办法由国务院制定。

第十六条　国家和社会应当关心、帮助传染病病人、病原携带者和疑似传染病病人,使其得到及时救治。任何单位和个人不得歧视传染病病人、病原携带者和疑似传染病病人。

传染病病人、病原携带者和疑似传染病病人,在治愈前或者在排除传染病嫌疑前,不得从事法律、行政法规和国务院卫生行政部门规定禁止从事的易使该传染病扩散的工作。

第十七条　国家建立传染病监测制度。

国务院卫生行政部门制定国家传染病监测规划和方案。省、自治区、直辖市人民政府卫生行政部门根据国家传染病监测规划和方案,制定本行政区域的传染病监测计划和工作方案。

各级疾病预防控制机构对传染病的发生、流行以及影响其发生、流行的因素,进行监测;对国外发生、国内尚未发生的传染病或者国内新发生的传染病,进行监测。

第十八条　各级疾病预防控制机构在传染病预防控制中履行下列职责:

(一)实施传染病预防控制规划、计划和方案;

(二)收集、分析和报告传染病监测信息,预测传染病的发生、流行趋势;

(三)开展对传染病疫情和突发公共卫生事件的流行病学调查、现场处理及其效果评价;

(四)开展传染病实验室检测、诊断、病原学鉴定;

(五)实施免疫规划,负责预防性生物制品的使用管理;

(六)开展健康教育、咨询,普及传染病防治知识;

(七)指导、培训下级疾病预防控制机构及其工作人员开展传染病监测工作;

(八)开展传染病防治应用性研究和卫生评价,提供技术咨询。

国家、省级疾病预防控制机构负责对传染病发生、流行以及分布进行监测,对重大传染病流行趋势进行预测,提出预防控制对策,参与并指导对暴发的疫情进行调查处理,开展传染病病原学鉴定,建立检测质量控制体系,开展应用性研究和卫生评价。

设区的市和县级疾病预防控制机构负责传染病预防控制规划、方案的落实,组织实施免疫、消毒、控制病媒生物的危害,普及传染病防治知识,负责本地区疫情和突发公共卫生事件监测、报告,开展流行病学调查和常见病原微生物检测。

第十九条 国家建立传染病预警制度。

国务院卫生行政部门和省、自治区、直辖市人民政府根据传染病发生、流行趋势的预测,及时发出传染病预警,根据情况予以公布。

第二十条 县级以上地方人民政府应当制定传染病预防、控制预案,报上一级人民政府备案。

传染病预防、控制预案应当包括以下主要内容:

(一)传染病预防控制指挥部的组成和相关部门的职责;

(二)传染病的监测、信息收集、分析、报告、通报制度;

(三)疾病预防控制机构、医疗机构在发生传染病疫情时的任务与职责;

(四)传染病暴发、流行情况的分级以及相应的应急工作方案;

(五)传染病预防、疫点疫区现场控制,应急设施、设备、救治药品和医疗器械以及其他物资和技术的储备与调用。

地方人民政府和疾病预防控制机构接到国务院卫生行政部门或者省、自治区、直辖市人民政府发出的传染病预警后,应当按照传染病预防、控制预案,采取相应的预防、控制措施。

第二十一条 医疗机构必须严格执行国务院卫生行政部门规定的管理制度、操作规范,防止传染病的医源性感染和医院感染。

医疗机构应当确定专门的部门或者人员,承担传染病疫情报告、本单位的传染病预防、控制以及责任区域内的传染病预防工作;承担医疗活动中与医院感染有关的危险因素监测、安全防护、消毒、隔离和医疗废物处置工作。

疾病预防控制机构应当指定专门人员负责对医疗机构内传染病预防工作进行指导、考核,开展流行病学调查。

第二十二条 疾病预防控制机构、医疗机构的实验室和从事病原微生物实验的单位,应当符合国家规定的条件和技术标准,建立严格的监督管理制度,对传染病病原体样本按照规定的措施实行严格监督管理,严防传染病病原体的实验室感染和病原微生物的扩散。

第二十三条 采供血机构、生物制品生产单位必须严格执行国家有关规定,保证血液、血液制品的质量。禁止非法采集血液或者组织他人出卖血液。

疾病预防控制机构、医疗机构使用血液和血液制品,必须遵守国家有关规定,防止因输入血液、使用血液制品引起经血液传播疾病的发生。

第二十四条 各级人民政府应当加强艾滋病的防治工作,采取预防、控制措施,防止艾滋病的传播。具体办法由国务院制定。

第二十五条 县级以上人民政府农业、林业行政部门以及其他有关部门,依据各自的职责负责与人畜共患传染病有关的动物传染病的防治管理工作。

与人畜共患传染病有关的野生动物、家畜家禽,经检疫合格后,方可出售、运输。

第二十六条 国家建立传染病菌种、毒种库。

对传染病菌种、毒种和传染病检测样本的采集、保藏、携带、运输和使用实行分类管理，建立健全严格的管理制度。

对可能导致甲类传染病传播的以及国务院卫生行政部门规定的菌种、毒种和传染病检测样本，确需采集、保藏、携带、运输和使用的，须经省级以上人民政府卫生行政部门批准。具体办法由国务院制定。

第二十七条 对被传染病病原体污染的污水、污物、场所和物品，有关单位和个人必须在疾病预防控制机构的指导下或者按照其提出的卫生要求，进行严格消毒处理；拒绝消毒处理的，由当地卫生行政部门或者疾病预防控制机构进行强制消毒处理。

第二十八条 在国家确认的自然疫源地计划兴建水利、交通、旅游、能源等大型建设项目的，应当事先由省级以上疾病预防控制机构对施工环境进行卫生调查。建设单位应当根据疾病预防控制机构的意见，采取必要的传染病预防、控制措施。施工期间，建设单位应当设专人负责工地上的卫生防疫工作。工程竣工后，疾病预防控制机构应当对可能发生的传染病进行监测。

第二十九条 用于传染病防治的消毒产品、饮用水供水单位供应的饮用水和涉及饮用水卫生安全的产品，应当符合国家卫生标准和卫生规范。

饮用水供水单位从事生产或者供应活动，应当依法取得卫生许可证。

生产用于传染病防治的消毒产品的单位和生产用于传染病防治的消毒产品，应当经省级以上人民政府卫生行政部门审批。具体办法由国务院制定。

第三章 疫情报告、通报和公布

第三十条 疾病预防控制机构、医疗机构和采供血机构及其执行职务的人员发现本法规定的传染病疫情或者发现其他传染病暴发、流行以及突发原因不明的传染病时，应当遵循疫情报告属地管理原则，按照国务院规定的或者国务院卫生行政部门规定的内容、程序、方式和时限报告。

军队医疗机构向社会公众提供医疗服务，发现前款规定的传染病疫情时，应当按照国务院卫生行政部门的规定报告。

第三十一条 任何单位和个人发现传染病病人或者疑似传染病病人时，应当及时向附近的疾病预防控制机构或者医疗机构报告。

第三十二条 港口、机场、铁路疾病预防控制机构以及国境卫生检疫机关发现甲类传染病病人、病原携带者、疑似传染病病人时，应当按照国家有关规定立即向国境口岸所在地的疾病预防控制机构或者所在地县级以上地方人民政府卫生行政部门报告并互相通报。

第三十三条 疾病预防控制机构应当主动收集、分析、调查、核实传染病疫情信息。接到甲类、乙类传染病疫情报告或者发现传染病暴发、流行时，应当立即报告当地卫生行政部门，由当地卫生行政部门立即报告当地人民政府，同时报告上级卫生行政部门和国务院卫生行政部门。

疾病预防控制机构应当设立或者指定专门的部门、人员负责传染病疫情信息管理工作，及时对疫情报告进行核实、分析。

第三十四条 县级以上地方人民政府卫生行政部门应当及时向本行政区域内的疾病预防控制机构和医疗机构通报传染病疫情以及监测、预警的相关信息。接到通报的疾病预防控制机构和医疗机构应当及时告知本单位的有关人员。

第三十五条 国务院卫生行政部门应当及时向国务院其他有关部门和各省、自治区、直辖市人民政府卫生行政部门通报全国传染病疫情以及监测、预警的相关信息。

毗邻的以及相关的地方人民政府卫生行政部门,应当及时互相通报本行政区域的传染病疫情以及监测、预警的相关信息。

县级以上人民政府有关部门发现传染病疫情时,应当及时向同级人民政府卫生行政部门通报。

中国人民解放军卫生主管部门发现传染病疫情时,应当向国务院卫生行政部门通报。

第三十六条 动物防疫机构和疾病预防控制机构,应当及时互相通报动物间和人间发生的人畜共患传染病疫情以及相关信息。

第三十七条 依照本法的规定负有传染病疫情报告职责的人民政府有关部门、疾病预防控制机构、医疗机构、采供血机构及其工作人员,不得隐瞒、谎报、缓报传染病疫情。

第三十八条 国家建立传染病疫情信息公布制度。

国务院卫生行政部门定期公布全国传染病疫情信息。省、自治区、直辖市人民政府卫生行政部门定期公布本行政区域的传染病疫情信息。

传染病暴发、流行时,国务院卫生行政部门负责向社会公布传染病疫情信息,并可以授权省、自治区、直辖市人民政府卫生行政部门向社会公布本行政区域的传染病疫情信息。

公布传染病疫情信息应当及时、准确。

第四章　疫情控制

第三十九条 医疗机构发现甲类传染病时,应当及时采取下列措施:

(一)对病人、病原携带者,予以隔离治疗,隔离期限根据医学检查结果确定;

(二)对疑似病人,确诊前在指定场所单独隔离治疗;

(三)对医疗机构内的病人、病原携带者、疑似病人的密切接触者,在指定场所进行医学观察和采取其他必要的预防措施。

拒绝隔离治疗或者隔离期未满擅自脱离隔离治疗的,可以由公安机关协助医疗机构采取强制隔离治疗措施。

医疗机构发现乙类或者丙类传染病病人,应当根据病情采取必要的治疗和控制传播措施。

医疗机构对本单位内被传染病病原体污染的场所、物品以及医疗废物,必须依照法律、法规的规定实施消毒和无害化处置。

第四十条 疾病预防控制机构发现传染病疫情或者接到传染病疫情报告时,应当及时采取下列措施:

（一）对传染病疫情进行流行病学调查，根据调查情况提出划定疫点、疫区的建议，对被污染的场所进行卫生处理，对密切接触者，在指定场所进行医学观察和采取其他必要的预防措施，并向卫生行政部门提出疫情控制方案；

（二）传染病暴发、流行时，对疫点、疫区进行卫生处理，向卫生行政部门提出疫情控制方案，并按照卫生行政部门的要求采取措施；

（三）指导下级疾病预防控制机构实施传染病预防、控制措施，组织、指导有关单位对传染病疫情的处理。

第四十一条 对已经发生甲类传染病病例的场所或者该场所内的特定区域的人员，所在地的县级以上地方人民政府可以实施隔离措施，并同时向上一级人民政府报告；接到报告的上级人民政府应当即时做出是否批准的决定。上级人民政府做出不予批准决定的，实施隔离措施的人民政府应当立即解除隔离措施。

在隔离期间，实施隔离措施的人民政府应当对被隔离人员提供生活保障；被隔离人员有工作单位的，所在单位不得停止支付其隔离期间的工作报酬。

隔离措施的解除，由原决定机关决定并宣布。

第四十二条 传染病暴发、流行时，县级以上地方人民政府应当立即组织力量，按照预防、控制预案进行防治，切断传染病的传播途径，必要时，报经上一级人民政府决定，可以采取下列紧急措施并予以公告：

（一）限制或者停止集市、影剧院演出或者其他人群聚集的活动；

（二）停工、停业、停课；

（三）封闭或者封存被传染病病原体污染的公共饮用水源、食品以及相关物品；

（四）控制或者扑杀染疫野生动物、家畜家禽；

（五）封闭可能造成传染病扩散的场所。

上级人民政府接到下级人民政府关于采取前款所列紧急措施的报告时，应当即时做出决定。

紧急措施的解除，由原决定机关决定并宣布。

第四十三条 甲类、乙类传染病暴发、流行时，县级以上地方人民政府报经上一级人民政府决定，可以宣布本行政区域部分或者全部为疫区；国务院可以决定并宣布跨省、自治区、直辖市的疫区。县级以上地方人民政府可以在疫区内采取本法第四十二条规定的紧急措施，并可以对出入疫区的人员、物资和交通工具实施卫生检疫。

省、自治区、直辖市人民政府可以决定对本行政区域内的甲类传染病疫区实施封锁；但是，封锁大、中城市的疫区或者封锁跨省、自治区、直辖市的疫区，以及封锁疫区导致中断干线交通或者封锁国境的，由国务院决定。

疫区封锁的解除，由原决定机关决定并宣布。

第四十四条 发生甲类传染病时，为了防止该传染病通过交通工具及其乘运的人员、物资传播，可以实施交通卫生检疫。具体办法由国务院制定。

第四十五条 传染病暴发、流行时，根据传染病疫情控制的需要，国务院有权在全国范围或者跨省、自治区、直辖市范围内，县级以上地方人民政府有权在本行政区域内紧急调集人员或者调用储备物资,临时征用房屋、交通工具以及相关设施、设备。

紧急调集人员的,应当按照规定给予合理报酬。临时征用房屋、交通工具以及相关设施、设备的,应当依法给予补偿;能返还的,应当及时返还。

第四十六条 患甲类传染病、炭疽死亡的,应当将尸体立即进行卫生处理,就近火化。患其他传染病死亡的,必要时,应当将尸体进行卫生处理后火化或者按照规定深埋。

为了查找传染病病因,医疗机构在必要时可以按照国务院卫生行政部门的规定,对传染病病人尸体或者疑似传染病病人尸体进行解剖查验,并应当告知死者家属。

第四十七条 疫区中被传染病病原体污染或者可能被传染病病原体污染的物品,经消毒可以使用的,应当在当地疾病预防控制机构的指导下,进行消毒处理后,方可使用、出售和运输。

第四十八条 发生传染病疫情时,疾病预防控制机构和省级以上人民政府卫生行政部门指派的其他与传染病有关的专业技术机构,可以进入传染病疫点、疫区进行调查、采集样本、技术分析和检验。

第四十九条 传染病暴发、流行时,药品和医疗器械生产、供应单位应当及时生产、供应防治传染病的药品和医疗器械。铁路、交通、民用航空经营单位必须优先运送处理传染病疫情的人员以及防治传染病的药品和医疗器械。县级以上人民政府有关部门应当做好组织协调工作。

第五章　医疗救治

第五十条 县级以上人民政府应当加强和完善传染病医疗救治服务网络的建设,指定具备传染病救治条件和能力的医疗机构承担传染病救治任务,或者根据传染病救治需要设置传染病医院。

第五十一条 医疗机构的基本标准、建筑设计和服务流程,应当符合预防传染病医院感染的要求。

医疗机构应当按照规定对使用的医疗器械进行消毒;对按照规定一次使用的医疗器具,应当在使用后予以销毁。

医疗机构应当按照国务院卫生行政部门规定的传染病诊断标准和治疗要求,采取相应措施,提高传染病医疗救治能力。

第五十二条 医疗机构应当对传染病病人或者疑似传染病病人提供医疗救护、现场救援和接诊治疗,书写病历记录以及其他有关资料,并妥善保管。

医疗机构应当实行传染病预检、分诊制度;对传染病病人、疑似传染病病人,应当引导至相对隔离的分诊点进行初诊。医疗机构不具备相应救治能力的,应当将患者及其病历记录复印件一并转至具备相应救治能力的医疗机构。具体办法由国务院卫生行政部门规定。

第六章　监督管理

第五十三条　县级以上人民政府卫生行政部门对传染病防治工作履行下列监督检查职责：

（一）对下级人民政府卫生行政部门履行本法规定的传染病防治职责进行监督检查；

（二）对疾病预防控制机构、医疗机构的传染病防治工作进行监督检查；

（三）对采供血机构的采供血活动进行监督检查；

（四）对用于传染病防治的消毒产品及其生产单位进行监督检查，并对饮用水供水单位从事生产或者供应活动以及涉及饮用水卫生安全的产品进行监督检查；

（五）对传染病菌种、毒种和传染病检测样本的采集、保藏、携带、运输、使用进行监督检查；

（六）对公共场所和有关单位的卫生条件和传染病预防、控制措施进行监督检查。

省级以上人民政府卫生行政部门负责组织对传染病防治重大事项的处理。

第五十四条　县级以上人民政府卫生行政部门在履行监督检查职责时，有权进入被检查单位和传染病疫情发生现场调查取证，查阅或者复制有关的资料和采集样本。被检查单位应当予以配合，不得拒绝、阻挠。

第五十五条　县级以上地方人民政府卫生行政部门在履行监督检查职责时，发现被传染病病原体污染的公共饮用水源、食品以及相关物品，如不及时采取控制措施可能导致传染病传播、流行的，可以采取封闭公共饮用水源、封存食品以及相关物品或者暂停销售的临时控制措施，并予以检验或者进行消毒。经检验，属于被污染的食品，应当予以销毁；对未被污染的食品或者经消毒后可以使用的物品，应当解除控制措施。

第五十六条　卫生行政部门工作人员依法执行职务时，应当不少于两人，并出示执法证件，填写卫生执法文书。

卫生执法文书经核对无误后，应当由卫生执法人员和当事人签名。当事人拒绝签名的，卫生执法人员应当注明情况。

第五十七条　卫生行政部门应当依法建立健全内部监督制度，对其工作人员依据法定职权和程序履行职责的情况进行监督。

上级卫生行政部门发现下级卫生行政部门不及时处理职责范围内的事项或者不履行职责的，应当责令纠正或者直接予以处理。

第五十八条　卫生行政部门及其工作人员履行职责，应当自觉接受社会和公民的监督。单位和个人有权向上级人民政府及其卫生行政部门举报违反本法的行为。接到举报的有关人民政府或者其卫生行政部门，应当及时调查处理。

第七章　保障措施

第五十九条　国家将传染病防治工作纳入国民经济和社会发展计划，县级以上地方人民政府将传染病防治工作纳入本行政区域的国民经济和社会发展计划。

第六十条 县级以上地方人民政府按照本级政府职责负责本行政区域内传染病预防、控制、监督工作的日常经费。

国务院卫生行政部门会同国务院有关部门,根据传染病流行趋势,确定全国传染病预防、控制、救治、监测、预测、预警、监督检查等项目。中央财政对困难地区实施重大传染病防治项目给予补助。

省、自治区、直辖市人民政府根据本行政区域内传染病流行趋势,在国务院卫生行政部门确定的项目范围内,确定传染病预防、控制、监督等项目,并保障项目的实施经费。

第六十一条 国家加强基层传染病防治体系建设,扶持贫困地区和少数民族地区的传染病防治工作。

地方各级人民政府应当保障城市社区、农村基层传染病预防工作的经费。

第六十二条 国家对患有特定传染病的困难人群实行医疗救助,减免医疗费用。具体办法由国务院卫生行政部门会同国务院财政部门等部门制定。

第六十三条 县级以上人民政府负责储备防治传染病的药品、医疗器械和其他物资,以备调用。

第六十四条 对从事传染病预防、医疗、科研、教学、现场处理疫情的人员,以及在生产、工作中接触传染病病原体的其他人员,有关单位应当按照国家规定,采取有效的卫生防护措施和医疗保健措施,并给予适当的津贴。

第八章 法律责任

第六十五条 地方各级人民政府未依照本法的规定履行报告职责,或者隐瞒、谎报、缓报传染病疫情,或者在传染病暴发、流行时,未及时组织救治、采取控制措施的,由上级人民政府责令改正,通报批评;造成传染病传播、流行或者其他严重后果的,对负有责任的主管人员,依法给予行政处分;构成犯罪的,依法追究刑事责任。

第六十六条 县级以上人民政府卫生行政部门违反本法规定,有下列情形之一的,由本级人民政府、上级人民政府卫生行政部门责令改正,通报批评;造成传染病传播、流行或者其他严重后果的,对负有责任的主管人员和其他直接责任人员,依法给予行政处分;构成犯罪的,依法追究刑事责任:

(一)未依法履行传染病疫情通报、报告或者公布职责,或者隐瞒、谎报、缓报传染病疫情的;

(二)发生或者可能发生传染病传播时未及时采取预防、控制措施的;

(三)未依法履行监督检查职责,或者发现违法行为不及时查处的;

(四)未及时调查、处理单位和个人对下级卫生行政部门不履行传染病防治职责的举报的;

(五)违反本法的其他失职、渎职行为。

第六十七条 县级以上人民政府有关部门未依照本法的规定履行传染病防治和保障职

责的,由本级人民政府或者上级人民政府有关部门责令改正,通报批评;造成传染病传播、流行或者其他严重后果的,对负有责任的主管人员和其他直接责任人员,依法给予行政处分;构成犯罪的,依法追究刑事责任。

第六十八条 疾病预防控制机构违反本法规定,有下列情形之一的,由县级以上人民政府卫生行政部门责令限期改正,通报批评,给予警告;对负有责任的主管人员和其他直接责任人员,依法给予降级、撤职、开除的处分,并可以依法吊销有关责任人员的执业证书;构成犯罪的,依法追究刑事责任:

(一)未依法履行传染病监测职责的;

(二)未依法履行传染病疫情报告、通报职责,或者隐瞒、谎报、缓报传染病疫情的;

(三)未主动收集传染病疫情信息,或者对传染病疫情信息和疫情报告未及时进行分析、调查、核实的;

(四)发现传染病疫情时,未依据职责及时采取本法规定的措施的;

(五)故意泄露传染病病人、病原携带者、疑似传染病病人、密切接触者涉及个人隐私的有关信息、资料的。

第六十九条 医疗机构违反本法规定,有下列情形之一的,由县级以上人民政府卫生行政部门责令改正,通报批评,给予警告;造成传染病传播、流行或者其他严重后果的,对负有责任的主管人员和其他直接责任人员,依法给予降级、撤职、开除的处分,并可以依法吊销有关责任人员的执业证书;构成犯罪的,依法追究刑事责任:

(一)未按照规定承担本单位的传染病预防、控制工作、医院感染控制任务和责任区域内的传染病预防工作的;

(二)未按照规定报告传染病疫情,或者隐瞒、谎报、缓报传染病疫情的;

(三)发现传染病疫情时,未按照规定对传染病病人、疑似传染病病人提供医疗救护、现场救援、接诊、转诊的,或者拒绝接受转诊的;

(四)未按照规定对本单位内被传染病病原体污染的场所、物品以及医疗废物实施消毒或者无害化处置的;

(五)未按照规定对医疗器械进行消毒,或者对按照规定一次使用的医疗器具未予销毁,再次使用的;

(六)在医疗救治过程中未按照规定保管医学记录资料的;

(七)故意泄露传染病病人、病原携带者、疑似传染病病人、密切接触者涉及个人隐私的有关信息、资料的。

第七十条 采供血机构未按照规定报告传染病疫情,或者隐瞒、谎报、缓报传染病疫情,或者未执行国家有关规定,导致因输入血液引起经血液传播疾病发生的,由县级以上人民政府卫生行政部门责令改正,通报批评,给予警告;造成传染病传播、流行或者其他严重后果的,对负有责任的主管人员和其他直接责任人员,依法给予降级、撤职、开除的处分,并可以依法吊销采供血机构的执业许可证;构成犯罪的,依法追究刑事责任。

非法采集血液或者组织他人出卖血液的,由县级以上人民政府卫生行政部门予以取缔,没收违法所得,可以并处十万元以下的罚款;构成犯罪的,依法追究刑事责任。

第七十一条　国境卫生检疫机关、动物防疫机构未依法履行传染病疫情通报职责的,由有关部门在各自职责范围内责令改正,通报批评;造成传染病传播、流行或者其他严重后果的,对负有责任的主管人员和其他直接责任人员,依法给予降级、撤职、开除的处分;构成犯罪的,依法追究刑事责任。

第七十二条　铁路、交通、民用航空经营单位未依照本法的规定优先运送处理传染病疫情的人员以及防治传染病的药品和医疗器械的,由有关部门责令限期改正,给予警告;造成严重后果的,对负有责任的主管人员和其他直接责任人员,依法给予降级、撤职、开除的处分。

第七十三条　违反本法规定,有下列情形之一,导致或者可能导致传染病传播、流行的,由县级以上人民政府卫生行政部门责令限期改正,没收违法所得,可以并处五万元以下的罚款;已取得许可证的,原发证部门可以依法暂扣或者吊销许可证;构成犯罪的,依法追究刑事责任:

（一）饮用水供水单位供应的饮用水不符合国家卫生标准和卫生规范的;

（二）涉及饮用水卫生安全的产品不符合国家卫生标准和卫生规范的;

（三）用于传染病防治的消毒产品不符合国家卫生标准和卫生规范的;

（四）出售、运输疫区中被传染病病原体污染或者可能被传染病病原体污染的物品,未进行消毒处理的;

（五）生物制品生产单位生产的血液制品不符合国家质量标准的。

第七十四条　违反本法规定,有下列情形之一的,由县级以上地方人民政府卫生行政部门责令改正,通报批评,给予警告,已取得许可证的,可以依法暂扣或者吊销许可证;造成传染病传播、流行以及其他严重后果的,对负有责任的主管人员和其他直接责任人员,依法给予降级、撤职、开除的处分,并可以依法吊销有关责任人员的执业证书;构成犯罪的,依法追究刑事责任:

（一）疾病预防控制机构、医疗机构和从事病原微生物实验的单位,不符合国家规定的条件和技术标准,对传染病病原体样本未按照规定进行严格管理,造成实验室感染和病原微生物扩散的;

（二）违反国家有关规定,采集、保藏、携带、运输和使用传染病菌种、毒种和传染病检测样本的;

（三）疾病预防控制机构、医疗机构未执行国家有关规定,导致因输入血液、使用血液制品引起经血液传播疾病发生的。

第七十五条　未经检疫出售、运输与人畜共患传染病有关的野生动物、家畜家禽的,由县级以上地方人民政府畜牧兽医行政部门责令停止违法行为,并依法给予行政处罚。

第七十六条　在国家确认的自然疫源地兴建水利、交通、旅游、能源等大型建设项目,未经卫生调查进行施工的,或者未按照疾病预防控制机构的意见采取必要的传染病预防、控制措施的,由县级以上人民政府卫生行政部门责令限期改正,给予警告,处五千元以上三万元以下的罚款;逾期不改正的,处三万元以上十万元以下的罚款,并可以提请有关人民政府依据职责权限,责令停建、关闭。

第七十七条 单位和个人违反本法规定,导致传染病传播、流行,给他人人身、财产造成损害的,应当依法承担民事责任。

第九章 附 则

第七十八条 本法中下列用语的含义:

(一)传染病病人、疑似传染病病人:指根据国务院卫生行政部门发布的《中华人民共和国传染病防治法规定管理的传染病诊断标准》,符合传染病病人和疑似传染病病人诊断标准的人。

(二)病原携带者:指感染病原体无临床症状但能排出病原体的人。

(三)流行病学调查:指对人群中疾病或者健康状况的分布及其决定因素进行调查研究,提出疾病预防控制措施及保健对策。

(四)疫点:指病原体从传染源向周围播散的范围较小或者单个疫源地。

(五)疫区:指传染病在人群中暴发、流行,其病原体向周围播散时所能波及的地区。

(六)人畜共患传染病:指人与脊椎动物共同罹患的传染病,如鼠疫、狂犬病、血吸虫病等。

(七)自然疫源地:指某些可引起人类传染病的病原体在自然界的野生动物中长期存在和循环的地区。

(八)病媒生物:指能够将病原体从人或者其他动物传播给人的生物,如蚊、蝇、蚤类等。

(九)医源性感染:指在医学服务中,因病原体传播引起的感染。

(十)医院感染:指住院病人在医院内获得的感染,包括在住院期间发生的感染和在医院内获得出院后发生的感染,但不包括入院前已开始或者入院时已处于潜伏期的感染。医院工作人员在医院内获得的感染也属医院感染。

(十一)实验室感染:指从事实验室工作时,因接触病原体所致的感染。

(十二)菌种、毒种:指可能引起本法规定的传染病发生的细菌菌种、病毒毒种。

(十三)消毒:指用化学、物理、生物的方法杀灭或者消除环境中的病原微生物。

(十四)疾病预防控制机构:指从事疾病预防控制活动的疾病预防控制中心以及与上述机构业务活动相同的单位。

(十五)医疗机构:指按照《医疗机构管理条例》取得医疗机构执业许可证,从事疾病诊断、治疗活动的机构。

第七十九条 传染病防治中有关食品、药品、血液、水、医疗废物和病原微生物的管理以及动物防疫和国境卫生检疫,本法未规定的,分别适用其他有关法律、行政法规的规定。

第八十条 本法自 2004 年 12 月 1 日起施行。

附录3 传染病信息报告管理规范（2015 年版）

根据传染病防控工作的新形势，为进一步加强全国传染病信息报告管理工作，提高报告质量，依据《中华人民共和国传染病防治法》《中华人民共和国电子签名法》等相关法律法规，制定本规范。

一、组织机构职责

遵循分级负责、属地管理的原则，各有关部门与机构在传染病信息报告管理工作中履行以下职责：

（一）卫生计生行政部门

负责本辖区内传染病信息报告工作的管理。

（1）负责本辖区内传染病信息报告工作的管理，建设和完善本辖区内传染病信息网络报告系统，并为系统正常运行提供保障条件。

（2）依据相关法律法规规定，结合本辖区的具体情况，组织制定传染病信息报告工作实施方案，落实传染病信息报告工作。

（3）定期组织开展对各级医疗卫生机构传染病信息报告、管理等工作监督检查。

（4）国家卫生计生委及省级地方人民政府卫生计生行政部门根据全国或各省（区、市）疾病预防控制工作的需要，可调整传染病监测报告病种和内容。

（二）疾病预防控制机构

负责本辖区内传染病信息报告工作的业务指导和技术支持。

1. 中国疾病预防控制中心

（1）负责全国传染病信息报告业务管理、技术培训和工作指导，协助国家卫生计生委制定相关标准、技术规范和指导方案等。

（2）负责全国传染病信息的收集、分析、报告和反馈，预测重大传染病发生、流行趋势，开展传染病信息报告管理质量评价。

（3）动态监视全国传染病报告信息，对疫情变化态势进行分析，及时分析报告异常情况或甲类及按甲类管理的传染病疫情。

（4）负责国家信息报告网络系统的规划、建设、维护和应用性能的改进与完善，并为省级相关系统建设提供技术支持。

（5）负责对全国传染病信息报告数据备份，确保数据安全。

（6）开展全国传染病信息报告的考核和评估。

2. 地方各级疾病预防控制机构

（1）负责本辖区的传染病信息报告业务管理、技术培训和工作指导，实施传染病信息报告管理规范和相关方案，建立健全传染病信息报告管理组织和制度。

（2）负责本辖区的传染病信息的收集、分析、报告和反馈，预测传染病发生、流行趋势，开展传染病信息报告管理质量评价。

（3）动态监视本辖区的传染病报告信息，对疫情变化态势进行分析，及时分析报告、调查核实异常情况或甲类及按甲类管理的传染病疫情。

（4）负责对本辖区信息报告网络系统的维护，提供技术支持。

（5）负责对本辖区的传染病信息分析相关数据备份，确保报告数据安全。

（6）开展对本辖区的传染病信息报告工作的考核和评估。

县级疾病预防控制机构履行以上职责的同时，负责对本辖区内医疗机构和其他责任报告单位报告传染病信息的审核；承担本辖区内不具备网络直报条件的责任报告单位报告的传染病信息的网络直报，或指导本辖区承担基本公共卫生服务项目任务的基层医疗卫生机构对不具备网络直报条件的责任报告单位报告的传染病信息进行网络报告。

（三）卫生监督机构

配合卫生计生行政部门开展对传染病报告管理工作情况的监督检查，对不履行职责的单位或个人依法进行查处。

（四）医疗机构

执行首诊负责制，依法依规及时报告法定传染病，负责传染病信息报告管理要求的落实。

（1）制定传染病报告工作程序，明确各相关科室在传染病信息报告管理工作中的职责。

（2）建立健全传染病诊断、登记、报告、培训、质量管理和自查等制度。

（3）确立或指定具体部门和专（兼）职人员负责传染病信息报告管理工作。二级及以上医疗机构必须配备 2 名或以上专（兼）职人员，二级以下医疗机构至少配备 1 名专（兼）职人员。

（4）一级及以上医疗机构应配备传染病信息报告专用计算机和相关网络设备，保障疫情报告及其管理工作。

（5）负责对本单位相关医务人员进行传染病诊断标准和信息报告管理技术等内容的培训。

（6）负责传染病信息报告的日常管理、审核检查、网络报告（数据交换）和质量控制，定期对本单位报告的传染病情况及报告质量进行分析汇总和通报。协助疾病预防控制机构开展传染病疫情调查和信息报告质量考核与评估。

承担基本公共卫生服务项目任务的基层医疗卫生机构履行以上职责的同时，负责收集和报告责任范围内的传染病信息，并在县级疾病预防控制机构指导下，承担本辖区内不具备网络直报条件的责任报告单位报告的传染病信息网络报告。

（五）采供血机构

对献血人员进行登记。按《艾滋病和艾滋病病毒感染诊断标准》对最终检测结果为阳性病例进行网络报告。

二、传染病信息报告

（一）责任报告单位及报告人

各级各类医疗卫生机构为责任报告单位；其执行职务的人员和乡村医生、个体开业医生均为责任疫情报告人。

（二）报告病种

1. 法定传染病

（1）甲类传染病：鼠疫、霍乱。

（2）乙类传染病：传染性非典型肺炎、艾滋病（艾滋病病毒感染者）、病毒性肝炎、脊髓灰质炎、人感染高致病性禽流感、麻疹、流行性出血热、狂犬病、流行性乙型脑炎、登革热、炭疽、细菌性和阿米巴性痢疾、肺结核、伤寒和副伤寒、流行性脑脊髓膜炎、百日咳、白喉、新生儿破伤风、猩红热、布鲁菌病、淋病、梅毒、钩端螺旋体病、血吸虫病、疟疾、人感染 H7N9 禽流感。

（3）丙类传染病：流行性感冒、流行性腮腺炎、风疹、急性出血性结膜炎、麻风病、流行性和地方性斑疹伤寒、黑热病、包虫病、丝虫病，除霍乱、细菌性和阿米巴性痢疾、伤寒和副伤寒以外的感染性腹泻病、手足口病。

（4）国家卫生计生委决定列入乙类、丙类传染病管理的其他传染病和按照甲类管理开展应急监测报告的其他传染病。

2. 其他传染病

省级人民政府决定按照乙类、丙类管理的其他地方性传染病和其他暴发、流行或原因不明的传染病。

3. 不明原因肺炎病例和不明原因死亡病例等重点监测疾病

（三）诊断与分类

责任报告人应按照传染病诊断标准（卫生计生行业标准）及时对传染病病人或疑似病人进行诊断。根据不同传染病诊断分类，分为疑似病例、临床诊断病例、确诊病例和病原携带者四类。其中，需报告病原携带者的病种包括霍乱、脊髓灰质炎以及国家卫生计生委规定的其他传染病。

（四）登记与报告

责任报告单位或责任报告人在诊疗过程中应规范填写或由电子病历、电子健康档案自动生成规范的门诊日志、入/出院登记、检测检验和放射登记。首诊医生在诊疗过程中发现传染病病人、疑似病人和规定报告的病原携带者后应按照要求填写《中华人民共和国传染病报告卡》（以下简称传染病报告卡）（见附件）或通过电子病历、电子健康档案自动抽取符合交换文档标准的电子传染病报告卡。

省级人民政府决定按照乙类、丙类管理的其他地方性传染病和其他暴发、流行或原因不明的传染病也应填报（或抽取）传染病报告卡信息。

（五）填报要求

1. 传染病报告卡填写

《传染病报告卡》统一格式，可采用纸质或电子形式填报，内容完整、准确，填报人签名。纸质报告卡要求用 A4 纸印刷，使用钢笔或签字笔填写，字迹清楚。电子交换文档应当使用符合国家统一认证标准的电子签名和时间戳。

传染病报告卡中须填报患者有效证件或居民健康卡、社会保障卡、新农合医疗卡等身份识别号码；患者为学生或幼托儿童须填报其所在学校/幼托机构全称及班级名称。

2. 传染病专项调查、监测信息报告

国家根据传染病预防控制工作需要开展的专项调查、报告和监测的传染病，应在本规范基础上按照有关要求执行。

（六）报告程序与方式

传染病报告实行属地化管理，首诊负责制。传染病报告卡由首诊医生或其他执行职务的人员负责填写。现场调查时发现的传染病病例，由属地医疗机构诊断并报告。采供血机构发现阳性病例也应填写报告卡。

（1）传染病疫情信息实行网络直报或直接数据交换。不具备网络直报条件的医疗机构，在规定的时限内将传染病报告卡信息报告属地乡镇卫生院、城市社区卫生服务中心或县级疾病预防控制机构进行网络报告，同时传真或寄送传染病报告卡至代报单位。

（2）区域信息平台或医疗机构的电子健康档案、电子病历系统应当具备传染病信息报告管理功能，已具备传染病信息报告管理功能的要逐步实现与传染病报告信息管理系统的数据自动交换功能。

（3）军队医疗卫生机构向社会公众提供医疗服务时，发现传染病疫情，应当按照本规定进行传染病网络报告或数据交换。

（七）报告时限

责任报告单位和责任疫情报告人发现甲类传染病和乙类传染病中的肺炭疽、传染性非典型肺炎等按照甲类管理的传染病病人或疑似病人时，或发现其他传染病和不明原因疾病暴发时，应于 2 小时内将传染病报告卡通过网络报告。

对其他乙、丙类传染病病人、疑似病人和规定报告的传染病病原携带者在诊断后，应于 24 小时内进行网络报告。

不具备网络直报条件的医疗机构及时向属地乡镇卫生院、城市社区卫生服务中心或县级疾病预防控制机构报告，并于 24 小时内寄送出传染病报告卡至代报单位。

三、报告数据管理

（一）审核

医疗机构传染病报告管理人员须对收到的纸质传染病报告卡或电子病历、电子健康档案系统中抽取的电子传染病报告卡的信息进行错项、漏项、逻辑错误等检查，对有疑问的报告卡必须及时向填卡人核实。

县级疾病预防控制机构疫情管理人员每日对辖区内报告或数据交换的传染病信息进行审

核,对有疑问的报告信息及时反馈报告单位或向报告人核实。对误报、重报信息应及时删除。

对甲类传染病和乙类传染病中的肺炭疽、传染性非典型肺炎等按照甲类管理的病人或疑似病人以及其他传染病和不明原因疾病暴发的报告信息,应立即调查核实,于2小时内通过网络完成报告信息的三级确认审核。

对于其他乙、丙类传染病报告卡,由县级疾病预防控制机构核对无误后,于24小时内通过网络完成确认审核。

（二）订正

医疗卫生机构发生报告病例诊断变更、已报告病例因该病死亡或填卡错误时,应由该医疗卫生机构及时进行订正报告,并重新填写传染病报告卡或抽取电子传染病报告卡,卡片类别选择订正项,并注明原报告病名。对报告的疑似病例,应及时进行排除或确诊。

实行专病报告管理的传染病,由相应的专病管理机构或部门对报告的病例进行追踪调查,发现传染病报告卡信息有误或排除病例时应当在24小时内订正。已具备电子病历、电子健康档案数据自动抽取交换功能时,以唯一身份标识实现传染病个案报告与专病的数据动态管理。暂不具备条件的,应及时在传染病报告信息管理系统中完成相关信息的动态订正,保证数据的一致性。

（三）补报

责任报告单位发现本年度内漏报的传染病病例,应及时补报。

（四）查重

县级疾病预防控制机构及具备网络直报条件的医疗机构每日对报告信息进行查重,对重复报告信息进行删除。

四、传染病疫情分析与利用

（1）疫情分析所需的人口资料以国家统计部门数据为准。

（2）省级及以上卫生计生行政部门定期发布的本行政区域传染病疫情信息,对外公布的法定传染病发病、死亡数以传染病报告信息管理系统中按审核日期和现住址统计的数据为准。单病种疫情信息通报和对外发布时,报告发病数和死亡数应与传染病报告信息管理系统数据保持一致。

（3）各级疾病预防控制机构必须每日对通过网络报告的传染病疫情进行动态监控。省级及以上疾病预防控制机构须按周、月、年进行动态分析报告,市（地）和县级疾病预防控制机构须按月、年进行传染病疫情分析,二级及以上医疗机构按季、年进行传染病报告的汇总或分析。当有甲类或按照甲类管理及其他重大传染病疫情报告时,随时做出专题分析和报告。

（4）各级疾病预防控制机构要及时将疫情分析结果以信息、简报或报告等形式向上级疾病预防控制机构和同级卫生计生行政部门报告,并反馈到下一级疾病预防控制机构。

县级疾病预防控制机构应定期将辖区内疫情分析结果反馈到辖区内的医疗机构。

（5）各级疾病预防控制机构发现甲类传染病和乙类传染病中的肺炭疽、传染性非典型肺炎等按照甲类管理的传染病以及其他传染病和不明原因疾病暴发等未治愈的传染病病人或疑似病人离开报告所在地时,应立即报告当地卫生计生行政部门,同时报告上级疾病预防控制机构,接到报告的卫生计生行政部门应当以最快的通信方式向其到达地的卫生计生行政部门通报疫情。

（6）毗邻的以及相关地区的卫生计生行政部门,应当及时互相通报本行政区域的传染病疫情以及监测、预警的相关信息。

（7）信息利用实行分级分类管理。卫生计生行业内部实现互联共享,公民、法人或其他组织申请公开相关信息的,按照《政府信息公开条例》有关规定办理。

五、资料保存

（1）各级各类医疗卫生机构的纸质《传染病报告卡》及传染病报告记录保存3年。不具备网络直报条件的医疗机构,其传染病报告卡由代报单位保存,原报告单位必须进行登记备案。

（2）符合《中华人民共和国电子签名法》的电子传染病报告卡视为与纸质文本具有同等法律效力,须做好备份工作,备份保存时间至少与纸质传染病报告卡一致;暂不符合的须打印成纸质卡片由首诊医生签名后进行保存备案。

（3）各级疾病预防控制机构应将传染病信息资料按照国家有关规定纳入档案管理。

六、信息系统安全管理

（1）涉及对传染病信息报告管理系统发生需求变更和功能调整时,中国疾病预防控制中心应做好风险评估,报国家卫生计生委批准后实施。

（2）县级及以上疾病预防控制机构必须使用专网或虚拟专网进行网络报告,并逐步覆盖辖区内的各级各类医疗机构。

（3）各级疾病预防控制机构负责辖区内信息报告系统用户与权限的管理,应根据信息安全三级等级保护的要求,制定相应的制度,建立分级电子认证服务体系,加强对信息报告系统的账号安全管理。

（4）医疗机构的电子病历系统实施传染病报告功能时,应通过身份鉴别和授权控制加强用户管理,做到其行为可管理、可控制、可追溯。

（5）信息系统使用人员不得转让或泄露信息系统操作账号和密码。发现账号、密码已泄露或被盗用时,应立即采取措施,更改密码,同时向上级疾病预防控制机构报告。

（6）传染病信息报告、管理、使用部门和个人应建立传染病数据使用的登记和审核制度,不得利用传染病数据从事危害国家安全、社会公共利益和他人合法权益的活动,不得对外泄露传染病病人的个人隐私信息资料。

七、考核与评估

（1）各级卫生计生行政部门定期组织对本辖区内的传染病信息报告工作进行督导检查,对发现的问题予以通报并责令限期改正。

（2）各级疾病预防控制机构制定传染病信息报告工作考核方案,并定期对辖区内医疗机构和下级疾病预防控制机构进行指导与考核。

（3）各级各类医疗机构应将传染病信息报告管理工作纳入工作考核范围,定期进行自查。

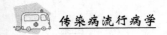

附件：

中华人民共和国传染病报告卡

卡片编号：_____ 　　　报卡类别：1. 初次报告　　2. 订正报告

姓名 * ：_____(患儿家长姓名：_____)
有效证件号 * ：□□□□□□□□□□□□□□□□□□　　性别 * ：□男　□女
出生日期 * ：_____年____月___日(如出生日期不详，实足年龄：_____　年龄单位：□岁□月□天)
工作单位(学校)：_____　　联系电话：_____
病人属于 * ：□本县区　□本市其他县区　□本省其他地市　□外省　□港澳台　□外籍
现住址(详填) * ：_____省_____市_____县(区)_____乡(镇、街道)_____村_____(门牌号)
人群分类 * ：
□幼托儿童、□散居儿童、□学生(大中小学)、□教师、□保育员及保姆、□餐饮食品业、□商业服务、
□医务人员、□工人、□民工、□农民、□牧民、□渔(船)民、□干部职员、□离退人员、□家务及待
业、□其他(　)、□不详
病例分类 * ：(1) □疑似病例、□临床诊断病例、□确诊病例、□病原携带者
(2) □急性、□慢性(乙型肝炎 * 、血吸虫病 * 、丙肝)
发病日期 * ：_____年____月___日
诊断日期 * ：_____年____月___日___时
死亡日期：_____年____月___日
甲类传染病 * ：
□鼠疫、□霍乱
乙类传染病 * ：
□传染性非典型肺炎、艾滋病(□艾滋病病人□HIV)、病毒性肝炎(□甲型□乙型□丙型□丁型□戊型□未分型)、□脊髓灰质炎、□人感染高致病性禽流感、□麻疹、□流行性出血热、□狂犬病、□流行性乙型脑炎、□登革热、炭疽(□肺炭疽□皮肤炭疽□未分型)、痢疾(□细菌性□阿米巴性)、肺结核(□涂阳□仅培阳□菌阴□未痰检)、伤寒(□伤寒□副伤寒)、□流行性脑脊髓膜炎、□百日咳、□白喉、□新生儿破伤风、□猩红热、□布鲁菌病、□淋病、梅毒(□Ⅰ期□Ⅱ期□Ⅲ期□胎传□隐性)、□钩端螺旋体病、□血吸虫病、疟疾(□间日疟□恶性疟□未分型)、□人感染 H7N9 禽流感
丙类传染病 * ：
□流行性感冒、□流行性腮腺炎、□风疹、□急性出血性结膜炎、□麻风病、□流行性和地方性斑疹伤寒、□黑热病、□包虫病、□丝虫病、□除霍乱、细菌性和阿米巴性痢疾、伤寒和副伤寒以外的感染性腹泻病、□手足口病
其他法定管理以及重点监测传染病：
订正病名：_____　　　退卡原因：_____
报告单位：_____　　　联系电话：_____
填卡医生 * ：_____　　　填卡日期 * ：_____年___月___日
备注：

《中华人民共和国传染病报告卡》填卡说明

卡片编码:由报告单位自行编制填写。

姓名:填写患者或献血员的名字,姓名应该和身份证上的姓名一致。

家长姓名:14 岁及以下的患儿要求填写患者家长姓名。

有效证件号:必须填写有效证件号,包括居民身份证号、护照、军官证、居民健康卡、社会保障卡、新农合医疗卡。尚未获得身份识别号码的人员用特定编码标识。

性别:在相应的性别前打√。

出生日期:出生日期与年龄栏只要选择一栏填写即可,不必同时填报出生日期和年龄。

实足年龄:对出生日期不详的用户填写年龄。

年龄单位:对于新生儿和只有月龄的儿童,注意选择年龄单位为天或月。

工作单位(学校):填写患者的工作单位。学生、幼托儿童须详细填写所在学校及班级名称。

联系电话:填写患者的联系方式。

病例属于:在相应的类别前打√。用于标识病人现住地址与就诊医院所在地区的关系。

现住地址:至少须详细填写到乡镇(街道)。现住址的填写,原则是指病人发病时的居住地,不是户籍所在地址。如病人不能提供本人现住地址,则填写报告单位地址。

职业:在相应的职业前打√。

病例分类:在相应的类别前打√。

发病日期:本次发病日期;病原携带者填初检日期或就诊时间;采供血机构报告填写献血者献血日期。

诊断日期:本次诊断日期,需填写至小时;采供血机构填写确认实验日期。

死亡日期:病例的死亡时间。

疾病名称:在做出诊断的病名前打√。

其他法定管理以及重点监测传染病:填写纳入报告管理的其他传染病病种名称。

订正病名:订正报告填写订正前的病名。

退卡原因:填写卡片填报不合格的原因。

报告单位:填写报告传染病的单位。

填卡医生:填写传染病报告卡的医生姓名。

填卡日期:填写本卡日期。

备注:用户可填写文字信息,如最终确诊非法定报告的传染病的病名等。诊断为耐多药肺结核或订正诊断为耐多药肺结核的患者在此栏补充填写"MDRTB"。

注:报告卡带"＊"部分为必填项目。

附录4　突发公共卫生事件应急条例

第一章　总　则

第一条　为了有效预防、及时控制和消除突发公共卫生事件的危害,保障公众身体健康与生命安全,维护正常的社会秩序,制定本条例。

第二条　本条例所称突发公共卫生事件(以下简称突发事件),是指突然发生,造成或者可能造成社会公众健康严重损害的重大传染病疫情、群体性不明原因疾病、重大食物和职业中毒以及其他严重影响公众健康的事件。

第三条　突发事件发生后,国务院设立全国突发事件应急处理指挥部,由国务院有关部门和军队有关部门组成,国务院主管领导人担任总指挥,负责对全国突发事件应急处理的统一领导、统一指挥。

国务院卫生行政主管部门和其他有关部门,在各自的职责范围内做好突发事件应急处理的有关工作。

第四条　突发事件发生后,省、自治区、直辖市人民政府成立地方突发事件应急处理指挥部,省、自治区、直辖市人民政府主要领导人担任总指挥,负责领导、指挥本行政区域内突发事件应急处理工作。

县级以上地方人民政府卫生行政主管部门,具体负责组织突发事件的调查、控制和医疗救治工作。

县级以上地方人民政府有关部门,在各自的职责范围内做好突发事件应急处理的有关工作。

第五条　突发事件应急工作,应当遵循预防为主、常备不懈的方针,贯彻统一领导、分级负责、反应及时、措施果断、依靠科学、加强合作的原则。

第六条　县级以上各级人民政府应当组织开展防治突发事件相关科学研究,建立突发事件应急流行病学调查、传染源隔离、医疗救护、现场处置、监督检查、监测检验、卫生防护等有关物资、设备、设施、技术与人才资源储备,所需经费列入本级政府财政预算。

国家对边远贫困地区突发事件应急工作给予财政支持。

第七条　国家鼓励、支持开展突发事件监测、预警、反应处理有关技术的国际交流与合作。

第八条　国务院有关部门和县级以上地方人民政府及其有关部门,应当建立严格的突发事件防范和应急处理责任制,切实履行各自的职责,保证突发事件应急处理工作的正常进行。

第九条　县级以上各级人民政府及其卫生行政主管部门,应当对参加突发事件应急处理的医疗卫生人员,给予适当补助和保健津贴;对参加突发事件应急处理做出贡献的人员,给予表彰和奖励;对因参与应急处理工作致病、致残、死亡的人员,按照国家有关规定,给予相应的补助和抚恤。

第二章　预防与应急准备

第十条　国务院卫生行政主管部门按照分类指导、快速反应的要求,制定全国突发事件应急预案,报请国务院批准。

省、自治区、直辖市人民政府根据全国突发事件应急预案,结合本地实际情况,制定本行政区域的突发事件应急预案。

第十一条　全国突发事件应急预案应当包括以下主要内容:

(一)突发事件应急处理指挥部的组成和相关部门的职责;

(二)突发事件的监测与预警;

(三)突发事件信息的收集、分析、报告、通报制度;

(四)突发事件应急处理技术和监测机构及其任务;

(五)突发事件的分级和应急处理工作方案;

(六)突发事件预防、现场控制,应急设施、设备、救治药品和医疗器械以及其他物资和技术的储备与调度;

(七)突发事件应急处理专业队伍的建设和培训。

第十二条　突发事件应急预案应当根据突发事件的变化和实施中发现的问题及时进行修订、补充。

第十三条　地方各级人民政府应当依照法律、行政法规的规定,做好传染病预防和其他公共卫生工作,防范突发事件的发生。

县级以上各级人民政府卫生行政主管部门和其他有关部门,应当对公众开展突发事件应急知识的专门教育,增强全社会对突发事件的防范意识和应对能力。

第十四条　国家建立统一的突发事件预防控制体系。

县级以上地方人民政府应当建立和完善突发事件监测与预警系统。

县级以上各级人民政府卫生行政主管部门,应当指定机构负责开展突发事件的日常监测,并确保监测与预警系统的正常运行。

第十五条　监测与预警工作应当根据突发事件的类别,制订监测计划,科学分析、综合评价监测数据。对早期发现的潜在隐患以及可能发生的突发事件,应当依照本条例规定的报告程序和时限及时报告。

第十六条　国务院有关部门和县级以上地方人民政府及其有关部门,应当根据突发事件应急预案的要求,保证应急设施、设备、救治药品和医疗器械等物资储备。

第十七条　县级以上各级人民政府应当加强急救医疗服务网络的建设,配备相应的医疗救治药物、技术、设备和人员,提高医疗卫生机构应对各类突发事件的救治能力。

设区的市级以上地方人民政府应当设置与传染病防治工作需要相适应的传染病专科医

院,或者指定具备传染病防治条件和能力的医疗机构承担传染病防治任务。

第十八条 县级以上地方人民政府卫生行政主管部门,应当定期对医疗卫生机构和人员开展突发事件应急处理相关知识、技能的培训,定期组织医疗卫生机构进行突发事件应急演练,推广最新知识和先进技术。

第三章 报告与信息发布

第十九条 国家建立突发事件应急报告制度。

国务院卫生行政主管部门制定突发事件应急报告规范,建立重大、紧急疫情信息报告系统。

有下列情形之一的,省、自治区、直辖市人民政府应当在接到报告1小时内,向国务院卫生行政主管部门报告:

(一)发生或者可能发生传染病暴发、流行的;

(二)发生或者发现不明原因的群体性疾病的;

(三)发生传染病菌种、毒种丢失的;

(四)发生或者可能发生重大食物和职业中毒事件的。

国务院卫生行政主管部门对可能造成重大社会影响的突发事件,应当立即向国务院报告。

第二十条 突发事件监测机构、医疗卫生机构和有关单位发现有本条例第十九条规定情形之一的,应当在2小时内向所在地县级人民政府卫生行政主管部门报告;接到报告的卫生行政主管部门应当在2小时内向本级人民政府报告,并同时向上级人民政府卫生行政主管部门和国务院卫生行政主管部门报告。

县级人民政府应当在接到报告后2小时内向设区的市级人民政府或者上一级人民政府报告;设区的市级人民政府应当在接到报告后2小时内向省、自治区、直辖市人民政府报告。

第二十一条 任何单位和个人对突发事件,不得隐瞒、缓报、谎报或者授意他人隐瞒、缓报、谎报。

第二十二条 接到报告的地方人民政府、卫生行政主管部门依照本条例规定报告的同时,应当立即组织力量对报告事项调查核实、确证,采取必要的控制措施,并及时报告调查情况。

第二十三条 国务院卫生行政主管部门应当根据发生突发事件的情况,及时向国务院有关部门和各省、自治区、直辖市人民政府卫生行政主管部门以及军队有关部门通报。

突发事件发生地的省、自治区、直辖市人民政府卫生行政主管部门,应当及时向毗邻省、自治区、直辖市人民政府卫生行政主管部门通报。

接到通报的省、自治区、直辖市人民政府卫生行政主管部门,必要时应当及时通知本行政区域内的医疗卫生机构。

县级以上地方人民政府有关部门,已经发生或者发现可能引起突发事件的情形时,应当及时向同级人民政府卫生行政主管部门通报。

第二十四条 国家建立突发事件举报制度,公布统一的突发事件报告、举报电话。

任何单位和个人有权向人民政府及其有关部门报告突发事件隐患,有权向上级人民政府及其有关部门举报地方人民政府及其有关部门不履行突发事件应急处理职责,或者不按照规定履行职责的情况。接到报告、举报的有关人民政府及其有关部门,应当立即组织对突发事件隐患、不履行或者不按照规定履行突发事件应急处理职责的情况进行调查处理。

对举报突发事件有功的单位和个人,县级以上各级人民政府及其有关部门应当予以奖励。

第二十五条 国家建立突发事件的信息发布制度。

国务院卫生行政主管部门负责向社会发布突发事件的信息。必要时,可以授权省、自治区、直辖市人民政府卫生行政主管部门向社会发布本行政区域内突发事件的信息。

信息发布应当及时、准确、全面。

第四章 应急处理

第二十六条 突发事件发生后,卫生行政主管部门应当组织专家对突发事件进行综合评估,初步判断突发事件的类型,提出是否启动突发事件应急预案的建议。

第二十七条 在全国范围内或者跨省、自治区、直辖市范围内启动全国突发事件应急预案,由国务院卫生行政主管部门报国务院批准后实施。省、自治区、直辖市启动突发事件应急预案,由省、自治区、直辖市人民政府决定,并向国务院报告。

第二十八条 全国突发事件应急处理指挥部对突发事件应急处理工作进行督察和指导,地方各级人民政府及其有关部门应当予以配合。

省、自治区、直辖市突发事件应急处理指挥部对本行政区域内突发事件应急处理工作进行督察和指导。

第二十九条 省级以上人民政府卫生行政主管部门或者其他有关部门指定的突发事件应急处理专业技术机构,负责突发事件的技术调查、确证、处置、控制和评价工作。

第三十条 国务院卫生行政主管部门对新发现的突发传染病,根据危害程度、流行强度,依照《中华人民共和国传染病防治法》的规定及时宣布为法定传染病;宣布为甲类传染病的,由国务院决定。

第三十一条 应急预案启动前,县级以上各级人民政府有关部门应当根据突发事件的实际情况,做好应急处理准备,采取必要的应急措施。

应急预案启动后,突发事件发生地的人民政府有关部门,应当根据预案规定的职责要求,服从突发事件应急处理指挥部的统一指挥,立即到达规定岗位,采取有关的控制措施。

医疗卫生机构、监测机构和科学研究机构,应当服从突发事件应急处理指挥部的统一指挥,相互配合、协作,集中力量开展相关的科学研究工作。

第三十二条 突发事件发生后,国务院有关部门和县级以上地方人民政府及其有关部门,应当保证突发事件应急处理所需的医疗救护设备、救治药品、医疗器械等物资的生产、供应;铁路、交通、民用航空行政主管部门应当保证及时运送。

第三十三条　根据突发事件应急处理的需要,突发事件应急处理指挥部有权紧急调集人员、储备的物资、交通工具以及相关设施、设备;必要时,对人员进行疏散或者隔离,并可以依法对传染病疫区实行封锁。

第三十四条　突发事件应急处理指挥部根据突发事件应急处理的需要,可以对食物和水源采取控制措施。

县级以上地方人民政府卫生行政主管部门应当对突发事件现场等采取控制措施,宣传突发事件防治知识,及时对易受感染的人群和其他易受损害的人群采取应急接种、预防性投药、群体防护等措施。

第三十五条　参加突发事件应急处理的工作人员,应当按照预案的规定,采取卫生防护措施,并在专业人员的指导下进行工作。

第三十六条　国务院卫生行政主管部门或者其他有关部门指定的专业技术机构,有权进入突发事件现场进行调查、采样、技术分析和检验,对地方突发事件的应急处理工作进行技术指导,有关单位和个人应当予以配合;任何单位和个人不得以任何理由予以拒绝。

第三十七条　对新发现的突发传染病、不明原因的群体性疾病、重大食物和职业中毒事件,国务院卫生行政主管部门应当尽快组织力量制定相关的技术标准、规范和控制措施。

第三十八条　交通工具上发现根据国务院卫生行政主管部门的规定需要采取应急控制措施的传染病病人、疑似传染病病人,其负责人应当以最快的方式通知前方停靠点,并向交通工具的营运单位报告。交通工具的前方停靠点和营运单位应当立即向交通工具营运单位行政主管部门和县级以上地方人民政府卫生行政主管部门报告。卫生行政主管部门接到报告后,应当立即组织有关人员采取相应的医学处置措施。

交通工具上的传染病病人密切接触者,由交通工具停靠点的县级以上各级人民政府卫生行政主管部门或者铁路、交通、民用航空行政主管部门,根据各自的职责,依照传染病防治法律、行政法规的规定,采取控制措施。

涉及国境口岸和入出境的人员、交通工具、货物、集装箱、行李、邮包等需要采取传染病应急控制措施的,依照国境卫生检疫法律、行政法规的规定办理。

第三十九条　医疗卫生机构应当对因突发事件致病的人员提供医疗救护和现场救援,对就诊病人必须接诊治疗,并书写详细、完整的病历记录;对需要转送的病人,应当按照规定将病人及其病历记录的复印件转送至接诊的或者指定的医疗机构。

医疗卫生机构内应当采取卫生防护措施,防止交叉感染和污染。

医疗卫生机构应当对传染病病人密切接触者采取医学观察措施,传染病病人密切接触者应当予以配合。

医疗机构收治传染病病人、疑似传染病病人,应当依法报告所在地的疾病预防控制机构。接到报告的疾病预防控制机构应当立即对可能受到危害的人员进行调查,根据需要采取必要的控制措施。

第四十条　传染病暴发、流行时,街道、乡镇以及居民委员会、村民委员会应当组织力量,团结协作,群防群治,协助卫生行政主管部门和其他有关部门、医疗卫生机构做好疫情信息的收集和报告、人员的分散隔离、公共卫生措施的落实工作,向居民、村民宣传传染病防治的相关知识。

第四十一条　对传染病暴发、流行区域内流动人口,突发事件发生地的县级以上地方人民政府应当做好预防工作,落实有关卫生控制措施;对传染病病人和疑似传染病病人,应当采取就地隔离、就地观察、就地治疗的措施。对需要治疗和转诊的,应当依照本条例第三十九条第一款的规定执行。

第四十二条　有关部门、医疗卫生机构应当对传染病做到早发现、早报告、早隔离、早治疗,切断传播途径,防止扩散。

第四十三条　县级以上各级人民政府应当提供必要资金,保障因突发事件致病、致残的人员得到及时、有效的救治。具体办法由国务院财政部门、卫生行政主管部门和劳动保障行政主管部门制定。

第四十四条　在突发事件中需要接受隔离治疗、医学观察措施的病人、疑似病人和传染病病人密切接触者在卫生行政主管部门或者有关机构采取医学措施时应当予以配合;拒绝配合的,由公安机关依法协助强制执行。

第五章　法律责任

第四十五条　县级以上地方人民政府及其卫生行政主管部门未依照本条例的规定履行报告职责,对突发事件隐瞒、缓报、谎报或者授意他人隐瞒、缓报、谎报的,对政府主要领导人及其卫生行政主管部门主要负责人,依法给予降级或者撤职的行政处分;造成传染病传播、流行或者对社会公众健康造成其他严重危害后果的,依法给予开除的行政处分;构成犯罪的,依法追究刑事责任。

第四十六条　国务院有关部门、县级以上地方人民政府及其有关部门未依照本条例的规定,完成突发事件应急处理所需要的设施、设备、药品和医疗器械等物资的生产、供应、运输和储备的,对政府主要领导人和政府部门主要负责人依法给予降级或者撤职的行政处分;造成传染病传播、流行或者对社会公众健康造成其他严重危害后果的,依法给予开除的行政处分;构成犯罪的,依法追究刑事责任。

第四十七条　突发事件发生后,县级以上地方人民政府及其有关部门对上级人民政府有关部门的调查不予配合,或者采取其他方式阻碍、干涉调查的,对政府主要领导人和政府部门主要负责人依法给予降级或者撤职的行政处分;构成犯罪的,依法追究刑事责任。

第四十八条　县级以上各级人民政府卫生行政主管部门和其他有关部门在突发事件调查、控制、医疗救治工作中玩忽职守、失职、渎职的,由本级人民政府或者上级人民政府有关部门责令改正、通报批评、给予警告;对主要负责人、负有责任的主管人员和其他责任人员依法给予降级、撤职的行政处分;造成传染病传播、流行或者对社会公众健康造成其他严重危害后果的,依法给予开除的行政处分;构成犯罪的,依法追究刑事责任。

第四十九条　县级以上各级人民政府有关部门拒不履行应急处理职责的,由同级人民政府或者上级人民政府有关部门责令改正、通报批评、给予警告;对主要负责人、负有责任的主管人员和其他责任人员依法给予降级、撤职的行政处分;造成传染病传播、流行或者对社会公众健康造成其他严重危害后果的,依法给予开除的行政处分;构成犯罪的,依法追究刑事责任。

第五十条 医疗卫生机构有下列行为之一的,由卫生行政主管部门责令改正、通报批评、给予警告;情节严重的,吊销《医疗机构执业许可证》;对主要负责人、负有责任的主管人员和其他直接责任人员依法给予降级或者撤职的纪律处分;造成传染病传播、流行或者对社会公众健康造成其他严重危害后果,构成犯罪的,依法追究刑事责任:

(一)未依照本条例的规定履行报告职责,隐瞒、缓报或者谎报的;

(二)未依照本条例的规定及时采取控制措施的;

(三)未依照本条例的规定履行突发事件监测职责的;

(四)拒绝接诊病人的;

(五)拒不服从突发事件应急处理指挥部调度的。

第五十一条 在突发事件应急处理工作中,有关单位和个人未依照本条例的规定履行报告职责,隐瞒、缓报或者谎报,阻碍突发事件应急处理工作人员执行职务,拒绝国务院卫生行政主管部门或者其他有关部门指定的专业技术机构进入突发事件现场,或者不配合调查、采样、技术分析和检验的,对有关责任人员依法给予行政处分或者纪律处分;触犯《中华人民共和国治安管理处罚条例》,构成违反治安管理行为的,由公安机关依法予以处罚;构成犯罪的,依法追究刑事责任。

第五十二条 在突发事件发生期间,散布谣言、哄抬物价、欺骗消费者、扰乱社会秩序或市场秩序的,由公安机关或者工商行政管理部门依法给予行政处罚;构成犯罪的,依法追究刑事责任。

第六章 附 则

第五十三条 中国人民解放军、武装警察部队医疗卫生机构参与突发事件应急处理的,依照本条例的规定和军队的相关规定执行。

第五十四条 本条例自公布之日起施行。

附录5 突发公共卫生事件与传染病
疫情监测信息报告管理办法

（卫生部令第 37 号,2006 年 8 月 24 日修改）

第一章 总 则

第一条 为加强突发公共卫生事件与传染病疫情监测信息报告管理工作,提供及时、科学的防治决策信息,有效预防、及时控制和消除突发公共卫生事件和传染病的危害,保障公众身体健康与生命安全,根据《中华人民共和国传染病防治法》（以下简称传染病防治法）和《突发公共卫生事件应急条例》（以下简称应急条例）等法律法规的规定,制定本办法。

第二条 本办法适用于传染病防治法、应急条例和国家有关法律法规中规定的突发公共卫生事件与传染病疫情监测信息报告管理工作。

第三条 突发公共卫生事件与传染病疫情监测信息报告,坚持依法管理、分级负责、快速准确、安全高效的原则。

第四条 国务院卫生行政部门对全国突发公共卫生事件与传染病疫情监测信息报告实施统一监督管理。

县级以上地方卫生行政部门对本行政区域突发公共卫生事件与传染病疫情监测信息报告实施监督管理。

第五条 国务院卫生行政部门及省、自治区、直辖市卫生行政部门鼓励、支持开展突发公共卫生事件与传染病疫情监测信息报告管理的科学技术研究和国际交流合作。

第六条 县级以上各级人民政府及其卫生行政部门,应当对在突发公共卫生事件与传染病疫情监测信息报告管理工作中做出贡献的人员,给予表彰和奖励。

第七条 任何单位和个人必须按照规定及时如实报告突发公共卫生事件与传染病疫情信息,不得瞒报、缓报、谎报或者授意他人瞒报、缓报、谎报。

第二章 组织管理

第八条 各级疾病预防控制机构按照专业分工,承担责任范围内突发公共卫生事件和传染病疫情监测、信息报告与管理工作,具体职责为:

（一）按照属地化管理原则,当地疾病预防控制机构负责,对行政辖区内的突发公共卫生事件和传染病疫情进行监测、信息报告与管理;负责收集、核实辖区内突发公共卫生事件、疫情信息和其他信息资料;设置专门的举报、咨询热线电话,接受突发公共卫生事件和疫情的报告、咨询和监督;设置专门工作人员搜集各种来源的突发公共卫生事件和疫情信息。

（二）建立流行病学调查队伍和实验室，负责开展现场流行病学调查与处理，搜索密切接触者、追踪传染源，必要时进行隔离观察；进行疫点消毒及其技术指导；标本的实验室检测检验及报告。

（三）负责公共卫生信息网络维护和管理，疫情资料的报告、分析、利用与反馈；建立监测信息数据库，开展技术指导。

（四）对重点涉外机构或单位发生的疫情，由省级以上疾病预防控制机构进行报告管理和检查指导。

（五）负责人员培训与指导，对下级疾病预防控制机构工作人员进行业务培训；对辖区内医院和下级疾病预防控制机构疫情报告和信息网络管理工作进行技术指导。

第九条　国家建立公共卫生信息监测体系，构建覆盖国家、省、市（地）、县（区）疾病预防控制机构、医疗卫生机构和卫生行政部门的信息网络系统，并向乡（镇）、村和城市社区延伸。

国家建立公共卫生信息管理平台、基础卫生资源数据库和管理应用软件，适应突发公共卫生事件、法定传染病、公共卫生和专病监测的信息采集、汇总、分析、报告等工作的需要。

第十条　各级各类医疗机构承担责任范围内突发公共卫生事件和传染病疫情监测信息报告任务，具体职责为：

（一）建立突发公共卫生事件和传染病疫情信息监测报告制度，包括报告卡和总登记簿、疫情收报、核对、自查、奖惩。

（二）执行首诊负责制，严格门诊工作日志制度以及突发公共卫生事件和疫情报告制度，负责突发公共卫生事件和疫情监测信息报告工作。

（三）建立或指定专门的部门和人员，配备必要的设备，保证突发公共卫生事件和疫情监测信息的网络直接报告。

门诊部、诊所、卫生所（室）等应按照规定时限，以最快通信方式向发病地疾病预防控制机构进行报告，并同时报出传染病报告卡。

报告卡片邮寄信封应当印有明显的"突发公共卫生事件或疫情"标志及写明××疾病预防控制机构收的字样。

（四）对医生和实习生进行有关突发公共卫生事件和传染病疫情监测信息报告工作的培训。

（五）配合疾病预防控制机构开展流行病学调查和标本采样。

第十一条　流动人员中发生的突发公共卫生事件和传染病病人、病原携带者和疑似传染病病人的报告、处理、疫情登记、统计，由诊治地负责。

第十二条　铁路、交通、民航、厂（场）矿所属的医疗卫生机构发现突发公共卫生事件和传染病疫情，应按属地管理原则向所在地县级疾病预防控制机构报告。

第十三条　军队内的突发公共卫生事件和军人中的传染病疫情监测信息，由中国人民解放军卫生主管部门根据有关规定向国务院卫生行政部门直接报告。

军队所属医疗卫生机构发现地方就诊的传染病病人、病原携带者、疑似传染病病人时，应按属地管理原则向所在地疾病预防控制机构报告。

第十四条　医疗卫生人员未经当事人同意,不得将传染病病人及其家属的姓名、住址和个人病史以任何形式向社会公开。

　　第十五条　各级政府卫生行政部门对辖区内各级医疗卫生机构负责的突发公共卫生事件和传染病疫情监测信息报告情况,定期进行监督、检查和指导。

第三章　报　告

　　第十六条　各级各类医疗机构、疾病预防控制机构、采供血机构均为责任报告单位;其执行职务的人员和乡村医生、个体开业医生均为责任疫情报告人,必须按照传染病防治法的规定进行疫情报告,履行法律规定的义务。

　　第十七条　责任报告人在首次诊断传染病病人后,应立即填写传染病报告卡。

　　传染病报告卡由录卡单位保留三年。

　　第十八条　责任报告单位和责任疫情报告人发现甲类传染病和乙类传染病中的肺炭疽、传染性非典型肺炎、脊髓灰质炎、人感染高致病性禽流感病人或疑似病人时,或发现其他传染病和不明原因疾病暴发时,应于2小时内将传染病报告卡通过网络报告;未实行网络直报的责任报告单位应于2小时内以最快的通信方式(电话、传真)向当地县级疾病预防控制机构报告,并于2小时内寄送出传染病报告卡。

　　对其他乙、丙类传染病病人、疑似病人和规定报告的传染病病原携带者在诊断后,实行网络直报的责任报告单位应于24小时内进行网络报告;未实行网络直报的责任报告单位应于24小时内寄送出传染病报告卡。

　　县级疾病预防控制机构收到无网络直报条件责任报告单位报送的传染病报告卡后,应于2小时内通过网络进行直报。

　　第十九条　获得突发公共卫生事件相关信息的责任报告单位和责任报告人,应当在2小时内以电话或传真等方式向属地卫生行政部门指定的专业机构报告,具备网络直报条件的要同时进行网络直报,直报的信息由指定的专业机构审核后进入国家数据库。不具备网络直报条件的责任报告单位和责任报告人,应采用最快的通信方式将《突发公共卫生事件相关信息报告卡》报送属地卫生行政部门指定的专业机构,接到《突发公共卫生事件相关信息报告卡》的专业机构,应对信息进行审核,确定真实性,2小时内进行网络直报,同时以电话或传真等方式报告同级卫生行政部门。

　　接到突发公共卫生事件相关信息报告的卫生行政部门应当尽快组织有关专家进行现场调查,如确认为实际发生突发公共卫生事件,应根据不同的级别,及时组织采取相应的措施,并在2小时内向本级人民政府报告,同时向上一级人民政府卫生行政部门报告。如尚未达到突发公共卫生事件标准的,由专业防治机构密切跟踪事态发展,随时报告事态变化情况。

　　第二十条　突发公共卫生事件及传染病信息报告的其他事项按照《突发公共卫生事件相关信息报告管理工作规范(试行)》及《传染病信息报告管理规范》有关规定执行。

第四章　调　查

第二十一条　接到突发公共卫生事件报告的地方卫生行政部门,应当立即组织力量对报告事项调查核实、判定性质,采取必要的控制措施,并及时报告调查情况。

不同类别的突发公共卫生事件的调查应当按照《全国突发公共卫生事件应急预案》规定要求执行。

第二十二条　突发公共卫生事件与传染病疫情现场调查应包括以下工作内容:

(一)流行病学个案调查、密切接触者追踪调查和传染病发病原因、发病情况、疾病流行的可能因素等调查;

(二)相关标本或样品的采样、技术分析、检验;

(三)突发公共卫生事件的确证;

(四)卫生监测,包括生活资源受污染范围和严重程度,必要时应在突发事件发生地及相邻省市同时进行。

第二十三条　各级卫生行政部门应当组织疾病预防控制机构等有关领域的专业人员,建立流行病学调查队伍,负责突发公共卫生事件与传染病疫情的流行病学调查工作。

第二十四条　疾病预防控制机构发现传染病疫情或接到传染病疫情报告时,应当及时采取下列措施:

(一)对传染病疫情进行流行病学调查,根据调查情况提出划定疫点、疫区的建议,对被污染的场所进行卫生处理,对密切接触者,在指定场所进行医学观察和采取其他必要的预防措施,并向卫生行政部门提出疫情控制方案;

(二)传染病暴发、流行时,对疫点、疫区进行卫生处理,向卫生行政部门提出疫情控制方案,并按照卫生行政部门的要求采取措施;

(三)指导下级疾病预防控制机构实施传染病预防、控制措施,组织、指导有关单位对传染病疫情的处理。

第二十五条　各级疾病预防控制机构负责管理国家突发公共卫生事件与传染病疫情监测报告信息系统,各级责任报告单位使用统一的信息系统进行报告。

第二十六条　各级各类医疗机构应积极配合疾病预防控制机构专业人员进行突发公共卫生事件和传染病疫情调查、采样与处理。

第五章　信息管理与通报

第二十七条　各级各类医疗机构所设与诊治传染病有关的科室应当建立门诊日志、住院登记簿和传染病疫情登记簿。

第二十八条　各级各类医疗机构指定的部门和人员,负责本单位突发公共卫生事件和传染病疫情报告卡的收发和核对,设立传染病报告登记簿,统一填报有关报表。

第二十九条　县级疾病预防控制机构负责本辖区内突发公共卫生事件和传染病疫情报

告卡、报表的收发、核对、疫情的报告和管理工作。

各级疾病预防控制机构应当按照国家公共卫生监测体系网络系统平台的要求,充分利用报告的信息资料,建立突发公共卫生事件和传染病疫情定期分析通报制度,常规监测时每月不少于三次疫情分析与通报,紧急情况下需每日进行疫情分析与通报。

第三十条 国境口岸所在地卫生行政部门指定的疾病预防控制机构和港口、机场、铁路等疾病预防控制机构及国境卫生检疫机构,发现国境卫生检疫法规定的检疫传染病时,应当互相通报疫情。

第三十一条 发现人畜共患传染病时,当地疾病预防控制机构和农、林部门应当互相通报疫情。

第三十二条 国务院卫生行政部门应当及时通报和公布突发公共卫生事件和传染病疫情,省(自治区、直辖市)人民政府卫生行政部门根据国务院卫生行政部门的授权,及时通报和公布本行政区域的突发公共卫生事件和传染病疫情。

突发公共卫生事件和传染病疫情发布内容包括:

(一)突发公共卫生事件和传染病疫情性质、原因;

(二)突发公共卫生事件和传染病疫情发生地及范围;

(三)突发公共卫生事件和传染病疫情的发病、伤亡及涉及的人员范围;

(四)突发公共卫生事件和传染病疫情处理措施和控制情况;

(五)突发公共卫生事件和传染病疫情发生地的解除。

与港澳台地区及有关国家和世界卫生组织之间的交流与通报办法另行制订。

第六章 监督管理

第三十三条 国务院卫生行政部门对全国突发公共卫生事件与传染病疫情监测信息报告管理工作进行监督、指导。

县级以上地方人民政府卫生行政部门对本行政区域的突发公共卫生事件与传染病疫情监测信息报告管理工作进行监督、指导。

第三十四条 各级卫生监督机构在卫生行政部门的领导下,具体负责本行政区内的突发公共卫生事件与传染病疫情监测信息报告管理工作的监督检查。

第三十五条 各级疾病预防控制机构在卫生行政部门的领导下,具体负责对本行政区域内的突发公共卫生事件与传染病疫情监测信息报告管理工作的技术指导。

第三十六条 各级各类医疗卫生机构在卫生行政部门的领导下,积极开展突发公共卫生事件与传染病疫情监测信息报告管理工作。

第三十七条 任何单位和个人发现责任报告单位或责任疫情报告人有瞒报、缓报、谎报突发公共卫生事件和传染病疫情情况时,应向当地卫生行政部门报告。

第七章 罚 则

第三十八条 医疗机构有下列行为之一的,由县级以上地方卫生行政部门责令改正、通报批评、给予警告;情节严重的,会同有关部门对主要负责人、负有责任的主管人员和其他责任人员依法给予降级、撤职的行政处分;造成传染病传播、流行或者对社会公众健康造成其他严重危害后果,构成犯罪的,依据刑法追究刑事责任:

(一)未建立传染病疫情报告制度的;

(二)未指定相关部门和人员负责传染病疫情报告管理工作的;

(三)瞒报、缓报、谎报发现的传染病病人、病原携带者、疑似病人的。

第三十九条 疾病预防控制机构有下列行为之一的,由县级以上地方卫生行政部门责令改正、通报批评、给予警告;对主要负责人、负有责任的主管人员和其他责任人员依法给予降级、撤职的行政处分;造成传染病传播、流行或者对社会公众健康造成其他严重危害后果,构成犯罪的,依法追究刑事责任:

(一)瞒报、缓报、谎报发现的传染病病人、病原携带者、疑似病人的;

(二)未按规定建立专门的流行病学调查队伍,进行传染病疫情的流行病学调查工作;

(三)在接到传染病疫情报告后,未按规定派人进行现场调查的;

(四)未按规定上报疫情或报告突发公共卫生事件的。

第四十条 执行职务的医疗卫生人员瞒报、缓报、谎报传染病疫情的,由县级以上卫生行政部门给予警告;情节严重的,责令暂停六个月以上一年以下的执业活动,或者吊销其执业证书。

责任报告单位和事件发生单位瞒报、缓报、谎报或授意他人不报告突发性公共卫生事件或传染病疫情的,对其主要领导、主管人员和直接责任人由其单位或上级主管机关给予行政处分;造成疫情播散或事态恶化等严重后果的,由司法机关追究其刑事责任。

第四十一条 个体或私营医疗保健机构瞒报、缓报、谎报传染病疫情或突发性公共卫生事件的,由县级以上卫生行政部门责令限期改正,可以处100元以上500元以下的罚款;对造成突发性公共卫生事件和传染病传播流行的,责令停业整改,并可以处200元以上2 000元以下的罚款;触犯刑律的,对其经营者、主管人员和直接责任人移交司法机关追究刑事责任。

第四十二条 县级以上卫生行政部门未按照规定履行突发公共卫生事件和传染病疫情报告职责,瞒报、缓报、谎报或者授意他人瞒报、缓报、谎报的,对主要负责人依法给予降级或者撤职的行政处分;造成传染病传播、流行或者对社会公众造成其他严重危害后果的,给予开除处分;构成犯罪的,依法追究刑事责任。

第八章 附 则

第四十三条 中国人民解放军、武装警察部队医疗卫生机构突发公共卫生事件与传染病疫情监测信息报告管理工作,参照本办法的规定和军队的相关规定执行。

第四十四条 本办法自发布之日起实施。

附录6　消毒管理办法

（2002 年 3 月 28 日卫生部令第 27 号公布,根据 2016 年 1 月 19 日《国家卫生计生委关于修改〈外国医师来华短期行医暂行管理办法〉等 8 件部门规章的决定》和 2017 年 12 月 26 日《国家卫生计生委关于修改〈新食品原料安全性审查管理办法〉等 7 件部门规章的决定》修订。）

第一章　总　则

第一条　为了加强消毒管理,预防和控制感染性疾病的传播,保障人体健康,根据《中华人民共和国传染病防治法》及其实施办法的有关规定,制定本办法。

第二条　本办法适用于医疗卫生机构、消毒服务机构以及从事消毒产品生产、经营活动的单位和个人。

其他需要消毒的场所和物品管理也适用于本办法。

第三条　国家卫生计生委主管全国消毒监督管理工作。

铁路、交通卫生主管机构依照本办法负责本系统的消毒监督管理工作。

第二章　消毒的卫生要求

第四条　医疗卫生机构应当建立消毒管理组织,制定消毒管理制度,执行国家有关规范、标准和规定,定期开展消毒与灭菌效果检测工作。

第五条　医疗卫生机构工作人员应当接受消毒技术培训、掌握消毒知识,并按规定严格执行消毒隔离制度。

第六条　医疗卫生机构使用的进入人体组织或无菌器官的医疗用品必须达到灭菌要求。各种注射、穿刺、采血器具应当一人一用一灭菌。凡接触皮肤、黏膜的器械和用品必须达到消毒要求。

医疗卫生机构使用的一次性使用医疗用品用后应当及时进行无害化处理。

第七条　医疗卫生机构购进消毒产品必须建立并执行进货检查验收制度。

第八条　医疗卫生机构的环境、物品应当符合国家有关规范、标准和规定。排放废弃的污水、污物应当按照国家有关规定进行无害化处理。运送传染病病人及其污染物品的车辆、工具必须随时进行消毒处理。

第九条　医疗卫生机构发生感染性疾病暴发、流行时,应当及时报告当地卫生计生行政部门,并采取有效消毒措施。

第十条　加工、出售、运输被传染病病原体污染或者来自疫区可能被传染病病原体污染的皮毛,应当进行消毒处理。

第十一条 托幼机构应当健全和执行消毒管理制度,对室内空气、餐(饮)具、毛巾、玩具和其他幼儿活动的场所及接触的物品定期进行消毒。

第十二条 出租衣物及洗涤衣物的单位和个人,应当对相关物品及场所进行消毒。

第十三条 从事致病微生物实验的单位应当执行有关的管理制度、操作规程,对实验的器材、污染物品等按规定进行消毒,防止实验室感染和致病微生物的扩散。

第十四条 殡仪馆、火葬场内与遗体接触的物品及运送遗体的车辆应当及时消毒。

第十五条 招用流动人员200人以上的用工单位,应当对流动人员集中生活起居的场所及使用的物品定期进行消毒。

第十六条 疫源地的消毒应当执行国家有关规范、标准和规定。

第十七条 公共场所、食品、生活饮用水、血液制品的消毒管理,按有关法律、法规的规定执行。

第三章 消毒产品的生产经营

第十八条 消毒产品应当符合国家有关规范、标准和规定。

第十九条 消毒产品的生产应当符合国家有关规范、标准和规定,对生产的消毒产品应当进行检验,不合格者不得出厂。

第二十条 消毒剂、消毒器械和卫生用品生产企业取得工商行政管理部门颁发的营业执照后,还应当取得所在地省级卫生计生行政部门发放的卫生许可证,方可从事消毒产品的生产。

第二十一条 省级卫生计生行政部门应当自受理消毒产品生产企业的申请之日起二十日内做出是否批准的决定。对符合《消毒产品生产企业卫生规范》要求的,发给卫生许可证;对不符合的,不予批准,并说明理由。

第二十二条 消毒产品生产企业卫生许可证编号格式为:(省、自治区、直辖市简称)卫消证字(发证年份)第××××号。

消毒产品生产企业卫生许可证的生产项目分为消毒剂类、消毒器械类、卫生用品类。

第二十三条 消毒产品生产企业卫生许可证有效期为四年。

消毒产品生产企业卫生许可证有效期届满三十日前,生产企业应当向原发证机关申请延续。经审查符合要求的,予以延续,换发新证。新证延用原卫生许可证编号。

第二十四条 消毒产品生产企业迁移厂址或者另设分厂(车间),应当按本办法规定向生产场所所在地的省级卫生计生行政部门申请消毒产品生产企业卫生许可证。

产品包装上标注的厂址、卫生许可证号应当是实际生产地地址和其卫生许可证号。

第二十五条 取得卫生许可证的消毒产品生产企业变更企业名称、法定代表人或者生产类别的,应当向原发证机关提出申请,经审查同意,换发新证。新证延用原卫生许可证编号。

第二十六条 生产、进口利用新材料、新工艺技术和新杀菌原理生产消毒剂和消毒器械

（以下简称新消毒产品）应当按照本办法规定取得国家卫生计生委颁发的卫生许可批件。

生产、进口新消毒产品外的消毒剂、消毒器械和卫生用品中的抗（抑）菌制剂，生产、进口企业应当按照有关规定进行卫生安全评价，符合卫生标准和卫生规范要求。产品上市时要将卫生安全评价报告向省级卫生计生行政部门备案，备案应当按照规定要求提供材料。

第二十七条 生产企业申请新消毒产品卫生许可批件、在华责任单位申请进口新消毒产品卫生许可批件的，应当按照国家卫生计生委新消毒产品卫生行政许可管理规定的要求，向国家卫生计生委提出申请。国家卫生计生委应当按照有关法律法规和相关规定，做出是否批准的决定。

国家卫生计生委对批准的新消毒产品，发给卫生许可批件，批准文号格式为：卫消新准字（年份）第××××号。不予批准的，应当说明理由。

第二十八条 新消毒产品卫生许可批件的有效期为四年。

第二十九条 国家卫生计生委定期公告取得卫生行政许可的新消毒产品批准内容。公告发布之日起，列入公告的同类产品不再按新消毒产品进行卫生行政许可。

第三十条 经营者采购消毒产品时，应当索取下列有效证件：

（一）生产企业卫生许可证复印件；

（二）产品卫生安全评价报告或者新消毒产品卫生许可批件复印件。

有效证件的复印件应当加盖原件持有者的印章。

第三十一条 消毒产品的命名、标签（含说明书）应当符合国家卫生计生委的有关规定。消毒产品的标签（含说明书）和宣传内容必须真实，不得出现或暗示对疾病的治疗效果。

第三十二条 禁止生产经营下列消毒产品：

（一）无生产企业卫生许可证或新消毒产品卫生许可批准文件的；

（二）产品卫生安全评价不合格或产品卫生质量不符合要求的。

第四章　消毒服务机构

第三十三条 消毒服务机构应当符合以下要求：

（一）具备符合国家有关规范、标准和规定的消毒与灭菌设备；

（二）其消毒与灭菌工艺流程和工作环境必须符合卫生要求；

（三）具有能对消毒与灭菌效果进行检测的人员和条件，建立自检制度；

（四）用环氧乙烷和电离辐射的方法进行消毒与灭菌的，其安全与环境保护等方面的要求按国家有关规定执行。

第三十四条 消毒服务机构不得购置和使用不符合本办法规定的消毒产品。

第三十五条 消毒服务机构应当接受当地卫生计生行政部门的监督。

第五章　监　督

第三十六条 县级以上卫生计生行政部门对消毒工作行使下列监督管理职权：

（一）对有关机构、场所和物品的消毒工作进行监督检查；

（二）对消毒产品生产企业执行《消毒产品生产企业卫生规范》情况进行监督检查；

（三）对消毒产品的卫生质量进行监督检查；

（四）对消毒服务机构的消毒服务质量进行监督检查；

（五）对违反本办法的行为采取行政控制措施；

（六）对违反本办法的行为给予行政处罚。

第三十七条 有下列情形之一的，国家卫生计生委可以对已获得卫生许可批件的新消毒产品进行重新审查：

（一）产品原料、杀菌原理和生产工艺受到质疑的；

（二）产品安全性、消毒效果受到质疑的。

第三十八条 新消毒产品卫生许可批件的持有者应当在接到国家卫生计生委重新审查通知之日起 30 日内，按照通知的有关要求提交材料。超过期限未提交有关材料的，视为放弃重新审查，国家卫生计生委可以注销产品卫生许可批件。

第三十九条 国家卫生计生委自收到重新审查所需的全部材料之日起 30 日内，应当做出重新审查决定。有下列情形之一的，注销产品卫生许可批件：

（一）产品原料、杀菌原理和生产工艺不符合利用新材料、新工艺技术和新杀菌原理生产消毒剂和消毒器械的判定依据的；

（二）产品安全性、消毒效果达不到要求的。

第四十条 消毒产品生产企业应当按照国家卫生标准和卫生规范要求对消毒产品理化指标、微生物指标、杀灭微生物指标、毒理学指标等进行检验。不具备检验能力的，可以委托检验。

消毒产品的检验活动应当符合国家有关规定。检验报告应当客观、真实，符合有关法律、法规、标准、规范和规定。检验报告在全国范围内有效。

第六章　罚　则

第四十一条 医疗卫生机构违反本办法第四、五、六、七、八、九条规定的，由县级以上地方卫生计生行政部门责令限期改正，可以处 5 000 元以下罚款；造成感染性疾病暴发的，可以处 5 000 元以上 20 000 元以下的罚款。

第四十二条 加工、出售、运输被传染病病原体污染或者来自疫区可能被传染病病原体污染的皮毛，未按国家有关规定进行消毒处理的，应当按照《传染病防治法实施办法》第六十八条的有关规定给予处罚。

第四十三条 消毒产品生产经营单位违反本办法第三十一条、第三十二条规定的，由县级以上地方卫生计生行政部门责令其限期改正，可以处 5 000 元以下的罚款；造成感染性疾病暴发的，可以处 5 000 元以上 20 000 元以下的罚款。

第四十四条 消毒服务机构违反本办法规定，有下列情形之一的，由县级以上卫生计生行政部门责令其限期改正，可以处 5 000 元以下的罚款；造成感染性疾病发生的，可以处

5 000元以上 20 000 元以下的罚款：

消毒后的物品未达到卫生标准和要求的。

第七章　附　则

第四十五条　本办法下列用语的含义：

感染性疾病：由微生物引起的疾病。

消毒产品：包括消毒剂、消毒器械（含生物指示物、化学指示物和灭菌物品包装物）、卫生用品和一次性使用医疗用品。

消毒服务机构：指为社会提供可能被污染的物品及场所、卫生用品和一次性使用医疗用品等进行消毒与灭菌服务的单位。

医疗卫生机构：指医疗保健、疾病控制、采供血机构及与上述机构业务活动相同的单位。

第四十六条　本办法由国家卫生计生委负责解释。

第四十七条　本办法自 2002 年 7 月 1 日起施行。1992 年 8 月 31 日国家卫生计生委发布的《消毒管理办法》同时废止。

附录7 病原微生物实验室生物安全管理条例

（2004 年 11 月 12 日中华人民共和国国务院令第 424 号公布。根据 2016 年 2 月 6 日《国务院关于修改部分行政法规的决定》修订，根据 2018 年 3 月 19 日《国务院关于修改和废止部分行政法规的决定》修正。）

第一章 总 则

第一条 为了加强病原微生物实验室（以下称实验室）生物安全管理，保护实验室工作人员和公众的健康，制定本条例。

第二条 对中华人民共和国境内的实验室及其从事实验活动的生物安全管理，适用本条例。

本条例所称病原微生物，是指能够使人或者动物致病的微生物。

本条例所称实验活动，是指实验室从事与病原微生物菌（毒）种、样本有关的研究、教学、检测、诊断等活动。

第三条 国务院卫生主管部门主管与人体健康有关的实验室及其实验活动的生物安全监督工作。

国务院兽医主管部门主管与动物有关的实验室及其实验活动的生物安全监督工作。

国务院其他有关部门在各自职责范围内负责实验室及其实验活动的生物安全管理工作。

县级以上地方人民政府及其有关部门在各自职责范围内负责实验室及其实验活动的生物安全管理工作。

第四条 国家对病原微生物实行分类管理，对实验室实行分级管理。

第五条 国家实行统一的实验室生物安全标准。实验室应当符合国家标准和要求。

第六条 实验室的设立单位及其主管部门负责实验室日常活动的管理，承担建立健全安全管理制度，检查、维护实验设施、设备，控制实验室感染的职责。

第二章 病原微生物的分类和管理

第七条 国家根据病原微生物的传染性、感染后对个体或者群体的危害程度，将病原微生物分为四类：

第一类病原微生物，是指能够引起人类或者动物非常严重疾病的微生物，以及我国尚未发现或者已经宣布消灭的微生物。

第二类病原微生物，是指能够引起人类或者动物严重疾病，比较容易直接或者间接在人与人、动物与人、动物与动物间传播的微生物。

第三类病原微生物,是指能够引起人类或者动物疾病,但一般情况下对人、动物或者环境不构成严重危害,传播风险有限,实验室感染后很少引起严重疾病,并且具备有效治疗和预防措施的微生物。

第四类病原微生物,是指在通常情况下不会引起人类或者动物疾病的微生物。

第一类、第二类病原微生物统称为高致病性病原微生物。

第八条 人间传染的病原微生物名录由国务院卫生主管部门商国务院有关部门后制定、调整并予以公布;动物间传染的病原微生物名录由国务院兽医主管部门商国务院有关部门后制定、调整并予以公布。

第九条 采集病原微生物样本应当具备下列条件:

(一)具有与采集病原微生物样本所需要的生物安全防护水平相适应的设备;

(二)具有掌握相关专业知识和操作技能的工作人员;

(三)具有有效的防止病原微生物扩散和感染的措施;

(四)具有保证病原微生物样本质量的技术方法和手段。

采集高致病性病原微生物样本的工作人员在采集过程中应当防止病原微生物扩散和感染,并对样本的来源、采集过程和方法等做详细记录。

第十条 运输高致病性病原微生物菌(毒)种或者样本,应当通过陆路运输;没有陆路通道,必须经水路运输的,可以通过水路运输;紧急情况下或者需要将高致病性病原微生物菌(毒)种或者样本运往国外的,可以通过民用航空运输。

第十一条 运输高致病性病原微生物菌(毒)种或者样本,应当具备下列条件:

(一)运输目的、高致病性病原微生物的用途和接收单位符合国务院卫生主管部门或者兽医主管部门的规定;

(二)高致病性病原微生物菌(毒)种或者样本的容器应当密封,容器或者包装材料还应当符合防水、防破损、防外泄、耐高(低)温、耐高压的要求;

(三)容器或者包装材料上应当印有国务院卫生主管部门或者兽医主管部门规定的生物危险标识、警告用语和提示用语。

运输高致病性病原微生物菌(毒)种或者样本,应当经省级以上人民政府卫生主管部门或者兽医主管部门批准。在省、自治区、直辖市行政区域内运输的,由省、自治区、直辖市人民政府卫生主管部门或者兽医主管部门批准;需要跨省、自治区、直辖市运输或者运往国外的,由出发地的省、自治区、直辖市人民政府卫生主管部门或者兽医主管部门进行初审后,分别报国务院卫生主管部门或者兽医主管部门批准。

出入境检验检疫机构在检验检疫过程中需要运输病原微生物样本的,由国务院出入境检验检疫部门批准,并同时向国务院卫生主管部门或者兽医主管部门通报。

通过民用航空运输高致病性病原微生物菌(毒)种或者样本的,除依照本条第二款、第三款规定取得批准外,还应当经国务院民用航空主管部门批准。

有关主管部门应当对申请人提交的关于运输高致性病原微生物菌(毒)种或者样本的申请材料进行审查,对符合本条第一款规定条件的,应当即时批准。

第十二条 运输高致病性病原微生物菌(毒)种或者样本,应当由不少于2人的专人护送,并采取相应的防护措施。

有关单位或者个人不得通过公共电(汽)车和城市铁路运输病原微生物菌(毒)种或者样本。

第十三条 需要通过铁路、公路、民用航空等公共交通工具运输高致病性病原微生物菌(毒)种或者样本的,承运单位应当凭本条例第十一条规定的批准文件予以运输。

承运单位应当与护送人共同采取措施,确保所运输的高致病性病原微生物菌(毒)种或者样本的安全,严防发生被盗、被抢、丢失、泄漏事件。

第十四条 国务院卫生主管部门或者兽医主管部门指定的菌(毒)种保藏中心或者专业实验室(以下称保藏机构),承担集中储存病原微生物菌(毒)种和样本的任务。

保藏机构应当依照国务院卫生主管部门或者兽医主管部门的规定,储存实验室送交的病原微生物菌(毒)种和样本,并向实验室提供病原微生物菌(毒)种和样本。

保藏机构应当制定严格的安全保管制度,做好病原微生物菌(毒)种和样本进出和储存的记录,建立档案制度,并指定专人负责。对高致病性病原微生物菌(毒)种和样本应当设专库或者专柜单独储存。

保藏机构储存、提供病原微生物菌(毒)种和样本,不得收取任何费用,其经费由同级财政在单位预算中予以保障。

保藏机构的管理办法由国务院卫生主管部门会同国务院兽医主管部门制定。

第十五条 保藏机构应当凭实验室依照本条例的规定取得的从事高致病性病原微生物相关实验活动的批准文件,向实验室提供高致病性病原微生物菌(毒)种和样本,并予以登记。

第十六条 实验室在相关实验活动结束后,应当依照国务院卫生主管部门或者兽医主管部门的规定,及时将病原微生物菌(毒)种和样本就地销毁或者送交保藏机构保管。

保藏机构接受实验室送交的病原微生物菌(毒)种和样本,应当予以登记,并开具接收证明。

第十七条 高致病性病原微生物菌(毒)种或者样本在运输、储存中被盗、被抢、丢失、泄漏的,承运单位、护送人、保藏机构应当采取必要的控制措施,并在2小时内分别向承运单位的主管部门、护送人所在单位和保藏机构的主管部门报告,同时向所在地的县级人民政府卫生主管部门或者兽医主管部门报告,发生被盗、被抢、丢失的,还应当向公安机关报告;接到报告的卫生主管部门或者兽医主管部门应当在2小时内向本级人民政府报告,并同时向上级人民政府卫生主管部门或者兽医主管部门和国务院卫生主管部门或者兽医主管部门报告。

县级人民政府应当在接到报告后2小时内向设区的市级人民政府或者上一级人民政府报告;设区的市级人民政府应当在接到报告后2小时内向省、自治区、直辖市人民政府报告。省、自治区、直辖市人民政府应当在接到报告后1小时内,向国务院卫生主管部门或者兽医主管部门报告。

任何单位和个人发现高致病性病原微生物菌(毒)种或者样本的容器或者包装材料,应当及时向附近的卫生主管部门或者兽医主管部门报告；接到报告的卫生主管部门或者兽医主管部门应当及时组织调查核实，并依法采取必要的控制措施。

第三章　实验室的设立与管理

第十八条　国家根据实验室对病原微生物的生物安全防护水平，并依照实验室生物安全国家标准的规定，将实验室分为一级、二级、三级、四级。

第十九条　新建、改建、扩建三级、四级实验室或者生产、进口移动式三级、四级实验室应当遵守下列规定：

（一）符合国家生物安全实验室体系规划并依法履行有关审批手续；

（二）经国务院科技主管部门审查同意；

（三）符合国家生物安全实验室建筑技术规范；

（四）依照《中华人民共和国环境影响评价法》的规定进行环境影响评价并经环境保护主管部门审查批准；

（五）生物安全防护级别与其拟从事的实验活动相适应。

前款规定所称国家生物安全实验室体系规划，由国务院投资主管部门会同国务院有关部门制定。制定国家生物安全实验室体系规划应当遵循总量控制、合理布局、资源共享的原则，并应当召开听证会或者论证会，听取公共卫生、环境保护、投资管理和实验室管理等方面专家的意见。

第二十条　三级、四级实验室应当通过实验室国家认可。

国务院认证认可监督管理部门确定的认可机构应当依照实验室生物安全国家标准以及本条例的有关规定，对三级、四级实验室进行认可；实验室通过认可的，颁发相应级别的生物安全实验室证书。证书有效期为 5 年。

第二十一条　一级、二级实验室不得从事高致病性病原微生物实验活动。三级、四级实验室从事高致病性病原微生物实验活动，应当具备下列条件：

（一）实验目的和拟从事的实验活动符合国务院卫生主管部门或者兽医主管部门的规定；

（二）通过实验室国家认可；

（三）具有与拟从事的实验活动相适应的工作人员；

（四）工程质量经建筑主管部门依法检测验收合格。

第二十二条　三级、四级实验室，需要从事某种高致病性病原微生物或者疑似高致病性病原微生物实验活动的，应当依照国务院卫生主管部门或者兽医主管部门的规定报省级以上人民政府卫生主管部门或者兽医主管部门批准。实验活动结果以及工作情况应当向原批准部门报告。

实验室申报或者接受与高致病性病原微生物有关的科研项目，应当符合科研需要和生物安全要求，具有相应的生物安全防护水平。与动物间传染的高致病性病原微生物有关的科研项目，应当经国务院兽医主管部门同意；与人体健康有关的高致病性病原微生物科研项目,实验室应当将立项结果告知省级以上人民政府卫生主管部门。

第二十三条 出入境检验检疫机构、医疗卫生机构、动物防疫机构在实验室开展检测、诊断工作时,发现高致病性病原微生物或者疑似高致病性病原微生物,需要进一步从事这类高致病性病原微生物相关实验活动的,应当依照本条例的规定经批准同意,并在具备相应条件的实验室中进行。

专门从事检测、诊断的实验室应当严格依照国务院卫生主管部门或者兽医主管部门的规定,建立健全规章制度,保证实验室生物安全。

第二十四条 省级以上人民政府卫生主管部门或者兽医主管部门应当自收到需要从事高致病性病原微生物相关实验活动的申请之日起15日内做出是否批准的决定。

对出入境检验检疫机构为了检验检疫工作的紧急需要,申请在实验室对高致病性病原微生物或者疑似高致病性病原微生物开展进一步实验活动的,省级以上人民政府卫生主管部门或者兽医主管部门应当自收到申请之时起2小时内做出是否批准的决定;2小时内未做出决定的,实验室可以从事相应的实验活动。

省级以上人民政府卫生主管部门或者兽医主管部门应当为申请人通过电报、电传、传真、电子数据交换和电子邮件等方式提出申请提供方便。

第二十五条 新建、改建或者扩建一级、二级实验室,应当向设区的市级人民政府卫生主管部门或者兽医主管部门备案。设区的市级人民政府卫生主管部门或者兽医主管部门应当每年将备案情况汇总后报省、自治区、直辖市人民政府卫生主管部门或者兽医主管部门。

第二十六条 国务院卫生主管部门和兽医主管部门应当定期汇总并互相通报实验室数量和实验室设立、分布情况,以及三级、四级实验室从事高致病性病原微生物实验活动的情况。

第二十七条 已经建成并通过实验室国家认可的三级、四级实验室应当向所在地的县级人民政府环境保护主管部门备案。环境保护主管部门依照法律、行政法规的规定对实验室排放的废水、废气和其他废物处置情况进行监督检查。

第二十八条 对我国尚未发现或者已经宣布消灭的病原微生物,任何单位和个人未经批准不得从事相关实验活动。

为了预防、控制传染病,需要从事前款所指病原微生物相关实验活动的,应当经国务院卫生主管部门或者兽医主管部门批准,并在批准部门指定的专业实验室中进行。

第二十九条 实验室使用新技术、新方法从事高致病性病原微生物相关实验活动的,应当符合防止高致病性病原微生物扩散、保证生物安全和操作者人身安全的要求,并经国家病原微生物实验室生物安全专家委员会论证;经论证可行的,方可使用。

第三十条 需要在动物体上从事高致病性病原微生物相关实验活动的,应当在符合动物实验室生物安全国家标准的三级以上实验室进行。

第三十一条 实验室的设立单位负责实验室的生物安全管理。

实验室的设立单位应当依照本条例的规定制定科学、严格的管理制度,并定期对有关生物安全规定的落实情况进行检查,定期对实验室设施、设备、材料等进行检查、维护和更新,以确保其符合国家标准。

实验室的设立单位及其主管部门应当加强对实验室日常活动的管理。

第三十二条 实验室负责人为实验室生物安全的第一责任人。

实验室从事实验活动应当严格遵守有关国家标准和实验室技术规范、操作规程。实验室负责人应当指定专人监督检查实验室技术规范和操作规程的落实情况。

第三十三条 从事高致病性病原微生物相关实验活动的实验室的设立单位,应当建立健全安全保卫制度,采取安全保卫措施,严防高致病性病原微生物被盗、被抢、丢失、泄漏,保障实验室及其病原微生物的安全。实验室发生高致病性病原微生物被盗、被抢、丢失、泄漏的,实验室的设立单位应当依照本条例第十七条的规定进行报告。

从事高致病性病原微生物相关实验活动的实验室应当向当地公安机关备案,并接受公安机关有关实验室安全保卫工作的监督指导。

第三十四条 实验室或者实验室的设立单位应当每年定期对工作人员进行培训,保证其掌握实验室技术规范、操作规程、生物安全防护知识和实际操作技能,并进行考核。工作人员经考核合格的,方可上岗。

从事高致病性病原微生物相关实验活动的实验室,应当每半年将培训、考核其工作人员的情况和实验室运行情况向省、自治区、直辖市人民政府卫生主管部门或者兽医主管部门报告。

第三十五条 从事高致病性病原微生物相关实验活动应当有 2 名以上的工作人员共同进行。

进入从事高致病性病原微生物相关实验活动的实验室的工作人员或者其他有关人员,应当经实验室负责人批准。实验室应当为其提供符合防护要求的防护用品并采取其他职业防护措施。从事高致病性病原微生物相关实验活动的实验室,还应当对实验室工作人员进行健康监测,每年组织对其进行体检,并建立健康档案;必要时,应当对实验室工作人员进行预防接种。

第三十六条 在同一个实验室的同一个独立安全区域内,只能同时从事一种高致病性病原微生物的相关实验活动。

第三十七条 实验室应当建立实验档案,记录实验室使用情况和安全监督情况。实验室从事高致病性病原微生物相关实验活动的实验档案保存期,不得少于 20 年。

第三十八条 实验室应当依照环境保护的有关法律、行政法规和国务院有关部门的规定,对废水、废气以及其他废物进行处置,并制定相应的环境保护措施,防止环境污染。

第三十九条 三级、四级实验室应当在明显位置标示国务院卫生主管部门和兽医主管部门规定的生物危险标识和生物安全实验室级别标志。

第四十条 从事高致病性病原微生物相关实验活动的实验室应当制定实验室感染应急处置预案,并向该实验室所在地的省、自治区、直辖市人民政府卫生主管部门或者兽医主管部门备案。

第四十一条 国务院卫生主管部门和兽医主管部门会同国务院有关部门组织病原学、免疫学、检验医学、流行病学、预防兽医学、环境保护和实验室管理等方面的专家,组成国家病原微生物实验室生物安全专家委员会。该委员会承担从事高致病性病原微生物相关实验活动的实验室的设立与运行的生物安全评估和技术咨询、论证工作。

省、自治区、直辖市人民政府卫生主管部门和兽医主管部门会同同级人民政府有关部门组织病原学、免疫学、检验医学、流行病学、预防兽医学、环境保护和实验室管理等方面的专家,组成本地区病原微生物实验室生物安全专家委员会。该委员会承担本地区实验室设立和运行的技术咨询工作。

第四章　实验室感染控制

第四十二条　实验室的设立单位应当指定专门的机构或者人员承担实验室感染控制工作,定期检查实验室的生物安全防护、病原微生物菌(毒)种和样本保存与使用、安全操作、实验室排放的废水和废气以及其他废物处置等规章制度的实施情况。

负责实验室感染控制工作的机构或者人员应当具有与该实验室中的病原微生物有关的传染病防治知识,并定期调查、了解实验室工作人员的健康状况。

第四十三条　实验室工作人员出现与本实验室从事的高致病性病原微生物相关实验活动有关的感染临床症状或者体征时,实验室负责人应当向负责实验室感染控制工作的机构或者人员报告,同时派专人陪同及时就诊;实验室工作人员应当将近期所接触的病原微生物的种类和危险程度如实告知诊治医疗机构。接诊的医疗机构应当及时救治;不具备相应救治条件的,应当依照规定将感染的实验室工作人员转诊至具备相应传染病救治条件的医疗机构;具备相应传染病救治条件的医疗机构应当接诊治疗,不得拒绝救治。

第四十四条　实验室发生高致病性病原微生物泄漏时,实验室工作人员应当立即采取控制措施,防止高致病性病原微生物扩散,并同时向负责实验室感染控制工作的机构或者人员报告。

第四十五条　负责实验室感染控制工作的机构或者人员接到本条例第四十三条、第四十四条规定的报告后,应当立即启动实验室感染应急处置预案,并组织人员对该实验室生物安全状况等情况进行调查;确认发生实验室感染或者高致病性病原微生物泄漏的,应当依照本条例第十七条的规定进行报告,并同时采取控制措施,对有关人员进行医学观察或者隔离治疗,封闭实验室,防止扩散。

第四十六条　卫生主管部门或者兽医主管部门接到关于实验室发生工作人员感染事故或者病原微生物泄漏事件的报告,或者发现实验室从事病原微生物相关实验活动造成实验室感染事故的,应当立即组织疾病预防控制机构、动物防疫监督机构和医疗机构以及其他有关机构依法采取下列预防、控制措施:

（一）封闭被病原微生物污染的实验室或者可能造成病原微生物扩散的场所;

（二）开展流行病学调查;

（三）对病人进行隔离治疗,对相关人员进行医学检查;

（四）对密切接触者进行医学观察;

（五）进行现场消毒;

（六）对染疫或者疑似染疫的动物采取隔离、扑杀等措施;

（七）其他需要采取的预防、控制措施。

第四十七条 医疗机构或者兽医医疗机构及其执行职务的医务人员发现由于实验室感染而引起的与高致病性病原微生物相关的传染病病人、疑似传染病病人或者患有疫病、疑似患有疫病的动物,诊治的医疗机构或者兽医医疗机构应当在 2 小时内报告所在地的县级人民政府卫生主管部门或者兽医主管部门;接到报告的卫生主管部门或者兽医主管部门应当在 2 小时内通报实验室所在地的县级人民政府卫生主管部门或者兽医主管部门。接到通报的卫生主管部门或者兽医主管部门应当依照本条例第四十六条的规定采取预防、控制措施。

第四十八条 发生病原微生物扩散,有可能造成传染病暴发、流行时,县级以上人民政府卫生主管部门或者兽医主管部门应当依照有关法律、行政法规的规定以及实验室感染应急处置预案进行处理。

第五章 监督管理

第四十九条 县级以上地方人民政府卫生主管部门、兽医主管部门依照各自分工,履行下列职责:

（一）对病原微生物菌（毒）种、样本的采集、运输、储存进行监督检查;

（二）对从事高致病性病原微生物相关实验活动的实验室是否符合本条例规定的条件进行监督检查;

（三）对实验室或者实验室的设立单位培训、考核其工作人员以及上岗人员的情况进行监督检查;

（四）对实验室是否按照有关国家标准、技术规范和操作规程从事病原微生物相关实验活动进行监督检查。

县级以上地方人民政府卫生主管部门、兽医主管部门,应当主要通过检查反映实验室执行国家有关法律、行政法规以及国家标准和要求的记录、档案、报告,切实履行监督管理职责。

第五十条 县级以上人民政府卫生主管部门、兽医主管部门、环境保护主管部门在履行监督检查职责时,有权进入被检查单位和病原微生物泄漏或者扩散现场调查取证、采集样品,查阅复制有关资料。需要进入从事高致病性病原微生物相关实验活动的实验室调查取证、采集样品的,应当指定或者委托专业机构实施。被检查单位应当予以配合,不得拒绝、阻挠。

第五十一条 国务院认证认可监督管理部门依照《中华人民共和国认证认可条例》的规定对实验室认可活动进行监督检查。

第五十二条 卫生主管部门、兽医主管部门、环境保护主管部门应当依据法定的职权和程序履行职责,做到公正、公平、公开、文明、高效。

第五十三条 卫生主管部门、兽医主管部门、环境保护主管部门的执法人员执行职务时,应当有 2 名以上执法人员参加,出示执法证件,并依照规定填写执法文书。

现场检查笔录、采样记录等文书经核对无误后,应当由执法人员和被检查人、被采样人签名。被检查人、被采样人拒绝签名的,执法人员应当在自己签名后注明情况。

第五十四条 卫生主管部门、兽医主管部门、环境保护主管部门及其执法人员执行职务,应当自觉接受社会和公民的监督。公民、法人和其他组织有权向上级人民政府及其卫生主管部门、兽医主管部门、环境保护主管部门举报地方人民政府及其有关主管部门不依照规定履行职责的情况。接到举报的有关人民政府或者其卫生主管部门、兽医主管部门、环境保护主管部门,应当及时调查处理。

第五十五条 上级人民政府卫生主管部门、兽医主管部门、环境保护主管部门发现属于下级人民政府卫生主管部门、兽医主管部门、环境保护主管部门职责范围内需要处理的事项的,应当及时告知该部门处理;下级人民政府卫生主管部门、兽医主管部门、环境保护主管部门不及时处理或者不积极履行本部门职责的,上级人民政府卫生主管部门、兽医主管部门、环境保护主管部门应当责令其限期改正;逾期不改正的,上级人民政府卫生主管部门、兽医主管部门、环境保护主管部门有权直接予以处理。

第六章 法律责任

第五十六条 三级、四级实验室未经批准从事某种高致病性病原微生物或者疑似高致病性病原微生物实验活动的,由县级以上地方人民政府卫生主管部门、兽医主管部门依照各自职责,责令停止有关活动,监督其将用于实验活动的病原微生物销毁或者送交保藏机构,并给予警告;造成传染病传播、流行或者其他严重后果的,由实验室的设立单位对主要负责人、直接负责的主管人员和其他直接责任人员,依法给予撤职、开除的处分;构成犯罪的,依法追究刑事责任。

第五十七条 卫生主管部门或者兽医主管部门违反本条例的规定,准予不符合本条例规定条件的实验室从事高致病性病原微生物相关实验活动的,由做出批准决定的卫生主管部门或者兽医主管部门撤销原批准决定,责令有关实验室立即停止有关活动,并监督其将用于实验活动的病原微生物销毁或者送交保藏机构,对直接负责的主管人员和其他直接责任人员依法给予行政处分;构成犯罪的,依法追究刑事责任。

因违法做出批准决定给当事人的合法权益造成损害的,做出批准决定的卫生主管部门或者兽医主管部门应当依法承担赔偿责任。

第五十八条 卫生主管部门或者兽医主管部门对出入境检验检疫机构为了检验检疫工作的紧急需要,申请在实验室对高致病性病原微生物或者疑似高致病性病原微生物开展进一步检测活动,不在法定期限内做出是否批准决定的,由其上级行政机关或者监察机关责令改正,给予警告;造成传染病传播、流行或者其他严重后果的,对直接负责的主管人员和其他直接责任人员依法给予撤职、开除的行政处分;构成犯罪的,依法追究刑事责任。

第五十九条 违反本条例规定,在不符合相应生物安全要求的实验室从事病原微生物相关实验活动的,由县级以上地方人民政府卫生主管部门、兽医主管部门依照各自职责,责令停止有关活动,监督其将用于实验活动的病原微生物销毁或者送交保藏机构,并给予警告;造成传染病传播、流行或者其他严重后果的,由实验室的设立单位对主要负责人、直接负责的主管人员和其他直接责任人员,依法给予撤职、开除的处分;构成犯罪的,依法追究刑事责任。

第六十条 实验室有下列行为之一的,由县级以上地方人民政府卫生主管部门、兽医主管部门依照各自职责,责令限期改正,给予警告;逾期不改正的,由实验室的设立单位对主要负责人、直接负责的主管人员和其他直接责任人员,依法给予撤职、开除的处分;有许可证件的,并由原发证部门吊销有关许可证件:

(一)未依照规定在明显位置标示国务院卫生主管部门和兽医主管部门规定的生物危险标识和生物安全实验室级别标志的;

(二)未向原批准部门报告实验活动结果以及工作情况的;

(三)未依照规定采集病原微生物样本,或者对所采集样本的来源、采集过程和方法等未做详细记录的;

(四)新建、改建或者扩建一级、二级实验室未向设区的市级人民政府卫生主管部门或者兽医主管部门备案的;

(五)未依照规定定期对工作人员进行培训,或者工作人员考核不合格允许其上岗,或者批准未采取防护措施的人员进入实验室的;

(六)实验室工作人员未遵守实验室生物安全技术规范和操作规程的;

(七)未依照规定建立或者保存实验档案的;

(八)未依照规定制定实验室感染应急处置预案并备案的。

第六十一条 经依法批准从事高致病性病原微生物相关实验活动的实验室的设立单位未建立健全安全保卫制度,或者未采取安全保卫措施的,由县级以上地方人民政府卫生主管部门、兽医主管部门依照各自职责,责令限期改正;逾期不改正,导致高致病性病原微生物菌(毒)种、样本被盗、被抢或者造成其他严重后果的,责令停止该项实验活动,该实验室2年内不得申请从事高致病性微生物实验活动;造成传染病传播、流行的,该实验室设立单位的主管部门还应当对该实验室的设立单位的直接负责的主管人员和其他直接责任人员,依法给予降级、撤职、开除的处分;构成犯罪的,依法追究刑事责任。

第六十二条 未经批准运输高致病性病原微生物菌(毒)种或者样本,或者承运单位经批准运输高致病性病原微生物菌(毒)种或者样本未履行保护义务,导致高致病性病原微生物菌(毒)种或者样本被盗、被抢、丢失、泄漏的,由县级以上地方人民政府卫生主管部门、兽医主管部门依照各自职责,责令采取措施,消除隐患,给予警告;造成传染病传播、流行或者其他严重后果的,由托运单位和承运单位的主管部门对主要负责人、直接负责的主管人员和其他直接责任人员,依法给予撤职、开除的处分;构成犯罪的,依法追究刑事责任。

第六十三条 有下列行为之一的,由实验室所在地的设区的市级以上地方人民政府卫生主管部门、兽医主管部门依照各自职责,责令有关单位立即停止违法活动,监督其将病原微生物销毁或者送交保藏机构;造成传染病传播、流行或者其他严重后果的,由其所在单位或者其上级主管部门对主要负责人、直接负责的主管人员和其他直接责任人员,依法给予撤职、开除的处分;有许可证件的,并由原发证部门吊销有关许可证件;构成犯罪的,依法追究刑事责任:

（一）实验室在相关实验活动结束后，未依照规定及时将病原微生物菌（毒）种和样本就地销毁或者送交保藏机构保管的；

（二）实验室使用新技术、新方法从事高致病性病原微生物相关实验活动未经国家病原微生物实验室生物安全专家委员会论证的；

（三）未经批准擅自从事在我国尚未发现或者已经宣布消灭的病原微生物相关实验活动的；

（四）在未经指定的专业实验室从事在我国尚未发现或者已经宣布消灭的病原微生物相关实验活动的；

（五）在同一个实验室的同一个独立安全区域内同时从事两种或者两种以上高致病性病原微生物的相关实验活动的。

第六十四条　认可机构对不符合实验室生物安全国家标准以及本条例规定条件的实验室予以认可，或者对符合实验室生物安全国家标准以及本条例规定条件的实验室不予认可的，由国务院认证认可监督管理部门责令限期改正，给予警告；造成传染病传播、流行或者其他严重后果的，由国务院认证认可监督管理部门撤销其认可资格，有上级主管部门的，由其上级主管部门对主要负责人、直接负责的主管人员和其他直接责任人员依法给予撤职、开除的处分；构成犯罪的，依法追究刑事责任。

第六十五条　实验室工作人员出现该实验室从事的病原微生物相关实验活动有关的感染临床症状或者体征，以及实验室发生高致病性病原微生物泄漏时，实验室负责人、实验室工作人员、负责实验室感染控制的专门机构或者人员未依照规定报告，或者未依照规定采取控制措施的，由县级以上地方人民政府卫生主管部门、兽医主管部门依照各自职责，责令限期改正，给予警告；造成传染病传播、流行或者其他严重后果的，由其设立单位对实验室主要负责人、直接负责的主管人员和其他直接责任人员，依法给予撤职、开除的处分；有许可证件的，并由原发证部门吊销有关许可证件；构成犯罪的，依法追究刑事责任。

第六十六条　拒绝接受卫生主管部门、兽医主管部门依法开展有关高致病性病原微生物扩散的调查取证、采集样品等活动或者依照本条例规定采取有关预防、控制措施的，由县级以上人民政府卫生主管部门、兽医主管部门依照各自职责，责令改正，给予警告；造成传染病传播、流行以及其他严重后果的，由实验室的设立单位对实验室主要负责人、直接负责的主管人员和其他直接责任人员，依法给予降级、撤职、开除的处分；有许可证件的，并由原发证部门吊销有关许可证件；构成犯罪的，依法追究刑事责任。

第六十七条　发生病原微生物被盗、被抢、丢失、泄漏，承运单位、护送人、保藏机构和实验室的设立单位未依照本条例的规定报告的，由所在地的县级人民政府卫生主管部门或者兽医主管部门给予警告；造成传染病传播、流行或者其他严重后果的，由实验室的设立单位或者承运单位、保藏机构的上级主管部门对主要负责人、直接负责的主管人员和其他直接责任人员，依法给予撤职、开除的处分；构成犯罪的，依法追究刑事责任。

第六十八条　保藏机构未依照规定储存实验室送交的菌（毒）种和样本，或者未依照规定提供菌（毒）种和样本的，由其指定部门责令限期改正，收回违法提供的菌（毒）种和样本，并给予警告；造成传染病传播、流行或者其他严重后果的，由其所在单位或者其上级主管部门对主要负责人、直接负责的主管人员和其他直接责任人员,依法给予撤职、开除的处分;构成犯罪的,依法追究刑事责任。

第六十九条 县级以上人民政府有关主管部门,未依照本条例的规定履行实验室及其实验活动监督检查职责的,由有关人民政府在各自职责范围内责令改正,通报批评;造成传染病传播、流行或者其他严重后果的,对直接负责的主管人员,依法给予行政处分;构成犯罪的,依法追究刑事责任。

第七章 附 则

第七十条 军队实验室由中国人民解放军卫生主管部门参照本条例负责监督管理。

第七十一条 本条例施行前设立的实验室,应当自本条例施行之日起6个月内,依照本条例的规定,办理有关手续。

第七十二条 本条例自公布之日起施行。

附录8 疫苗流通和预防接种管理条例

国务院令〔2016〕第 668 号

2016 年 4 月 23 日

（2005 年 3 月 24 日中华人民共和国国务院令第 434 号公布，根据 2016 年 4 月 23 日国务院令第 668 号《国务院关于修改〈疫苗流通和预防接种管理条例〉的决定》修订。）

第一章 总 则

第一条 为了加强对疫苗流通和预防接种的管理，预防、控制传染病的发生、流行，保障人体健康和公共卫生，根据《中华人民共和国药品管理法》（以下简称药品管理法）和《中华人民共和国传染病防治法》（以下简称传染病防治法），制定本条例。

第二条 本条例所称疫苗，是指为了预防、控制传染病的发生、流行，用于人体预防接种的疫苗类预防性生物制品。

疫苗分为两类。第一类疫苗，是指政府免费向公民提供，公民应当依照政府的规定受种的疫苗，包括国家免疫规划确定的疫苗，省、自治区、直辖市人民政府在执行国家免疫规划时增加的疫苗，以及县级以上人民政府或者其卫生主管部门组织的应急接种或者群体性预防接种所使用的疫苗；第二类疫苗，是指由公民自费并且自愿受种的其他疫苗。

第三条 接种第一类疫苗由政府承担费用。接种第二类疫苗由受种者或者其监护人承担费用。

第四条 疫苗的流通、预防接种及其监督管理适用本条例。

第五条 国务院卫生主管部门根据全国范围内的传染病流行情况、人群免疫状况等因素，制定国家免疫规划；会同国务院财政部门拟订纳入国家免疫规划的疫苗种类，报国务院批准后公布。

省、自治区、直辖市人民政府在执行国家免疫规划时，根据本行政区域的传染病流行情况、人群免疫状况等因素，可以增加免费向公民提供的疫苗种类，并报国务院卫生主管部门备案。

第六条 国家实行有计划的预防接种制度，推行扩大免疫规划。

需要接种第一类疫苗的受种者应当依照本条例规定受种；受种者为未成年人的，其监护人应当配合有关的疾病预防控制机构和医疗机构等医疗卫生机构，保证受种者及时受种。

第七条 国务院卫生主管部门负责全国预防接种的监督管理工作。县级以上地方人民政府卫生主管部门负责本行政区域内预防接种的监督管理工作。

国务院药品监督管理部门负责全国疫苗的质量和流通的监督管理工作。省、自治区、直辖市人民政府药品监督管理部门负责本行政区域内疫苗的质量和流通的监督管理工作。

第八条 经县级人民政府卫生主管部门依照本条例规定指定的医疗卫生机构（以下称接种单位），承担预防接种工作。县级人民政府卫生主管部门指定接种单位时，应当明确其责任区域。

县级以上人民政府应当对承担预防接种工作并做出显著成绩和贡献的接种单位及其工作人员给予奖励。

第九条 国家支持、鼓励单位和个人参与预防接种工作。各级人民政府应当完善有关制度，方便单位和个人参与预防接种工作的宣传、教育和捐赠等活动。

居民委员会、村民委员会应当配合有关部门开展与预防接种有关的宣传、教育工作，并协助组织居民、村民受种第一类疫苗。

第二章 疫苗流通

第十条 采购疫苗，应当通过省级公共资源交易平台进行。

第十一条 省级疾病预防控制机构应当根据国家免疫规划和本地区预防、控制传染病的发生、流行的需要，制订本地区第一类疫苗的使用计划（以下称使用计划），并向依照国家有关规定负责采购第一类疫苗的部门报告，同时报同级人民政府卫生主管部门备案。使用计划应当包括疫苗的品种、数量、供应渠道与供应方式等内容。

第十二条 依照国家有关规定负责采购第一类疫苗的部门应当依法与疫苗生产企业签订政府采购合同，约定疫苗的品种、数量、价格等内容。

第十三条 疫苗生产企业应当按照政府采购合同的约定，向省级疾病预防控制机构或者其指定的其他疾病预防控制机构供应第一类疫苗，不得向其他单位或者个人供应。

疫苗生产企业应当在其供应的纳入国家免疫规划疫苗的最小外包装的显著位置，标明"免费"字样以及国务院卫生主管部门规定的"免疫规划"专用标识。具体管理办法由国务院药品监督管理部门会同国务院卫生主管部门制定。

第十四条 省级疾病预防控制机构应当做好分发第一类疫苗的组织工作，并按照使用计划将第一类疫苗组织分发到设区的市级疾病预防控制机构或者县级疾病预防控制机构。县级疾病预防控制机构应当按照使用计划将第一类疫苗分发到接种单位和乡级医疗卫生机构。乡级医疗卫生机构应当将第一类疫苗分发到承担预防接种工作的村医疗卫生机构。医疗卫生机构不得向其他单位或者个人分发第一类疫苗；分发第一类疫苗，不得收取任何费用。

传染病暴发、流行时，县级以上地方人民政府或者其卫生主管部门需要采取应急接种措施的，设区的市级以上疾病预防控制机构可以直接向接种单位分发第一类疫苗。

第十五条 第二类疫苗由省级疾病预防控制机构组织在省级公共资源交易平台集中采购，由县级疾病预防控制机构向疫苗生产企业采购后供应给本行政区域的接种单位。

疫苗生产企业应当直接向县级疾病预防控制机构配送第二类疫苗，或者委托具备冷链储存、运输条件的企业配送。接受委托配送第二类疫苗的企业不得委托配送。

县级疾病预防控制机构向接种单位供应第二类疫苗可以收取疫苗费用以及储存、运输费用。疫苗费用按照采购价格收取,储存、运输费用按照省、自治区、直辖市的规定收取。收费情况应当向社会公开。

第十六条 疾病预防控制机构、接种单位、疫苗生产企业、接受委托配送疫苗的企业应当遵守疫苗储存、运输管理规范,保证疫苗质量。疫苗储存、运输的全过程应当始终处于规定的温度环境,不得脱离冷链,并定时监测、记录温度。对于冷链运输时间长、需要配送至偏远地区的疫苗,省级疾病预防控制机构应当提出加贴温度控制标签的要求。

疫苗储存、运输管理的相关规范由国务院卫生主管部门、药品监督管理部门制定。

第十七条 疫苗生产企业在销售疫苗时,应当提供由药品检验机构依法签发的生物制品每批检验合格或者审核批准证明复印件,并加盖企业印章;销售进口疫苗的,还应当提供进口药品通关单复印件,并加盖企业印章。

疾病预防控制机构、接种单位在接收或者购进疫苗时,应当向疫苗生产企业索取前款规定的证明文件,并保存至超过疫苗有效期2年备查。

第十八条 疫苗生产企业应当依照药品管理法和国务院药品监督管理部门的规定,建立真实、完整的销售记录,并保存至超过疫苗有效期2年备查。

疾病预防控制机构应当依照国务院卫生主管部门的规定,建立真实、完整的购进、储存、分发、供应记录,做到票、账、货、款一致,并保存至超过疫苗有效期2年备查。疾病预防控制机构接收或者购进疫苗时应当索要疫苗储存、运输全过程的温度监测记录;对不能提供全过程温度监测记录或者温度控制不符合要求的,不得接收或者购进,并应当立即向药品监督管理部门、卫生主管部门报告。

第三章 疫苗接种

第十九条 国务院卫生主管部门应当制定、公布预防接种工作规范,并根据疫苗的国家标准,结合传染病流行病学调查信息,制定、公布纳入国家免疫规划疫苗的免疫程序和其他疫苗的免疫程序或者使用指导原则。

省、自治区、直辖市人民政府卫生主管部门应当根据国务院卫生主管部门制定的免疫程序、疫苗使用指导原则,结合本行政区域的传染病流行情况,制定本行政区域的接种方案,并报国务院卫生主管部门备案。

第二十条 各级疾病预防控制机构依照各自职责,根据国家免疫规划或者接种方案,开展与预防接种相关的宣传、培训、技术指导、监测、评价、流行病学调查、应急处置等工作,并依照国务院卫生主管部门的规定做好记录。

第二十一条 接种单位应当具备下列条件:

(一)具有医疗机构执业许可证件;

(二)具有经过县级人民政府卫生主管部门组织的预防接种专业培训并考核合格的执业医师、执业助理医师、护士或者乡村医生;

(三)具有符合疫苗储存、运输管理规范的冷藏设施、设备和冷藏保管制度。

承担预防接种工作的城镇医疗卫生机构,应当设立预防接种门诊。

第二十二条 接种单位应当承担责任区域内的预防接种工作,并接受所在地的县级疾病预防控制机构的技术指导。

第二十三条 接种单位接收第一类疫苗或者购进第二类疫苗,应当索要疫苗储存、运输全过程的温度监测记录,建立并保存真实、完整的接收、购进记录,做到票、账、货、款一致。对不能提供全过程温度监测记录或者温度控制不符合要求的,接种单位不得接收或者购进,并应当立即向所在地县级人民政府药品监督管理部门、卫生主管部门报告。

接种单位应当根据预防接种工作的需要,制订第一类疫苗的需求计划和第二类疫苗的购买计划,并向县级人民政府卫生主管部门和县级疾病预防控制机构报告。

第二十四条 接种单位接种疫苗,应当遵守预防接种工作规范、免疫程序、疫苗使用指导原则和接种方案,并在其接种场所的显著位置公示第一类疫苗的品种和接种方法。

第二十五条 医疗卫生人员在实施接种前,应当告知受种者或者其监护人所接种疫苗的品种、作用、禁忌、不良反应以及注意事项,询问受种者的健康状况以及是否有接种禁忌等情况,并如实记录告知和询问情况。受种者或者其监护人应当了解预防接种的相关知识,并如实提供受种者的健康状况和接种禁忌等情况。

医疗卫生人员应当对符合接种条件的受种者实施接种,并依照国务院卫生主管部门的规定,记录疫苗的品种、生产企业、最小包装单位的识别信息、有效期、接种时间、实施接种的医疗卫生人员、受种者等内容。接种记录保存时间不得少于 5 年。

对于因有接种禁忌而不能接种的受种者,医疗卫生人员应当对受种者或者其监护人提出医学建议。

第二十六条 国家对儿童实行预防接种证制度。在儿童出生后 1 个月内,其监护人应当到儿童居住地承担预防接种工作的接种单位为其办理预防接种证。接种单位对儿童实施接种时,应当查验预防接种证,并做好记录。

儿童离开原居住地期间,由现居住地承担预防接种工作的接种单位负责对其实施接种。

预防接种证的格式由省、自治区、直辖市人民政府卫生主管部门制定。

第二十七条 儿童入托、入学时,托幼机构、学校应当查验预防接种证,发现未依照国家免疫规划受种的儿童,应当向所在地的县级疾病预防控制机构或者儿童居住地承担预防接种工作的接种单位报告,并配合疾病预防控制机构或者接种单位督促其监护人在儿童入托、入学后及时到接种单位补种。

第二十八条 接种单位应当按照国家免疫规划对居住在其责任区域内需要接种第一类疫苗的受种者接种,并达到国家免疫规划所要求的接种率。

疾病预防控制机构应当及时向接种单位分发第一类疫苗。

受种者或者其监护人要求自费选择接种第一类疫苗的同品种疫苗的,提供服务的接种单位应当告知费用承担、异常反应补偿方式以及本条例第二十五条规定的有关内容。

第二十九条 接种单位应当依照国务院卫生主管部门的规定对接种情况进行登记,并向所在地的县级人民政府卫生主管部门和县级疾病预防控制机构报告。接种单位在完成国家免疫规划后剩余第一类疫苗的,应当向原疫苗分发单位报告,并说明理由。

第三十条　接种单位接种第一类疫苗不得收取任何费用。

接种单位接种第二类疫苗可以收取服务费、接种耗材费,具体收费标准由所在地的省、自治区、直辖市人民政府价格主管部门核定。

第三十一条　县级以上地方人民政府卫生主管部门根据传染病监测和预警信息,为了预防、控制传染病的暴发、流行,需要在本行政区域内部分地区进行群体性预防接种的,应当报经本级人民政府决定,并向省、自治区、直辖市人民政府卫生主管部门备案;需要在省、自治区、直辖市行政区域全部范围内进行群体性预防接种的,应当由省、自治区、直辖市人民政府卫生主管部门报经本级人民政府决定,并向国务院卫生主管部门备案。需要在全国范围或者跨省、自治区、直辖市范围内进行群体性预防接种的,应当由国务院卫生主管部门决定。做出批准决定的人民政府或者国务院卫生主管部门应当组织有关部门做好人员培训、宣传教育、物资调用等工作。

任何单位或者个人不得擅自进行群体性预防接种。

第三十二条　传染病暴发、流行时,县级以上地方人民政府或者其卫生主管部门需要采取应急接种措施的,依照传染病防治法和《突发公共卫生事件应急条例》的规定执行。

第三十三条　国务院卫生主管部门或者省、自治区、直辖市人民政府卫生主管部门可以根据传染病监测和预警信息发布接种第二类疫苗的建议信息,其他任何单位和个人不得发布。

接种第二类疫苗的建议信息应当包含所针对传染病的防治知识、相关的接种方案等内容,但不得涉及具体的疫苗生产企业。

第四章　保障措施

第三十四条　县级以上人民政府应当将与国家免疫规划有关的预防接种工作纳入本行政区域的国民经济和社会发展计划,对预防接种工作所需经费予以保障,保证达到国家免疫规划所要求的接种率,确保国家免疫规划的实施。

第三十五条　省、自治区、直辖市人民政府根据本行政区域传染病流行趋势,在国务院卫生主管部门确定的传染病预防、控制项目范围内,确定本行政区域与预防接种相关的项目,并保证项目的实施。

第三十六条　省、自治区、直辖市人民政府应当对购买、运输第一类疫苗所需经费予以保障,并保证本行政区域内疾病预防控制机构和接种单位冷链系统的建设、运转。

国家根据需要对贫困地区的预防接种工作给予适当支持。

第三十七条　县级人民政府应当保证实施国家免疫规划的预防接种所需经费,并依照国家有关规定对从事预防接种工作的乡村医生和其他基层预防保健人员给予适当补助。

省、自治区、直辖市人民政府和设区的市级人民政府应当对困难地区的县级人民政府开展与预防接种相关的工作给予必要的经费补助。

第三十八条　县级以上人民政府负责疫苗和有关物资的储备,以备调用。

第三十九条　各级财政安排用于预防接种的经费应当专款专用,任何单位和个人不得挪用、挤占。有关单位和个人使用用于预防接种的经费应当依法接受审计机关的审计监督。

第五章　预防接种异常反应的处理

第四十条　预防接种异常反应,是指合格的疫苗在实施规范接种过程中或者实施规范接种后造成受种者机体组织器官、功能损害,相关各方均无过错的药品不良反应。

第四十一条　下列情形不属于预防接种异常反应:

（一）因疫苗本身特性引起的接种后一般反应;

（二）因疫苗质量不合格给受种者造成的损害;

（三）因接种单位违反预防接种工作规范、免疫程序、疫苗使用指导原则、接种方案给受种者造成的损害;

（四）受种者在接种时正处于某种疾病的潜伏期或者前驱期,接种后偶合发病;

（五）受种者有疫苗说明书规定的接种禁忌,在接种前受种者或者其监护人未如实提供受种者的健康状况和接种禁忌等情况,接种后受种者原有疾病急性复发或者病情加重;

（六）因心理因素发生的个体或者群体的心因性反应。

第四十二条　疾病预防控制机构和接种单位及其医疗卫生人员发现预防接种异常反应、疑似预防接种异常反应或者接到相关报告的,应当依照预防接种工作规范及时处理,并立即报告所在地的县级人民政府卫生主管部门、药品监督管理部门。接到报告的卫生主管部门、药品监督管理部门应当立即组织调查处理。

第四十三条　县级以上地方人民政府卫生主管部门、药品监督管理部门应当将在本行政区域内发生的预防接种异常反应及其处理的情况,分别逐级上报至国务院卫生主管部门和药品监督管理部门。

第四十四条　预防接种异常反应争议发生后,接种单位或者受种方可以请求接种单位所在地的县级人民政府卫生主管部门处理。

因预防接种导致受种者死亡、严重残疾或者群体性疑似预防接种异常反应,接种单位或者受种方请求县级人民政府卫生主管部门处理的,接到处理请求的卫生主管部门应当采取必要的应急处置措施,及时向本级人民政府报告,并移送上一级人民政府卫生主管部门处理。

第四十五条　预防接种异常反应的鉴定参照《医疗事故处理条例》执行,具体办法由国务院卫生主管部门会同国务院药品监督管理部门制定。

第四十六条　因预防接种异常反应造成受种者死亡、严重残疾或者器官组织损伤的,应当给予一次性补偿。

因接种第一类疫苗引起预防接种异常反应需要对受种者予以补偿的,补偿费用由省、自治区、直辖市人民政府财政部门在预防接种工作经费中安排。因接种第二类疫苗引起预防接种异常反应需要对受种者予以补偿的,补偿费用由相关的疫苗生产企业承担。国家鼓励建立通过商业保险等形式对预防接种异常反应受种者予以补偿的机制。

预防接种异常反应具体补偿办法由省、自治区、直辖市人民政府制定。

第四十七条 因疫苗质量不合格给受种者造成损害的,依照药品管理法的有关规定处理;因接种单位违反预防接种工作规范、免疫程序、疫苗使用指导原则、接种方案给受种者造成损害的,依照《医疗事故处理条例》的有关规定处理。

第六章 监督管理

第四十八条 药品监督管理部门依照药品管理法及其实施条例的有关规定,对疫苗在储存、运输、供应、销售、分发和使用等环节中的质量进行监督检查,并将检查结果及时向同级卫生主管部门通报。药品监督管理部门根据监督检查需要对疫苗进行抽查检验的,有关单位和个人应当予以配合,不得拒绝。

第四十九条 药品监督管理部门在监督检查中,对有证据证明可能危害人体健康的疫苗及其有关材料可以采取查封、扣押的措施,并在 7 日内做出处理决定;疫苗需要检验的,应当自检验报告书发出之日起 15 日内做出处理决定。

疾病预防控制机构、接种单位、疫苗生产企业发现假劣或者质量可疑的疫苗,应当立即停止接种、分发、供应、销售,并立即向所在地的县级人民政府卫生主管部门和药品监督管理部门报告,不得自行处理。接到报告的卫生主管部门应当立即组织疾病预防控制机构和接种单位采取必要的应急处置措施,同时向上级卫生主管部门报告;接到报告的药品监督管理部门应当对假劣或者质量可疑的疫苗依法采取查封、扣押等措施。

第五十条 县级以上人民政府卫生主管部门在各自职责范围内履行下列监督检查职责:

(一)对医疗卫生机构实施国家免疫规划的情况进行监督检查;

(二)对疾病预防控制机构开展与预防接种相关的宣传、培训、技术指导等工作进行监督检查;

(三)对医疗卫生机构分发和购买疫苗的情况进行监督检查。

卫生主管部门应当主要通过对医疗卫生机构依照本条例规定所做的疫苗分发、储存、运输和接种等记录进行检查,履行监督管理职责;必要时,可以进行现场监督检查。卫生主管部门对监督检查情况应当予以记录,发现违法行为的,应当责令有关单位立即改正。

第五十一条 卫生主管部门、药品监督管理部门的工作人员依法履行监督检查职责时,不得少于 2 人,并出示证明文件;对被检查人的商业秘密应当保密。

第五十二条 卫生主管部门、药品监督管理部门发现疫苗质量问题和预防接种异常反应以及其他情况时,应当及时互相通报,实现信息共享。

第五十三条 任何单位和个人有权向卫生主管部门、药品监督管理部门举报违反本条例规定的行为,有权向本级人民政府、上级人民政府有关部门举报卫生主管部门、药品监督管理部门未依法履行监督管理职责的情况。接到举报的有关人民政府、卫生主管部门、药品监督管理部门对有关举报应当及时核实、处理。

第五十四条 国家建立疫苗全程追溯制度。国务院药品监督管理部门会同国务院卫生主管部门制定统一的疫苗追溯体系技术规范。

疫苗生产企业、疾病预防控制机构、接种单位应当依照药品管理法、本条例和国务院药品监督管理部门、卫生主管部门的规定建立疫苗追溯体系,如实记录疫苗的流通、使用信息,实现疫苗最小包装单位的生产、储存、运输、使用全过程可追溯。

国务院药品监督管理部门会同国务院卫生主管部门建立疫苗全程追溯协作机制。

第五十五条 疾病预防控制机构、接种单位对包装无法识别、超过有效期、脱离冷链、经检验不符合标准、来源不明的疫苗,应当如实登记,向所在地县级人民政府药品监督管理部门报告,由县级人民政府药品监督管理部门会同同级卫生主管部门按照规定监督销毁。疾病预防控制机构、接种单位应当如实记录销毁情况,销毁记录保存时间不得少于5年。

第七章　法律责任

第五十六条 县级以上人民政府卫生主管部门、药品监督管理部门违反本条例规定,有下列情形之一的,由本级人民政府、上级人民政府卫生主管部门或者药品监督管理部门责令改正,通报批评;造成受种者人身损害,传染病传播、流行或者其他严重后果的,对直接负责的主管人员和其他直接责任人员依法给予处分;造成特别严重后果的,其主要负责人还应当引咎辞职;构成犯罪的,依法追究刑事责任:

(一)未依照本条例规定履行监督检查职责,或者发现违法行为不及时查处的;

(二)未及时核实、处理对下级卫生主管部门、药品监督管理部门不履行监督管理职责的举报的;

(三)接到发现预防接种异常反应或者疑似预防接种异常反应的相关报告,未立即组织调查处理的;

(四)擅自进行群体性预防接种的;

(五)违反本条例的其他失职、渎职行为。

第五十七条 县级以上人民政府未依照本条例规定履行预防接种保障职责的,由上级人民政府责令改正,通报批评;造成传染病传播、流行或者其他严重后果的,对直接负责的主管人员和其他直接责任人员依法给予处分;发生特别严重的疫苗质量安全事件或者连续发生严重的疫苗质量安全事件的地区,其人民政府主要负责人还应当引咎辞职;构成犯罪的,依法追究刑事责任。

第五十八条 疾病预防控制机构有下列情形之一的,由县级以上人民政府卫生主管部门责令改正,通报批评,给予警告;有违法所得的,没收违法所得;拒不改正的,对主要负责人、直接负责的主管人员和其他直接责任人员依法给予警告至降级的处分:

(一)未按照使用计划将第一类疫苗分发到下级疾病预防控制机构、接种单位、乡级医疗卫生机构的;

(二)未依照规定建立并保存疫苗购进、储存、分发、供应记录的;

(三)接收或者购进疫苗时未依照规定索要温度监测记录,接收、购进不符合要求的疫苗,或者未依照规定报告的。

乡级医疗卫生机构未依照本条例规定将第一类疫苗分发到承担预防接种工作的村医疗

卫生机构的,依照前款的规定给予处罚。

第五十九条 接种单位有下列情形之一的,由所在地的县级人民政府卫生主管部门责令改正,给予警告;拒不改正的,对主要负责人、直接负责的主管人员依法给予警告至降级的处分,对负有责任的医疗卫生人员责令暂停3个月以上6个月以下的执业活动:

(一)接收或者购进疫苗时未依照规定索要温度监测记录,接收、购进不符合要求的疫苗,或者未依照规定报告的;

(二)未依照规定建立并保存真实、完整的疫苗接收或者购进记录的;

(三)未在其接种场所的显著位置公示第一类疫苗的品种和接种方法的;

(四)医疗卫生人员在接种前,未依照本条例规定告知、询问受种者或者其监护人有关情况的;

(五)实施预防接种的医疗卫生人员未依照规定填写并保存接种记录的;

(六)未依照规定对接种疫苗的情况进行登记并报告的。

第六十条 疾病预防控制机构、接种单位有下列情形之一的,由县级以上地方人民政府卫生主管部门责令改正,给予警告;有违法所得的,没收违法所得;拒不改正的,对主要负责人、直接负责的主管人员和其他直接责任人员依法给予警告至撤职的处分;造成受种者人身损害或者其他严重后果的,对主要负责人、直接负责的主管人员依法给予开除的处分,并由原发证部门吊销负有责任的医疗卫生人员的执业证书;构成犯罪的,依法追究刑事责任:

(一)违反本条例规定,未通过省级公共资源交易平台采购疫苗的;

(二)违反本条例规定,从疫苗生产企业、县级疾病预防控制机构以外的单位或者个人购进第二类疫苗的;

(三)接种疫苗未遵守预防接种工作规范、免疫程序、疫苗使用指导原则、接种方案的;

(四)发现预防接种异常反应或者疑似预防接种异常反应,未依照规定及时处理或者报告的;

(五)擅自进行群体性预防接种的;

(六)未依照规定对包装无法识别、超过有效期、脱离冷链、经检验不符合标准、来源不明的疫苗进行登记、报告,或者未依照规定记录销毁情况的。

第六十一条 疾病预防控制机构、接种单位在疫苗分发、供应和接种过程中违反本条例规定收取费用的,由所在地的县级人民政府卫生主管部门监督其将违法收取的费用退还给原缴费的单位或者个人,并由县级以上人民政府价格主管部门依法给予处罚。

第六十二条 药品检验机构出具虚假的疫苗检验报告的,依照药品管理法第八十六条的规定处罚。

第六十三条 疫苗生产企业未依照规定建立并保存疫苗销售记录的,依照药品管理法第七十八条的规定处罚。

第六十四条 疫苗生产企业未依照规定在纳入国家免疫规划疫苗的最小外包装上标明"免费"字样以及"免疫规划"专用标识的,由药品监督管理部门责令改正,给予警告;拒不改正的,处5 000元以上2万元以下的罚款,并封存相关的疫苗。

第六十五条 疫苗生产企业向县级疾病预防控制机构以外的单位或者个人销售第二类

疫苗的,由药品监督管理部门没收违法销售的疫苗,并处违法销售的疫苗货值金额 2 倍以上 5 倍以下的罚款;有违法所得的,没收违法所得;其直接负责的主管人员和其他直接责任人员 5 年内不得从事药品生产经营活动;情节严重的,依法吊销疫苗生产资格或者撤销疫苗进口批准证明文件,其直接负责的主管人员和其他直接责任人员 10 年内不得从事药品生产经营活动;构成犯罪的,依法追究刑事责任。

第六十六条 疾病预防控制机构、接种单位、疫苗生产企业、接受委托配送疫苗的企业未在规定的冷藏条件下储存、运输疫苗的,由药品监督管理部门责令改正,给予警告,对所储存、运输的疫苗予以销毁;由卫生主管部门对疾病预防控制机构、接种单位的主要负责人、直接负责的主管人员和其他直接责任人员依法给予警告至撤职的处分,造成严重后果的,依法给予开除的处分,并吊销接种单位的接种资格;由药品监督管理部门依法责令疫苗生产企业、接受委托配送疫苗的企业停产、停业整顿,并处违反规定储存、运输的疫苗货值金额 2 倍以上 5 倍以下的罚款,造成严重后果的,依法吊销疫苗生产资格或者撤销疫苗进口批准证明文件,其直接负责的主管人员和其他直接责任人员 10 年内不得从事药品生产经营活动;构成犯罪的,依法追究刑事责任。

第六十七条 违反本条例规定发布接种第二类疫苗的建议信息的,由所在地或者行为发生地的县级人民政府卫生主管部门责令通过大众媒体消除影响,给予警告;有违法所得的,没收违法所得,并处违法所得 1 倍以上 3 倍以下的罚款;构成犯罪的,依法追究刑事责任。

第六十八条 未经卫生主管部门依法指定擅自从事接种工作的,由所在地或者行为发生地的县级人民政府卫生主管部门责令改正,给予警告;有违法持有的疫苗的,没收违法持有的疫苗;有违法所得的,没收违法所得;拒不改正的,对主要负责人、直接负责的主管人员和其他直接责任人员依法给予警告、降级的处分。

第六十九条 儿童入托、入学时,托幼机构、学校未依照规定查验预防接种证,或者发现未依照规定受种的儿童后未向疾病预防控制机构或者接种单位报告的,由县级以上地方人民政府教育主管部门责令改正,给予警告;拒不改正的,对主要负责人、直接负责的主管人员和其他直接责任人员依法给予处分。

第七十条 违反本条例规定,疫苗生产企业、县级疾病预防控制机构以外的单位或者个人经营疫苗的,由药品监督管理部门依照药品管理法第七十二条的规定处罚。

第七十一条 卫生主管部门、疾病预防控制机构、接种单位以外的单位或者个人违反本条例规定进行群体性预防接种的,由县级以上人民政府卫生主管部门责令立即改正,没收违法持有的疫苗,并处违法持有的疫苗货值金额 2 倍以上 5 倍以下的罚款;有违法所得的,没收违法所得。

第七十二条 单位和个人违反本条例规定,给受种者人身、财产造成损害的,依法承担民事责任。

第七十三条 以发生预防接种异常反应为由,寻衅滋事,扰乱接种单位的正常医疗秩序和预防接种异常反应鉴定工作的,依法给予治安管理处罚;构成犯罪的,依法追究刑事责任。

第八章 附 则

第七十四条 本条例中下列用语的含义：

国家免疫规划，是指按照国家或者省、自治区、直辖市确定的疫苗品种、免疫程序或者接种方案，在人群中有计划地进行预防接种，以预防和控制特定传染病的发生和流行。

冷链，是指为保证疫苗从疫苗生产企业到接种单位运转过程中的质量而装备的储存、运输冷藏设施、设备。

一般反应，是指在免疫接种后发生的，由疫苗本身所固有的特性引起的，对机体只会造成一过性生理功能障碍的反应，主要有发热和局部红肿，同时可能伴有全身不适、倦怠、食欲不振、乏力等综合症状。

疫苗生产企业，是指我国境内的疫苗生产企业以及向我国出口疫苗的境外疫苗厂商指定的在我国境内的代理机构。

第七十五条 出入境预防接种管理办法由国家出入境检验检疫部门另行制定。

第七十六条 本条例自 2005 年 6 月 1 日起施行。

中英文对照表

英文全称	中文全称
A	
Acquired immunodeficiency syndrome（AIDS）	获得性免疫缺陷综合征（艾滋病）
Active immunization	主动免疫
Adduct	加成物
Age cohort effect	年龄队列作用
Agglutination test	凝集试验
Agglutination inhibition test	凝集抑制试验
Agreement	一致性
Amebiasis and amebic meningoencephalitis	阿米巴病和阿米巴性脑膜脑炎
Analytical study	分析性研究
Anthrax	炭疽
Arbitrary primer polymerase chain reaction（AP-PCR）	随机引物 PCR
Aseptic meningitis	无菌性脑膜炎
B	
Bioinformatics	生物信息学
Biomarkers	生物标志物
Bordetella pertussis	百日咳杆菌
Bronchiolitis	细支气管炎
Brucellosis	布鲁菌病
C	
Carrier	病原携带者
Case-control study	病例对照研究
Case report	病例报告
Case investigation	个案调查
Chancroid	软下疳
Chlamydia	衣原体
Cholera	霍乱
Clinical study	临床研究

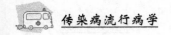

Clonorchiasis	支睾吸虫病
Cohort study	队列研究
Copy number variation（CNV）	拷贝数变异
Cotinine	可丁宁
Cross-sectional survey	横断面调查
Cryptosporidia	隐孢子虫
Cyclosporae	无孢子纲
Cysticercosis	囊虫病
Cytomegalovirus	巨细胞病毒

D

De novo sequencing	从头测序
Diphtheria	白喉
Diphtheriae	白喉杆菌
Disease marker	疾病标志
Dracunculiasis	麦地那龙线虫病
Descriptive study	描述性研究

E

Echinococcosis	包虫病
Ecological study	生态学研究
Effect biomarker	效应生物标志
Enzyme-linked immunosorbent assay（ELISA）	酶联免疫吸附测定
Epidemic curve	流行曲线
Epidemiologic study	流行病学研究
Epidemiological experiment	流行病学实验
Epstein-Barr virus（EBV）	爱泼斯坦-巴尔病毒（EB 病毒）
Escherichia coli diarrhea	大肠杆菌性腹泻
Experimental epidemiology	实验流行病学
Experimental study	实验性研究
Exposure biomarker	暴露生物标志
Exposure-disease continuum（EDC）	暴露-发病连续带

F

| Field epidemiology | 现场流行病学 |

G

Genome-wide association study(GWAS)	全基因组关联研究
Genomic epidemiology	基因组流行病学
Geometric mean titer(GMT)	几何平均效价
Giardiasis	贾第鞭毛虫病
Gonorrhea	淋病
Group A β-hemolytic streptococcus（GABHS）	A 组 β-溶血性链球菌疾病

H

Haemophilus influenzae	流感嗜血杆菌
Health marker	健康状态标志
Health-disease continuum(HDC)	健康-疾病连续带
Hemagglutination test	血凝试验
Hepatitis A	甲型肝炎
Hepatitis B	乙型肝炎
Hepatitis B virus（HBV）	乙肝病毒
Hepatitis C	丙型肝炎
Herpes simplex infection	单纯疱疹感染
High-throughput sequencing	高通量测序技术
Human genome epidemiology(HuGE)	人类基因组流行病学
Human genome project(HGP)	人类基因组计划
Human herpes virus type 8（HHV-8）	人类疱疹病毒 8 型
Human immunodeficiency virus（HIV）	人类免疫缺陷病毒
Human papilloma virus（HPV）	人乳头瘤病毒
Hydatid disease	棘球蚴病

I

Immune response	免疫反应
Immunization	免疫接种
Immunofluorescence test	免疫荧光试验
Incidence and prevalence	发病率和患病率
Infectious disease epidemiology	传染病流行病学
Infectious diseases	传染病
Infectious mononucleosis	传染性单核病

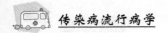

Infertility	不孕不育
Influenza	流行性感冒
Internal dose	体内剂量
Isospora	等孢子球虫属

J

Japanese encephalitis	日本脑炎

L

Latex agglutination test	乳胶凝集试验
Legionellosis	军团杆菌病
Leprosy	麻风病
Leptospirosis	钩端螺旋体病
Longitudinal study	纵向调查
Long-range interaction	远距离交互
Lymphogranuloma venereum（LGV）	性病淋巴肉芽肿（LGV）

M

Malaria	疟疾
Measles	麻疹
Meningococcal disease	脑膜炎球菌病
Meningococcal meningitis	流行性脑膜炎
Molecular dose	分子剂量
Molecular epidemiology	分子流行病学
Molecular epidemiology of infectious diseases	传染病分子流行病学
Mumps	流行性腮腺炎

N

Natural history study	自然史研究
"Next-generation" sequencing technology	"下一代"测序技术
Nicotine	尼古丁
Nontyphoidal	非伤寒

O

Occurrence	发生
Opisthorchiasis	肝吸虫症
Outbreak	暴发

P

Passive immunization	被动免疫
Pertussis	百日咳
Phenotype	表型
Pneumococcal infections	肺炎球菌感染
Poliomyelitis	脊髓灰质炎
Polymerase chain reaction（PCR）	聚合酶链式反应
Prevalence survey	现况调查
Prevention	预防
Prospective study	前瞻性研究
Psittacosis	鹦鹉热

R

Rabies	狂犬病
Random amplified polymorphic DNA（RAPD）	随机扩增多态性 DNA
Reliability	可靠性
Reservoir Hosts	储存宿主
Re-sequencing	重测序
Risk Factors	危险因素
Rubella	风疹

S

Salmonellosis	沙门菌病
Severe acute respiratory syndromes（SARS）	重症急性呼吸综合征（非典型肺炎）
Seroepidemiology	血清流行病学
Sexually transmitted disease	性病
Sexually transmitted infections（STIs）	性传播感染
Shigellosis	志贺菌病
Single nucleotide polymorphism（SNP）	单核苷酸多态性
Soil and waterborne disease	土壤和水源疾病
Staphylococcal protein A test	葡萄球菌蛋白 A 试验
Streptococcus pneumoniae	肺炎双球菌
Surveillance	监控
Surveillance of disease	疾病监测

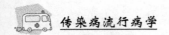

Susceptibility biomarker	易感生物标志
Syphilis	梅毒
T	
Taeniasis	绦虫病
Tetanus	破伤风
Theoretical epidemiology	理论流行病学
Theoretical study	理论性研究
Toxoplasmosis	弓形体病
Transmissibility indexes（Ro）for various respiratory pathogens	各种呼吸道病原体的传播指标（Ro）
Transmission	传播
Trichinellosis	旋毛虫病
Trichomonas	滴虫
Tuberculosis	结核
Tularemia	兔热病
Typhoid fever	伤寒
Typhus	斑疹伤寒
V	
Vaccination	疫苗接种
Validity	真实性
Variable number of tandem repeats(VNTR)	可变数目串联重复分析技术
vector-borne disease	媒介传播疾病
Y	
Yellow fever	黄热病
Yersiniosis	耶尔森鼠疫杆菌肠道病
Z	
Zoonoses	人畜共患病

参 考 文 献

[1]曹务春.传染病流行病学[M].北京:高等教育出版社,2008.

[2]詹思延.流行病学[M].8版.北京:人民卫生出版社,2017.

[3]蓝绍颖,鲍勇.流行病学[M].南京:东南大学出版社,2003.

[4]李学信.流行病学[M].北京:中国医药科技出版社,1999.

[5]胡永华.流行病学史话[M].北京:北京大学医学出版社,2017.

[6]桑林,等.瘟疫:文明的代价[M].广州:广东经济出版社,2003.

[7]叶临湘.现场流行病学[M].北京:科学出版社,2003.

[8]张顺祥.现场流行病学及其特征[J].中华流行病学杂志,2002,23(z1):30-33.

[9]任瑞琦,周蕾,倪大新.全球流感大流行概述[J].中华流行病学杂志,2018,39(8):1021-1027.

[10]BOLDESCU V, BEHNAM MAM, VASILAKIS N, et al. Broad-spectrum agents for flaviviral infections: dengue, Zika and beyond[J]. Nat Rev Drug Discov,2017,16(8):565-586.

[11]TIAN C, HROMATKA B S, KIEFER A K, et al. Genome-wide association and HLA region fine-mapping studies identify susceptibility loci for multiple common infections[J]. Nat Commun,2017,8(1):599.

[12]SU S, GU M, LIU D, et al. Epidemiology, evolution, and pathogenesis of H7N9 influenza viruses in five epidemic waves since 2013 in China[J]. Trends Microbiol,2017,25(9):713-728.

[13]BUKH J. The history of hepatitis C virus (HCV): Basic research reveals unique features in phylogeny, evolution and the viral life cycle with new perspectives for epidemic control[J]. J Hepatol, 2016,65(1 Suppl): S2-S21.

[14]LO PRESTI A, CELLA E, ANGELETTI S, et al. Molecular epidemiology, evolution and phylogeny of Chikungunya virus: An updating review[J]. Infect Genet Evol,2016,41:270-278.

[15]WEI P, CAI Z, HUA J, et al. Pains and gains from China's experiences with emerging epidemics: From SARS to H7N9[J]. Biomed Res Int,2016,2016:5717108.

[16]于钦波,于华,周崇安.传染病分子流行病学研究进展[J].中国保健营养,2014,24(7):4543.

[17]易胜杰,李鹏,邱少富,等.病原体基因组流行病学研究进展[J].中华预防医学杂志,2014,48(3):237-240.

[18]曾浔,张建中.基因芯片在传染病分子流行病学中的应用[J].中华流行病学杂志,2002,23(5):399-401.

[19]李立明.流行病学[M].3版.北京:人民卫生出版社,2015.